地域包括ケア時代の
地域包括
支援センター

髙橋 紘士・田中 明美・筒井 孝子・
中 恵美・中澤 伸・山本 繁樹 《共編》

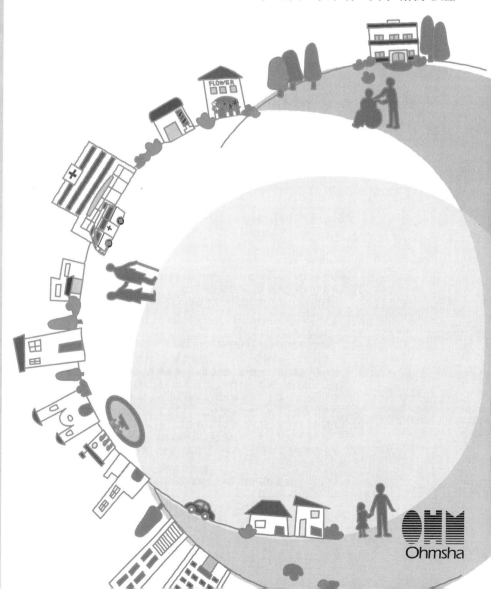

Ohmsha

●編者 (50音順)

髙橋　紘士　東京通信大学人間福祉学部教授

田中　明美　厚生労働省老健局認知症施策・地域介護推進課地域づくり推進室室長補佐

筒井　孝子　兵庫県立大学大学院社会科学研究科教授

中　　恵美　金沢市地域包括支援センターとびうめセンター長

中澤　　伸　社会福祉法人川崎聖風福祉会事業推進部長

山本　繁樹　社会福祉法人立川市社会福祉協議会地域活動推進課長

■執筆者 (50音順)

太田　秀樹　医療法人アスムス理事長

大夛賀政昭　国立保健医療科学院医療・福祉サービス研究部主任研究官

落合　明美　一般財団法人高齢者住宅財団企画部長

川端　伸子　厚生労働省社会・援護局地域福祉課成年後見制度利用促進室成年後見制度利用
　　　　　　促進専門官

草野　哲也　厚生労働省年金局事業管理課給付事業室長

猿渡　進平　白川病院医療連携室長

篠田　　浩　大垣市健康福祉部社会福祉課長

髙橋　紘士　東京通信大学人間福祉学部教授

田中　明美　厚生労働省老健局認知症施策・地域介護推進課地域づくり推進室室長補佐

茅野　泰介　武蔵野市総務部自治法務課長

筒井　孝子　兵庫県立大学大学院社会科学研究科教授

中　　恵美　金沢市地域包括支援センターとびうめセンター長

中澤　　伸　社会福祉法人川崎聖風福祉会事業推進部長

山本　繁樹　社会福祉法人立川市社会福祉協議会地域活動推進課長

満永たまよ　龍郷町役場保健福祉課長

はしがきにかえて

包括的総合相談支援体制の構築と地域包括支援センター
—地域包括ケアシステムから地域共生社会構想への展開をめぐって—

1 地域包括ケア（システム）の始まり

　地域包括ケアシステムは，保健医療福祉政策を導く概念として法定化され，また，地域実践のキーワードとしても，さまざまな領域で用いられるようになってきた．この概念が初めて使われたのは，1960年代以降の国民の生活水準の向上による「豊かさ」の思わざる結果としての高齢者の平均余命の延伸が，はからずも，「寝たきり」の状態を可能にするという現象が広がったことへの対処であった．

　この「寝たきり老人」の発現は，実は医療供給体制の充実による救命の可能性が拡大したためでもある．『寝たきり老人ゼロ作戦』で知られる，広島県御調町（現尾道市）の国保直診医療機関である公立みつぎ病院（現在の名称）の院長であった山口昇医師が家族の扶養機能の脆弱化のなかで，在宅で寝たきりの高齢者の急増に直面したことから，医療というものの限界を意識され，今日の地域包括ケアの先がけとなる地域実践が始まった．地域での出前医療や訪問活動を含む医療の再編，さらに，家族支援体制の整備と福祉との連携，住民への啓蒙と参加活動の推奨などの実践が積み重ねられていった．

　すなわち，在宅寝たきりの高齢者の実態調査によって，床ずれ，失禁とおむつ，思考力理解力レベルの低下が多くの高齢者に見られた．脳血管疾患の発症後，手術をして，元気に退院した患者が辿る現実がこのような寝たきり状態だった．しかも，共働き化の進展で日中は独居状態で，トイレや風呂が使えず，おむつをあて，日中臥床の状態の継続が通常のこととなり，痴呆症状（当時の用語）も現れてくる．このような状態への支援の仕組みが整備されていない状況であったのである．

　そこで，訪問医療や看護，訪問介護などの先駆的となる実践活動が試みられ，療養環境の改善を図る努力が重ねられた．すべての病院のスタッフが家庭を訪問することなどが試行された．ただし，それはみつぎ病院が国民健康保険直営の医療機関という公的な性格であったから可能になったことであった．

　しかし，生活支援を担う家庭奉仕員派遣事業をはじめとする既存の福祉サービスは，措置制度のもとで低所得世帯を対象として提供の権限が行政にあった．結果，福祉の提供先は低所得世帯であるというラベルを貼ることになり，利用者から断りが入ることが少なくなかった．そこで，病院内に町役場の福祉行政部局と社会福祉協議会を移管し，保健医療福祉行政体制の統合化を昭和59年に行った．それと同時に町民の意識改革と町民参加の促進を図りつつ，今日でいうフォーマルサービスとインフォーマルサポートの双方にかかる保健医療福祉の一体的提供体制を構築することが目指されたのであった．

　山口昇医師は御調町のこの実践を地域包括医療（ケア）と命名した．後に，山口医師はこれ

を次のように定義した．すなわち『地域包括医療（ケア）とは，地域に包括医療を，社会的要因を配慮しつつ継続して実践し，住民の QOL の向上を目指すもの．包括医療（ケア）とは，治療（キュア）のみにならず，保健サービス（健康づくり），在宅ケア，リハビリテーション，福祉・介護サービスのすべてを包含するもので，施設ケアと在宅ケアとの連携及び住民参加のもとに，地域ぐるみの生活・ノーマライゼーションを視野に入れた全人的医療（ケア）．地域とは単なる Area ではなく Community を指す．』[1] である．

❷ 国の政策としての地域包括ケアシステムの必要性

我が国では，長期ケアについては医療に委ねてきたという事情がある．その原因は言うまでもなく，本来生活支援を含むケアを担うはずの社会福祉制度が，その対象を低所得者への選別的制度であり続けていたことであった．さらに，ケア需要が拡大し，病院での医療的措置が不要になったにも関わらず入院が継続する，社会的入院といわれる現象を拡大させてきたのは，1973 年に導入された，老人医療の無料化政策であった．

1965 年に先駆的に高齢者医療の無料化を実施したことで知られる，岩手県沢内村での実践は各種の予防活動，健康維持の啓蒙活動などが相俟って，老人医療費一部負担の無料化が実施された．本来は，このような包括的な医療保健体制の確立への先駆的な政策努力とセットになって，国の施策としての老人医療無料化が行われるべきであった．

ところが単に医療費負担の軽減によって，受療の障壁を取り除いただけのバラマキ政策だったため，病院の待合室が高齢者で独占されるような状況と揶揄されるようなことが起こった．歴史的にみれば，これが地域包括ケアシステムの構築を必要とさせる要因である．

さらに，長期ケア需要に対応するためであるはずの特別養護老人ホームをはじめとする社会福祉施設は，予算措置で制約される公費制度が財源であったため，需要に追従できるような拡大は難しかったし，その居住性は劣悪であった．また，在宅福祉サービスは所得制限の撤廃が遅く，しかも，応能負担制度により，結局事実上の低所得者に対象を限定する社会福祉制度が温存され続けた．

一方，医療法人が開設する病床は，医療計画によって病床の開設規制が行われるまでは，事実上，医療法人の自由裁量で病床拡大が可能であった．高度経済成長に伴う医療保険財源の拡大と，バラマキ型政策としての医療費無料化がもたらした高齢者医療需要の解放が老人病院をはじめとする，医療機関における長期ケアに対応する病床の拡大を生み出し，医療法人の収益拡大という行動様式の原因となり結果となった．

すなわち，民間の医療機関による医療提供と公的機関による福祉サービス提供の分断が一般的であり，国保病院が中核的な医療機関であり，町の行政も包含できるというのは，まさに組織的統合モデルとしての地域包括ケアシステムであった．このような条件がないところで，どのようにして地域包括ケアを実現するのかということが課題であり続けた．その回答の一つが社会保険としての介護保険制度の導入であり，その後の展開であった．

③ 地域包括ケアシステムの政策化と地域包括支援センター

このような社会的入院の克服と長期ケアの拡がりに対応する制度の再編が，介護保険制度の導入の重要な政策意図であった．すなわち，長期ケアに保健医療・福祉が横断的に対応できる制度体系を創設することによって，医療保険の財政逼迫の一つの要素であった高齢者の長期療養に投入されていた費用を介護保険に移行する．その一方で，福祉の措置によって提供されてきた福祉サービスを低所得者向けから必要な階層が要介護認定のしくみを経て利用できるように対象を拡大し，普遍化し，「必要な保健医療サービス及び福祉サービスに関わる給付」（介護保険法第1条）を提供することとして，市町村を保険者とする社会保険の原則によって介護保険制度が導入された．

そして，保健医療福祉の総合化としての介護保険運用のために，保険者機能として，介護需要を受け止め，相談支援を行う機能を地域に持たせることは必然であった．在宅介護は各種の訪問や通所サービスと組み合わせるとしたら，どのような利用が適切かをサービスに結びつける前の段階で受け止める必要がある．

そのための機関は措置を旨とする社会福祉制度，フリーアクセスによる医療供給体制の下では，改めて新たな制度として構築する必要があった．その際1990年に予算措置によって制度化されていた在宅介護支援センターを念頭に，さらにその機能強化を図り，文字通り，保健医療福祉の総合化機能をもたせ，介護保険制度のなかに財源措置とともに組み込んで，制度運用とサービス供給とその調整，サービス基盤の整備などを含む保険者機能を発揮できるようにすることが制度改革の趣旨であった．この議論の鍵になったのが，地域包括ケアシステムの構築というものであり，このシステム構築の重要な構成要素として地域包括支援センターが位置づけられていくことになる．

ただし，地域包括支援センターは，発足時から，さまざまな改変を要請されてきたが，2016（平成28）年4月に開催された経済財政諮問会議で，当時の塩崎厚生労働大臣が「地域包括ケアの深化としての地域共生社会構想」を提起され，これによる新しい地域包括支援体制を目指した改革として，包括的相談から見立て，支援調整の組立てと資源開発を可能にする地域におけるワンストップ，連携強化型対応体制の構築，また，地域をフィールドとして保健福祉と雇用や農業，教育など異分野との連携が求められることとなった．この結果として，センターには高齢，障害，児童等への総合的な支援の提供として，多世代交流・多機能型福祉拠点の整備の推進と運営ノウハウの共有，これらを可能とする規制緩和がされることになったのである．

すでに，地域包括支援センターは，分野横断的な協働のセンターとして経験を積み重ねてきたわけだが，このような政策転換に際して，さらなる重要な役割が期待されることになったということであろう．

本書は，このような背景から導入された地域包括ケアシステムの中核的機能を担う機関として設置された地域包括支援センターの職員の方々のために，地域包括支援センターで実際に業務に携わった方々等によって，実務に必要な知識をまとめたものである．

執筆者の方々は，それぞれの分野別サービス給付体系に加えて，包括的支援を実現する総合相談体制に従事されており，新たな総合支援体制の構築の経験もあり，今後，包括的支援体制

構築のための重要な機関としての地域包括支援センターの在り方に精通されている.

　これから，地域包括支援センターの設置主体としての市町村は政策能力が問われ，また，地域包括支援センターを受託する法人，センターで働く専門職にはその在り方が問われる時代となる．本書がこれらの難題に向かう際の基礎理解を共有するための参考となることを期待している.

2021 年 4 月

髙橋　紘士

○ ● 引 用 文 献 ● ○

1) 山口昇：『寝たきり老人ゼロ作戦』家の光協会（1992）

○ ● 参 考 文 献 ● ○

1) 厚生労働省：『誰もが支え合う地域の構築に向けた福祉サービスの実現—新たな時代に対応した福祉の提供ビジョン—』厚生労働省新たな福祉サービスのシステム等のあり方検討プロジェクトチーム（2015-9-17）https://www.mhlw.go.jp/file/05-Shingikai-12201000-Shakaiengokyokushougaihokenfukushibu-Kikakuka/bijon.pdf
2) 令和2年3月6日閣議決定：『地域共生社会の実現のための社会福祉法等の一部を改正する法律（令和2年法律第52号）の概要』https://www.mhlw.go.jp/content/000603796.pdf

目 次

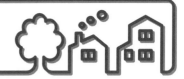

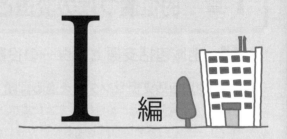

I編

地域包括支援センターの位置づけとこれまでの実践

今日までの地域包括支援センターの法的・政策的位置づけの変遷を辿りながら，COVID-19 というような厳しい状況下においても，求められる新たな機能について概説する．また，従来の総合相談支援，権利擁護機能の強化や包括的・継続的ケアマネジメントにおける「個別ケアマネジメント支援」といった内容に加え，地域ケア会議の運営や，総合事業を活用した介護予防と地域づくりの具体定な実践例を示す．

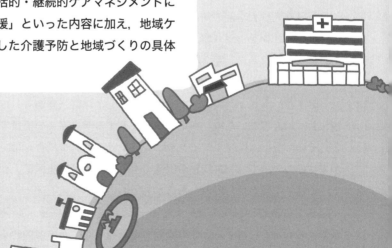

1 地域包括支援センターの役割

（1）地域包括支援センターを巡る課題

　2006（平成18）年4月に創設された地域包括支援センターは，地域包括ケアシステムの構築に貢献してきた一方で，その機能を十分に発揮できていない地域も少なくない．その主な理由は二つあると考えられる．

　一つは，地域包括支援センターの役割が関係者間で明確に共有されてこなかったことである．業務の性格や多様性から，人によって地域包括支援センターに対するイメージは大きく異なっているとともに，こうしたなかでの累次の制度改正が地域包括支援センターの役割をさらに見えにくくしたといえる．

　もう一つは，地域包括支援センターが十分に機能を果たすためには，地域の実情やサービス提供体制などに応じた体制や業務が必要という点である．どの地域にも適用できるモデルがないために，地域包括支援センターが目指すべき姿を自らが描かなければならないということである．

（2）地域包括支援センターとは何か

　こうした問題を解決するため，まずは，「地域包括支援センターとは何か」を端的に整理することが必要になる．

　本章では，地域包括支援センターの役割を，地域包括ケアシステムの構築に当たって必要な「医療・介護・福祉等に関わる幅広い関係機関・関係者の連携」を推進するための中核機関と位置づけたい．

　以下，この整理に沿って，地域包括支援センターの具体的役割について説明していく．

（3）求められる「連携」とは何か

　それでは，そもそも，地域包括支援センターにおいて求められる「連携」とはどのようなものであるか．

　兵庫県立大学大学院の筒井孝子教授等[1]によれば，連携には，その強度に応じて，①リンケージ（繋がり），②コーディネーション（調整），③フル・インテグレーション（完全統合）の3種類があるとされている（**図表1**）．

　この3種類のうち，地域包括支援センターが目指すべき「連携」は，②コーディネーション（調整）である．①リンケージ（繋がり）では，単なる情報共有に過ぎないため，利用者が必要とするサービスの提供等が果たせない．その一方で，③フル・インテグレーション（完全統合）は，民間事業者が主体のわが国では利害調整が困難であるとともに，組織肥大化によってかえって非効率性が生じる面もあるからである．

　図表1にあるとおり，コーディネーションとは，医療・介護の多職種等が個々の利用者に対するケアの提供方針を統一し，ケアの内容を調整するこ

図表1　3種類の「連携」のレベル（強度）と内容

連携のレベル（強度）

弱い ──────────────────────────→ 強い

①リンケージ（繋がり）	②コーディネーション（調整）	③フル・インテグレーション（完全統合）
例1：ケアマネが日常的に行っている複数事業者が提供するサービスメニューの作成 例2：退院した患者について病院から診療所の医師への情報提供	例：患者に対して，診療所の医師，病院の医師，訪看ステーションの看護師，訪問・通所リハのリハ職，訪問介護事業所の介護職員，ケアマネなどが統一したケアの方法論を持っており，患者が病院から退院して在宅生活に移る場合などに，ケアカンファレンスが開かれることがルール化されていること.	例：医療・介護に関わるさまざまな専門職が同一の事業者に所属して業務を行うこと.
ケアの連携機能は小さい	我が国において主に目指されている「連携」 全ての医療・介護の専門職及び行政が目指すべき「連携」	既存の組織の再編・統合が必要で，利害調整が難しい「一方での統合は他方での崩壊」 組織肥大化による非効率性

〈参考文献：筒井孝子「地域包括ケアシステム構築のためのマネジメント戦略」「地域包括ケアシステムにおけるまつど認知症予防プロジェクトの意義（2016年10月19日まつど認知症予防プロジェクト研修会講演資料）」，宮島俊彦「地域包括ケアの展望」〉

とといえる. リンケージのように，単に繋ぐ・情報を共有するということのみならず，その事例の特性に応じて，統一した方針のもとに，医療・介護・福祉等に関わるさまざまなケアや取組みの内容を調整するレベルまで，連携の強度を高めることが求められている.

（4）二つのレベルのコーディネーション（調整）

このコーディネーションには二つのレベルがある. 一つは，（3）で述べたケア内容の調整を図る「ケアレベルのコーディネーション」である.

もう一つは，「システムレベルのコーディネーション」ともいうべきものである. これは，端的にいえば，関係団体・関係者・行政が連携しながら，ケアレベルのコーディネーションを進めるための環境整備を行うことといえる. たとえば，医療・介護連携を推進するために，地区医師会が医師向けの取組みを推進することや，地域の専門職間で緊密な連携ネットワークを構築することなどが挙げられよう[注1].

システムレベルのコーディネーションが重要になるのは，高齢化の進展にともない，支援ニーズを抱える高齢者が増加していくなかで，コーディネーションの量と質を向上させる必要があるためである. 個々のケアレベルのコーディネーションだけでは対応しきれないため，多くの専門職等がコー

注1：例えば，千葉県松戸市では，地域支援事業の在宅医療・介護連携推進事業にもとづき，松戸市医師会が，診療所間連携グループへの参加等を通じた24時間対応体制構築への支援，医師の在宅医療を補助する訪問看護師の配置調整（マッチング），在宅医療に関する各種届出や請求事務の支援等を行うことにより，開業医の在宅医療への新規参入を支援するための環境整備を進めている. また，市レベルの地域ケア会議において，こうした関係団体・機関による「システムレベルのコーディネーション」を強化するための取組みを推進している.

ディネーションに携わり，かつ，その質を向上させられるよう，システムレベルのコーディネーションを推進することが重要になっている.

（5）地域の実情に応じた業務の実施

　冒頭で述べたとおり，地域包括支援センターでは，地域の実情に応じて業務を実施することが必要になるが，この「地域の実情」は異なっており，大きくいって次の三つの意味がある.

　一つ目は，高齢化の進行の違いである．国立社会保障・人口問題研究所の推計[2]によれば，高齢化の進行にともない，2015 年から 2025 年にかけて，全国合計の 75 歳以上高齢者数は 1,632 万人から 2,180 万人へと 30% 強増加する．しかしながら，この 75 歳以上高齢者数の変化は，市区町村レベルで大きく異なっており，最も増加率の大きい茨城県守谷市（東京のベッドタウン）では約 2 倍に増加するのに対して，最も減少率の大きい山梨県早川町（過疎地域）では約 40% 減少する.

　二つ目は，医療などのサービス提供体制の違いである．たとえば，中小規模の都市で中核となる総合病院がある場合，大規模都市で在宅医療が積極的に行われている場合，過疎地域で病院が存在しない場合など，医療提供体制は地域によってさまざまである．また，この点と関連するが，地域包括ケアシステムの構築にあたって，キーとなる関係者も地域ごとに異なっている.

　三つ目は，市町村の人口規模の相違である．国勢調査[3]によれば，2015（平成 27）年現在，全国 1,719 市町村のうち，人口 30 万人以上の市町村数は 72（構成比：4.2%，人口比：45.6%）である一方，人口 1 万人以下は 512（構成比：29.8%，人口比：2.0%）となっている．人口規模の小さな市町村では少ない人口・資源のなかでの対応を迫られる一方で，人口規模の大きな市町村では，大幅なニーズの増大への対応のほか，管内に複数存在する日常生活圏域の特性に応じた多様な対応が求められる.

　このように，地域包括支援センターは高齢化の進行，サービス提供体制，人口規模等の地域の実情に応じた業務を実施していくことが重要になる[注2].

② 地域包括支援センターの法的・政策的位置づけの変遷

　地域包括支援センターについては，2006（平成 18）年 4 月の創設以来，さまざまな制度改正が行われてきた（図表2）．これらの制度改正は，端的に言えば，地域包括ケアシステムを巡る政策の進展にともなって，① で整理した役割を果たすために，地域包括支援センターの機能強化を目指してきた結果であると考えられる.

（1）地域包括支援センターの創設

（a）創設の契機

　地域包括支援センターは，介護保険創設後初めての制度改正となった 2005（平成 17）年介護保険法改正にもとづき創設された（2006 年 4 月施

注2：例えば，千葉県松戸市の場合，①高齢化の進行に関しては，東京圏に所在しており，今後，75 歳以上人口が急激に増加していくため，医療・介護体制の整備が急務になっている．②サービス提供体制に関しては，松戸市医師会など医療・介護等の関係団体の活動が盛んであるため，関係団体との対話・協調にもとづく取組みが効果的である．さらに，③人口規模に関しては，50 万人規模の大都市で，多様な地域があり，さまざまな関係者がいることから，それぞれの地域・関係者の意向に応じて実施可能な取組みから開始し，成果を積み重ねていくことが重要になると考えられる．千葉県松戸市では，こうした特徴に応じて，地域包括ケアシステム構築に向けた施策の方向性を定めるとともに，その方向性に沿って地域包括支援センターの業務実施の方針を定めている.

図表 2　地域包括支援センターの法的・政策的位置づけの変遷

2005 年介護保険法改正

▶ 地域包括支援センターの創設（2006 年 4 月）
　✓ 総合相談支援業務　　　✓ 権利擁護業務
　✓ 包括的・継続的ケアマネジメント支援業務
　✓ 介護予防ケアマネジメント・介護予防支援業務

2011 年介護保険法改正

▶ 市区町村の役割の強化（委託型地域包括支援センターに対する運営方針の明示）
▶ 基幹業務への取組みの強化
　✓ 地域包括支援ネットワークの構築に関する規定の追加
　✓ 介護予防ケアマネジメント業務・介護予防支援の負担軽減

2014 年介護保険法改正

▶ システムレベルのコーディネーション機能の強化
　✓ 地域ケア会議関係業務　　　✓ 在宅医療・介護連携関係業務
　✓ 認知症総合支援関係業務　　✓ 生活支援体制整備関係業務
▶ PDCA サイクルの推進：事業評価の努力義務化など

2017 年介護保険法改正

▶ PDCA サイクルの強化：事業評価の義務化
▶ コーディネーション機能（システムレベル・ケアレベル）の深化

行）．この理由については，厚生労働省の高齢者介護研究会報告書「2015年の高齢者介護～高齢者の尊厳を支えるケアの確立に向けて～」[4]で，二つの理由が説明されている．

　一つ目の理由は，介護保険サービスのマネジメントに留まらない包括的・継続的なケアマネジメントの必要性である．

　介護保険制度の創設にともなって，介護支援専門員（ケアマネジャー）が誕生し，介護保険サービスのマネジメントが行われるようになった．しかしながら，要介護状態に加えて，医療ニーズも高いケース，入院・退院を通じた支援を必要とするケース，多問題世帯のケース，障害を抱えているケースなど，介護サービスのマネジメントだけでは対応できないケースも数多く存在している．

　こうしたケースに対して，介護支援専門員だけでは十分に対応できない場合があるため，介護支援専門員への支援などを通じた包括的・継続的ケアマネジメントが必要とされた（包括的・継続的ケアマネジメント支援業務）．

　二つ目の理由は，介護サービスなどの適切なサービスに繋がっていない者に対する相談支援の必要性である．

　具体的には，介護サービスの利用を誰に相談してよいのかわからない住民に対する一般的な相談支援のほか，介護サービス等の導入が必要にもかかわらず，サービスの利用を拒否しているケース（助けを求める力が欠如しているケース）といった困難事例に対する相談支援が挙げられていた（総合相談支援業務）．

そして，上記の二つの支援を行うためには，地域のさまざまな資源を統合した包括的なケア（地域包括ケア）の提供が必要であり，関係者の調整を行い，サービスのコーディネートを行う機関として，地域包括支援センターが必要とされた.

このように，現在でも基幹業務である包括的・継続的ケアマネジメント支援業務および総合相談支援業務の実施のために，医療・介護・福祉等に関わる多様な関係機関・関係者をコーディネート（調整）する機関として，地域包括支援センターが創設されたものと整理できるだろう.

(b) 具体的な制度設計

上記の議論にもとづき，2005（平成17）年の介護保険法改正において地域包括支援センターが創設された. その一方で，当初の検討内容から変更された部分が2点ある.

1点目は，権利擁護業務の別建てである. 政府案では，総合相談支援業務のなかに権利擁護業務の内容も包含していたが，国会での修正により，総合相談支援業務のなかから権利擁護業務が別建てになった. これは業務の整理の問題であり，地域包括支援センターの役割が本質的に変わるというものではなかった.

一方，2点目は，より本質的な変更といえるものだが，「予防重視型システム」の導入を目指すなかで，軽度者のケアマネジメント業務（介護予防ケアマネジメント，介護予防支援）が地域包括支援センターの業務と位置づけられたことである.

この軽度者ケアマネジメント業務は，実際にケアプラン作成などを行う現業業務ともいえるもので，関係機関・関係者のコーディネーションを役割とする地域包括支援センターの業務のなかでは，異質の業務となった.

このような経緯を経て，総合相談支援業務，権利擁護業務，包括的・継続的ケアマネジメント支援業務，介護予防ケアマネジメント・介護予防支援業務を実施する機関として，地域包括支援センターが創設された.

(2) 市区町村の役割強化と基幹業務への取組み強化（2011年改正）

(a) 政策理念としての「地域包括ケアシステムの構築」

2011（平成23）年の介護保険法改正に際して，地域包括支援センターの機能強化に向けた改正が行われた. その背景には，地域包括ケアシステムを巡る議論の進展がある.

2005（平成17）年改正にともなう地域包括支援センターの創設に際して，「地域包括ケア」の重要性が主張されたが，あくまでも，ケアの提供やケアマネジメントに関わる観点からの主張であった.

一方，慢性疾患を複数抱えながら，長期間生活していく高齢者が増加し，医療・介護連携の強化が急務となるなかで，2008（平成20）年以降，「地域包括ケアシステムの構築」は医療・介護分野における最大の政策理

念となっていく.

　まず，社会保障の機能強化に向けて議論を行った社会保障国民会議の
サービス保障（医療・介護・福祉）分科会[5]において，要医療・要介護の
状態になっても，住み慣れた自宅や地域で生活し続けたいという多くの国
民の希望を実現するためには，地域包括ケアの実現が必要であり，そのた
めのサービス提供体制の構造改革が必要とされた.

　こうした議論を受け，2008年度の厚生労働省の事業にもとづき，とり
まとめられた「地域包括ケア研究会報告書　～今後の検討のための論点整
理～」[6]において，「地域包括ケアシステム」の具体的な定義や概念整理が
行われた[注3]．このなかで，「おおむね30分で駆けつけられる圏域（中学
校区）」といった圏域イメージが示されるとともに，地域包括ケア圏域
（日常生活圏域）における連携・調整を行う機関として，地域包括支援セ
ンターの機能強化が求められた．あわせて，地域包括支援センターの機能
強化に当たっては，地域包括ケアシステム構築に向けた施策の実施主体と
される市区町村の役割強化も必要とされた.

(b) 市区町村の役割強化と基幹業務への取組み強化

　このような背景のもと，2011（平成23）年には，地域包括ケアシステ
ムの構築に向けた介護保険法改正が行われ，その一環として，主に二つの
観点から，地域包括支援センターに関する制度改正が行われた（2012年4
月施行など）.

　一つは，市区町村の役割の強化である．こうした観点から，市区町村
は，地域包括支援センターの運営を委託する場合は，運営方針を明示しな
ければならないこととされた.

　もう一つは，基幹業務への取組み強化である．地域包括支援センターの
本来機能である医療・介護・福祉等に関わる多様な関係機関・関係者との
広範な連携を推進するため，介護事業者・医療機関・民生委員・ボラン
ティア等の関係者との緊密な連携，つまり，地域包括支援ネットワークの
構築を図る旨の規定が設けられた.

　あわせて，地域包括支援センターの役割が拡充するなかで，その業務が
多忙になり，基幹業務への取組みに支障が生じているとの指摘があった．
特に，（1）で述べたように，その性格から地域包括支援センターにとって
は異質な業務であった軽度者のケアマネジメント業務による多忙さが指摘
されていた．このため，介護予防ケアマネジメント業務の簡素化や，介護
予防支援における居宅介護支援事業者への委託制限の緩和が行われた.

(3)　システムレベルのコーディネーション機能の強化

(a) システムレベルのコーディネーション機能の強化

　2014（平成26）年の介護保険法改正は，2011年改正の方向性をさらに
強化し，地域包括ケアシステム構築に向けた取組みを進める内容となっ
た．具体的には，市区町村における地域の実情に応じたシステム構築を推

注3：『地域包括ケア研究会報告書　～今後の検討のための論点整理～』においては，地域包括ケアシステムが必要とされている理由を次のように説明している．『多くの人は，要介護状態等になっても可能な限り，住み慣れた地域や自宅で生活し続け，人生最期のときまで自分らしく生きることを望んでいる．この研究会で提唱する「地域包括システム」は，おおむね30分以内に駆けつけられる圏域で，個々人のニーズに応じて，医療・介護等のさまざまなサービスが適切に提供できるような地域での体制である．こうした地域包括ケアシステムが構築されれば，人生最期のときまで自分らしく生きていける．』.

進する観点から，地域支援事業の充実が図られた（2015 年 4 月施行）．

　地域支援事業の充実のうち，地域ケア会議，在宅医療・介護連携推進事業，認知症総合支援事業，生活支援体制整備事業といった包括的支援事業の充実は，利用者に対して直接サービスを提供するものではなく，地域における連携システム構築のための事業である．いわば，システムレベルのコーディネーション（調整）を進めるための事業といえよう．

　こうした事業の性格から，地域包括ケア圏域（日常生活圏域）における関係機関・関係者間の連携の中核機関である地域包括支援センターにおいても，新たな包括的支援事業に連動する取組みの実施が求められた．

　具体的には，地域ケア会議は，地域包括支援センターが行う包括的・継続的ケアマネジメント支援業務を効果的に実施するための会議と位置づけられた．地域ケア会議の開催方法や市区町村との役割分担は，各地域によって異なるが，たとえば，地域ケア会議を通じた個別事例の課題の解決，関係機関・関係者間のネットワークの構築，地域課題の抽出，地域づくり・資源開発などが，地域包括支援センターの機能に位置づけられた．

　在宅医療・介護連携推進事業，認知症総合支援事業，生活支援体制整備事業については，地域包括支援センターが実施主体となることが義務付けられている事業ではない．しかしながら，地域包括支援センターがこれらの事業の実施主体とならない場合でも，システムレベルのコーディネーション（調整）を推進する観点から，これらの事業と緊密に連携しつつ，総合相談支援業務や包括的・継続的ケアマネジメント支援業務といった地域包括支援センターの基幹業務を実施していくことが求められている．

(b) PDCA サイクルの推進

　2014（平成 26）年の改正においては，(a) で述べた地域包括支援センターの機能の充実を実現する観点から，PDCA サイクルの推進を通じた業務の質の向上が目指された．

　具体的には，地域包括支援センターに対して，事業評価等を行い，業務の質の向上を図ることについての努力義務が課された．また，市区町村に対しては，地域包括支援センターの事業実施状況について点検を行うとともに，必要に応じて，地域包括支援センターの運営方針の変更等を行うことについての努力義務が課された．

(4) PDCA サイクルの強化とコーディネーション機能の深化

(a) PDCA サイクルの強化

　2017（平成 29）年の介護保険法改正も，地域包括ケアシステムの構築に向けた取組みをさらに強化（深化・推進）するものとなった．具体的には，PDCA サイクルの強化を通じて，介護保険者（市区町村）の機能の強化を目指す内容となった．

　こうした流れに呼応するとともに，2014 年改正の方向性を強化する観点から，地域包括支援センターにおける PDCA サイクルの強化が図られ

た（2018（平成30）年4月施行）．具体的には，地域包括支援センターに対しては，事業評価等を行って，業務の質の向上を図ることが義務化された（努力義務から義務化への強化）．また，市区町村に対しては，地域包括支援センターの事業評価を実施するとともに，必要に応じて，地域包括支援センターの運営方針の変更等を行うことが義務化された．

（b）コーディネーション機能の深化

地域包括支援センターの機能強化の観点から，社会保障審議会介護保険部会の意見書など[7]にもとづき，地域包括支援センターが担うシステムレベル・ケアレベル両面でのコーディネーション（調整）機能の深化も求められることになった．

システムレベルのコーディネーション機能の深化として，包括的・継続的ケアマネジメント支援業務については，介護支援専門員への直接的支援のみならず，担当圏域における介護支援専門員の課題やニーズに応じて，サービス事業所や住民のケアマネジメントに対する理解・協力を求める取組みも必要とされた．また，在宅医療・介護連携を推進するため，地域包括支援センターが，介護支援専門員が決まっていない入院患者に対して介護支援専門員の選定を支援するなど，退院支援の推進等に向けた取組みを推進していくことが重要とされた．

ケアレベルのコーディネーション機能の深化として，仕事と介護の両立が必要な家族介護者への支援の充実を図るため，土日の相談対応など，相談支援の強化が重要とされた．また，地域包括支援センターの創設当初より，障害等の他分野との連携の重要性は認識されていたが，地域共生社会のコンセプトの整理にともなって，改めて，障害・児童などの多分野と連携した相談支援の重要性が指摘されている．

❸ 地域包括支援センターと市区町村に求められる機能

（1）地域包括支援センターに現在求められる機能

❷で述べたように，地域包括支援センターは，「医療・介護・福祉等に関わる幅広い関係機関・関係者の連携を推進していくための中核機関」という役割を果たすために，累次の制度改正にともなって，その機能の強化が図られてきた．それでは，こうした機能強化の結果，地域包括支援センターには，現在，どのような機能が求められているのだろうか．

この点については，個別業務に関する機能のほか，地域包括支援センター事業共通の機能を考えることが重要である．これは，各業務に共通する要素を考えることのほか，❶（5）で述べたように，地域包括支援センターは地域の実情に応じて業務を実施することが必要であり，地域の実情に応じた体制を構築していくための機能を持つことが必要になるからである．

こうした点を勘案し，地域包括支援センターの事業評価に関する厚生労働省の事業[8]を参考にして，地域包括支援センターに現在求められる一般的な

機能を整理すると，**図表3**のようになる．なお，地域包括支援センターの個別業務は，相互に関連し，重複するものであり，現場の実態を無視して，地域包括支援センターにおける実際の業務を，**図表3**に記載する各個別業務に無理して区分したり分断したりする必要はない[注4]．むしろ，地域包括支援センターの業務を具体的に点検し，各機能が果たされているかどうかをチェックすることが重要である．

（2）市区町村と地域包括支援センターの連携・協働

これまで述べてきたように，地域包括支援センターの役割・業務は，市区町村の役割・業務と密接に関連している．このため，地域包括支援センターがその機能を十分に果たしていくためには，市区町村と地域包括支援センターが適切に役割分担と連携を図っていくことが重要になる[注5]．

具体的には，市区町村は，地域包括支援センターに対して，**図表3**の各項目に挙げられている「求められる機能」を勘案したうえで，業務実施に当たっての具体的な運営方針を明示することが必要である．あわせて，市区町村が地域包括支援センターを的確にバックアップしていくため，この運営方針と連動する形で，地域包括支援センターを支援・指導するための市区町村の方針を策定し，実行していくことが求められる．

そして，PDCAサイクルを展開させる観点から，市区町村による支援・指導の方針と地域包括支援センターの運営方針の両方について，運営協議会等における議論を踏まえつつ，その実施状況を点検・評価し，改善を図っていくことが望ましい．

上述するような形で，市区町村と地域包括支援センターの緊密な連携とPDCAサイクルの展開を通じて，地域包括支援センターの機能強化を図っている事例として，千葉県松戸市の事例がある（**図表4**）．

松戸市では，圏域を担当する地域包括支援センターの運営方針を策定するとともに，この運営方針と連動する形で，市直営で設置している基幹型地域包括支援センターの運営方針も策定している．この市（基幹型地域包括支援センター）の運営方針は，圏域を担当する地域包括支援センターを支援・指導するための方針となっている．

これらの運営方針は，医療・介護関係団体等が参画する運営協議会において，議論・決定されるとともに，点検・評価・改善が行われることとなっており，PDCAサイクルを効果的に展開させる仕組みとなっている．

（3）地域包括支援センターの機能強化に向けた課題

ここまで，法的・政策的位置づけの変遷をたどりつつ，地域包括支援センターに現在求められる機能を整理してきた．地域包括ケアシステムを巡る政策の進展にともなって，地域包括支援センターに求められる機能は充実してきており，その重要性も高まっている．一方で，こうした機能が果たせていない地域も少なくない．

この一つの要因として，地域包括支援センターが果たすべき機能と，地域

注4：各地域におけるさまざまな支援機関や関係団体が果たしている機能，市区町村と地域包括支援センターの役割分担，市区町村の行政機構などは，それぞれの地域ごとに異なっている．このため，地域包括支援センターの業務を効果的・効率的に実施していくためには，こうした各地域の実情を踏まえたうえで，既存の支援機関・関係団体・行政機関との連携や業務の統合などを柔軟に検討していくことが重要となる．

注5：注4と同様，各地域の状況は異なっていることから，市区町村と地域包括支援センターの役割分担も全国一律に決められるものではなく，その地域において，地域包括ケアシステム構築に向けた取組みを効果的・効率的に実施するという観点から，柔軟に検討していく必要がある．地域包括ケアシステムを構築するためには，その地域に合った「システム（仕組み）」を構築することが必要であり，市区町村には従来の「個別相談対応能力」だけでなく，「システム構築能力」を磨くことが求められている．

図表3　地域包括支援センターに現在求められる機能

Ⅰ．事業共通
　1．組織・運営体制
　　（1）事業を適切に運営するための体制の構築
　　　　市区町村との連携にもとづく事業計画の策定・業務改善，事業評価の実施など
　　（2）担当圏域の現状・ニーズに応じた取組みの実施
　　　　担当圏域の現状やニーズにもとづいた重点業務の設定など
　　（3）職員の確保・育成
　　　　3職種の配置，研修の実施，3職種の連携能力の向上など
　　（4）利用者が相談しやすい相談体制の構築
　　　　夜間・早朝窓口（連絡先）や土曜・休日窓口（連絡先）の設置・周知など
　2．個人情報の保護の徹底
　　マニュアルの整備，個人情報使用時等のルールの整備など
　3．利用者満足の向上
　　苦情対応体制の整備，プライバシーの確保
Ⅱ．個別業務
　1．総合相談支援
　　（1）地域における関係機関・関係者のネットワークの構築
　　　　ネットワーク関連情報の把握・管理，センター職員間でのネットワーク情報の共有など
　　（2）相談事例解決に向けた対応の実施
　　　　相談事例の終結条件・分類方法の設定，分類ごとの相談件数の把握，困難事例等の解決に向けた市区町村との連携など
　2．権利擁護
　　（1）成年後見制度の活用を図るための取組みの実施
　　　　成年後見制度の申立て支援の実施など
　　（2）高齢者虐待への迅速な対応
　　　　市区町村等と連携した高齢者虐待への対応など
　　（3）消費者被害防止の取組みの実施
　　　　関係機関・関係者との連携にもとづく消費者被害関連情報の把握・提供など
　3．包括的・継続的ケアマネジメント支援
　　（1）介護支援専門員を支援するための体制の構築
　　　　担当圏域における居宅介護支援事業所のデータの把握，介護支援専門員を対象にした研修会・事例検討会等の計画・実施，担当圏域における介護支援専門員の課題やニーズに応じた対応の実施など
　　（2）介護支援専門員に対する効果的な相談対応の実施
　　　　介護支援専門員から受けた相談事例の整理・分類，分類ごとの相談件数の把握，困難事例等の解決に向けた市区町村との連携など
　4．地域ケア会議
　　（1）関係者との連携にもとづく地域ケア会議の開催
　　　　市区町村との連携にもとづく地域ケア会議の開催，地域ケア会議の運営方針の参加者・関係機関への周知など
　　（2）個別事例や地域の課題の解決のための地域ケア会議の活用
　　　　地域ケア会議の結論の導出，検討内容のまとめの参加者間の共有・市区町村への報告，検討結果のモニタリングなど
　5．介護予防ケアマネジメント・指定介護予防支援
　　（1）自立支援に向けた介護予防ケアマネジメント等の実施
　　　　総合事業における多様なサービスの位置づけ，多様な地域の社会資源の位置づけなど
　　（2）介護予防ケアマネジメント等の委託の適正な実施
　　　　委託事業所選定の公平性・中立性確保など
　6．在宅医療・介護連携
　　医療関係者とのネットワークの構築，在宅医療機関に関する情報把握，在宅医療機関への受診勧奨，在宅医療・介護連携相談窓口と連携した相談支援の実施など
　7．認知症高齢者支援
　　認知症初期集中支援チームとの情報共有，認知症に関する医療機関への受診勧奨，認知症に関する地域支援の実施など
　8．生活支援体制整備
　　生活支援コーディネーターや協議体と連携した地域資源の開発など

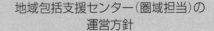

図表 4　千葉県松戸市における市区町村と地域包括支援センターの連携・協働

松戸市（基幹型包括支援センター）の 運営方針	地域包括支援センター（圏域担当）の 運営方針
松戸市（基幹型包括支援センター）による 地域包括支援センター支援・指導の方針	日常生活圏域を担当する地域包括支援 センターによる業務実施の方針
1　基幹型センター設置の目的 2　基幹型センターの位置づけ 3　業務共通事項の実施方針 　(1)　事業運営体制の充実 　(2)　担当圏域のニーズ等に応じた業務の実施 　(3)　地域包括支援センター職員の確保・育成 　(4)　個人情報保護の徹底 　(5)　利用者満足の向上 　(6)　公正・中立性の確保 4　個別業務の実施方針 　(1)　総合相談支援業務 　(2)　権利擁護業務 　(3)　包括的・継続的ケアマネジメント支援業務 　(4)　地域ケア会議関係業務 　(5)　介護予防ケアマネジメント業務・指定介護 　　　予防支援業務 　(6)　在宅医療・介護連携推進業務 　(7)　認知症総合支援業務 　(8)　生活支援体制整備事業 　(9)　松戸市指定事業	1　地域包括支援センター設置の目的 2　地域包括支援センターの位置づけ 3　業務共通事項の実施方針 　(1)　事業計画の策定と評価・改善 　(2)　担当圏域のニーズ等に応じた業務の実施 　(3)　職員の確保・育成 　(4)　個人情報の保護 　(5)　利用者満足の向上 　(6)　市との緊密な連携 　(7)　公正・中立性の確保 4　個別業務の実施方針 　(1)　総合相談支援業務 　(2)　権利擁護業務 　(3)　包括的・継続的ケアマネジメント支援業務 　(4)　地域ケア会議関係業務 　(5)　介護予防ケアマネジメント業務・指定介護 　　　予防支援業務 　(6)　在宅医療・介護連携推進業務 　(7)　認知症総合支援業務 　(8)　生活支援体制整備事業 　(9)　松戸市指定事業
※運営協議会において，運営方針の実施状況の 　点検・評価や，運営方針改定を実施	※運営協議会において，運営方針等に沿った 　事業評価や，運営方針改定を実施

役割分担・連携

包括支援センターを支援・指導するための市区町村の機能の双方について，標準的なプロセスが示されてこなかったことが挙げられよう．

　市区町村と地域包括支援センターの役割分担と連携を明瞭に意識しながら，双方の取組みについての標準的なプロセスが示されれば，**図表 4**の千葉県松戸市のような取組みを通じて，各地域において地域包括支援センターの機能強化を図ることができるものと考えられる．

　こうした観点から，Ⅲ編で詳述されるように，地域包括支援センターの事業評価に関する厚生労働省の事業[9]にもとづいて，地域包括支援センターと，センターを支援・指導する市区町村の評価指標が策定された．各地域においては，この評価指標を通じて，地域包括支援センターの機能強化に向けたセンター・市区町村双方の標準的なプロセスを把握し，自分の地域における実施方針に反映させるとともに，PDCAサイクルを展開させることによって，地域包括支援センターの機能強化を図れるものと考えられる．

（草野　哲也）

○ ● 参 考 文 献 ● ○

1) 筒井孝子 『地域包括ケアシステム構築のためのマネジメント戦略』中央法規（2014），筒井孝子「地域包括ケアシステムにおけるまつど認知症予防プロジェクトの意義」（2016 年 10 月 19 日まつど認知症予防プロジェクト研修会講演資料），宮島俊彦『地域包括ケアの展望』社会保険研究所（2013）

2) 国立社会保障・人口問題研究所「日本の地域別将来推計人口（平成 30（2018）年推計）」

3) 総務省統計局「平成 27 年国勢調査」

4) 厚生労働省高齢者介護研究会報告書「2015 年の高齢者介護 〜高齢者の尊厳を支えるケアの確立に向けて〜」（2003 年 6 月 26 日）

5) 社会保障国民会議「社会保障国民会議第二分科会（サービス保障（医療・介護・福祉））中間とりまとめ」（2008 年 6 月 19 日）

6) 平成 20 年度老人保健健康増進等事業「地域包括ケア研究会報告書 〜今後の検討のための論点整理〜」（三菱 UFJ リサーチ＆コンサルティング）

7) 社会保障審議会介護保険部会「介護保険制度の見直しに関する意見」（2016 年 12 月 9 日）

8) 平成 28 年度老人保健事業推進費等補助金老人保健健康増進等事業「市町村と地域包括支援センターの連携・効果的な運営に関する調査研究事業報告書」（株式会社三菱総合研究所），平成 29 年度老人保健事業推進費等補助金老人保健健康増進等事業「地域包括支援センターが行う包括的支援事業における効果的な運営に関する調査研究事業報告書」（三菱 UFJ リサーチ＆コンサルティング）

9) 平成 28 年度老人保健事業推進費等補助金老人保健健康増進等事業「市町村と地域包括支援センターの連携・効果的な運営に関する調査研究事業報告書」（株式会社三菱総合研究所），平成 29 年度老人保健事業推進費等補助金老人保健健康増進等事業「地域包括支援センターが行う包括的支援事業における効果的な運営に関する調査研究事業報告書」（三菱 UFJ リサーチ＆コンサルティング）

I編

地域包括支援センターの位置づけとこれまでの実践

1章

2章 地域包括支援センターによる 「総合相談支援」実践

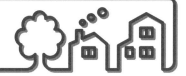

1 総合相談支援が必要となる背景

（1）総合相談が必要となる地域社会の状況

　地域包括支援センターは，社会福祉士（ソーシャルワーカー），主任介護支援専門員，保健師または地域ケアや公衆衛生の経験がある看護師といった多職種によるチームアプローチを用いて，地域における総合的な相談支援，地域包括ケアのマネジメントを担う役割がある．このようなセンターの取組みの背景には，家族の規模が縮小し，独居や高齢者のみの世帯が増加し，介護負担が重い世帯，身寄りがいなく財産管理や契約行為のサポートが必要な世帯，いわゆる「8050」といった高齢の親と引きこもりの子が暮らす世帯[注1]，育児と介護のダブルケアに直面している世帯等，複合的な課題を抱える世帯への対応が増加していることがある．

　多様なニーズを早期に受け止め，必要に応じてアウトリーチを行い，地域の社会資源を活用して総合的な相談支援を行う地域包括支援センターの，制度横断，分野横断の活動の推進がますます求められている．

（2）地域包括支援センターの諸機能の基盤となる総合相談支援

　地域包括支援センターは，「総合相談支援業務」，「権利擁護業務」，「包括的・継続的ケアマネジメント支援業務」，「介護予防ケアマネジメント（第1号介護予防支援事業）」といった複数の機能を一体的に担っている．なかでも地域の相談ニーズを最初に受け止めて対応し，必要となるセンター業務や社会資源に繋げていく総合相談支援業務は地域包括支援センターのすべての取組みの始まりであり，また，センター諸機能の基盤となる．

　地域包括支援センターの総合相談の窓口機能は，重度化防止・予防の観点も重要となる．地域における第一次的なニーズキャッチとインテーク（初期面接・相談）による緊急性の判断と対応，その後必要な地域の社会資源への繋ぎ，専門的・継続的な支援の取組みの諸段階において，問題を重度化させない予防的相談支援の機能を担う．

　それぞれの自治体や地域包括支援センターの担当圏域の地域特性を活かした総合相談の体制づくりと地域包括ケアシステムによって提供されるケア（以下，地域包括ケアと略す）の基盤となるネットワーク形成は，介護保険制度のみならず，社会福祉法第4条でいう「地域生活課題の解決に資する支援」のための拠点となるものである（**5**参照）．

（3）総合相談支援業務の全体像

　総合相談支援業務の業務内容としては，「初期段階での相談対応および継続的・専門的な相談支援，その実施に当たって必要となるネットワークの構築，地域の高齢者等の状況の実態の把握を行うもの」[1]となっている．

　実態把握や総合相談のなかから地域の新たなネットワークを構築していく

注1：「8050問題」と言われている．"80代の親とひきこもる50代の子ども" といった世帯が，経済的にも精神的にも追い詰められ，孤立する状況を表す．地域包括支援センターやケアマネジャーが在宅支援に入って，初めてその状況が明らかになることも多くなっている．

といった具合に，円環的であることを理解しておく必要がある（**図表1**）.

ネットワーク構築を土台とした早期のニーズキャッチによる予防的な総合相談，実態把握と地域の多様な社会資源との連携は，広く個人，家族，グループ，地域社会を視野においた地域包括支援センターの制度横断的な取組みの土台となっていく.

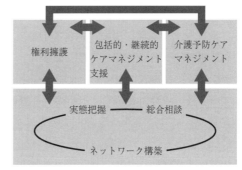

図表1　総合相談支援業務の全体像

〈出典：厚生労働省老健局『地域包括支援センター業務マニュアル』，p. 35，2005 －部改変〉

（4）総合相談支援の目的

総合相談支援を行う目的は，地域住民が住み慣れた地域でその人らしく暮らしを継続していくことを支えること，「尊厳の保持と自立支援」である.そのために地域包括支援センター職員は地域社会の社会資源を熟知し，本人や家族が状況に応じて多様な社会資源を活用していけるように，わかりやすく情報提供を行い，社会資源活用の意思決定を支援し，本人の自律性（自己決定権）の尊重，自己決定に向けた支援をしていくこととなる.

そのような実践を行っていくためには，センター職員が相談面接の知識，技術に習熟するととともに，地域社会にある社会資源とどれだけ繋がり，ネットワークをつくっているかに関わっている.

② 総合相談支援のプロセス

（1）初期段階の相談対応

地域包括支援センターが日々対応する相談は，本人，家族をはじめとして地域の多様な関係者から持ち込まれ，電話相談，来所相談，メール相談，訪問相談によるアウトリーチといった諸手段によって解決が図られる.初期相談対応において地域包括支援センターが行うのは，①相談者との関係構築，②相談者と課題を抱える本人との関係性の確認，③相談内容の把握，④緊急性の判断，⑤必要な相談支援，情報提供，地域の社会資源への繋ぎ，⑥今後も継続して専門的な相談支援が必要かどうか，緊急対応が必要かどうかの判断である.

（2）初期相談の重要性と緊急性のレベル判断

例えば，「要介護認定を受けたいがどうすればいいのだろうか」，「おむつの給付助成があると聞いたがどのように手続きすればいいのか」，といった一見，表面的には緊急性が低いと思える相談内容であったとしても，単なる手続きの方法の説明のみではなく，相談に至った経過や背景を確認しつつ相談を進めなければならない.表面上の主訴とは別に，訴えの背景となる真のニーズ[注2]が隠されている場合がある.

注2：相談者と課題を抱える本人が異なる場合はその関係性の把握，要介護者自身が適切な環境調整やサービス利用のなかで介護されているかどうかの丁寧な確認も必要となる.

結果として緊急性が低い相談内容であったとしても，介護保険制度をはじめとした幅広い社会資源情報の蓄積とその整理，必要な場合に繋いでいく先としての地域ネットワークや保健，医療，福祉等のネットワークがあって，はじめて具体的な情報提供や相談支援が可能になる．

また，世帯員が少なく，高齢者同士の介護世帯や介護者も課題を抱えている世帯が増加している社会状況においては，相談者や課題を抱える本人自身が持っている問題解決に向けた意欲や能力をアセスメント[注3]し，自らの力のみでは課題に対応していくことが困難な状況があれば，必要となる社会資源への紹介や具体的に連絡調整して繋いでいくことといったフォローアップが必要になる場合もある．いずれにしても，相談者が安心して相談ができる窓口であり，地域包括支援センターのすべての業務の入口となる中核的な機能となる．

(3) 各業務への移行の判断

インテーク，緊急性の判断にもとづき，窓口対応や訪問相談の結果，介護保険制度の利用を支援し，担当介護支援専門員が着任してケアマネジメントが開始されて安定した場合には地域包括支援センターとしての支援は一端，終結する．その後も介護支援専門員への支援が継続的に必要な場合は，包括的・継続的ケアマネジメント支援業務に移行する．予防プラン作成が必要な場合は，介護予防ケアマネジメント（第1号介護予防支援事業）に移行する．高齢者虐待防止法，成年後見制度や日常生活自立支援事業の活用，消費者被害防止等による対応が必要な場合は権利擁護業務へ移行する．

(4) 継続的・専門的な相談支援

緊急対応が必要と判断した場合には，アウトリーチ[注4]してより詳細な情報収集を行い，地域包括支援センター内でのチームアプローチにもとづき，個別の支援計画を策定して，対応を行っていくことになる．本人，家族との信頼関係を構築し，わかりやすい情報提供を行い，意思決定の支援，エンパワメントを行いながら，必要となるサービス，制度，地域の社会資源に繋いでいく．

本人，家族に必要となる支援チームを形成し，モニタリングを行いながら，相談支援の効果を確認していくが，当初の支援計画の目標が達成され，本人を取り巻く支援チームが安定した場合は，地域包括支援センターとしての支援を終結する．

❸　総合相談支援の実践

(1) 認知症の独居世帯への支援の実際

認知症の高齢者の一人暮らし世帯に，悪質な訪問販売業者やリフォーム業者等が繰り返し出入りしているといった事例によく出会う．そのようなことを予防するためには地域の目や見守りが重要となるが，実際に相談が入った場合は，センターは複数の職員[注5]で初回訪問を行い，支援を開始すること

注3：相談者や本人自身が持つ問題解決に向けた意欲，能力，機会のことを，ソーシャルワークの用語で「ワーカビリティ（workability）」という．相談援助面接を通して，この相談者や本人のワーカビリティを増していく支援を心掛ける．一方で，介護離職，引きこもり，ダブルケアなどに象徴されるように，ぎりぎりの状況，ワーカビリティが減少している状況で，地域包括支援センターを訪れる相談者が多くなっている．

注4：相談が来るのを待つのではなく，積極的に地域に出向いてニーズを把握し対応すること．アウトリーチする先は，本人の自宅のほかにも，入院先の病院，入所先の施設，相談を持ちかけてきてくれた自治会事務所などの地域住民の集まる場，本人が訪れている他の相談機関の窓口など多様である．

注5：消費者被害防止および対応等の権利擁護業務への移行が予測される場合も含めて，相談内容の分析にもとづいて地域包括支援センター内の専門性にもとづいたチームアプローチ，複数職員での対応，関連機関に同行訪問を依頼するなど，初回訪問前に必要な予測を立てながら訪問相談を行う．

になる.

　行政の担当部署や消費生活センターとも連携注6しながら業者と折衝し,消費者被害をくい止めるとともに,病院への受診支援などから支援を始め,要介護認定の申請代行,介護支援専門員との契約支援,民生委員や近隣住民への見守り依頼,社会福祉協議会の日常生活自立支援事業利用や成年後見制度の申し立て支援等の一連の支援へと繋がっていく.

　また,地域包括支援センターがいつまでも個別支援の主体になるのではなく,初期相談対応において課題を明確にし,支援の土台を整えた後は,徐々に本人を中心とした支援のマネジメント主体を介護支援専門員や成年後見人等に移行していき,バックアップ体制やモニタリングの体制は整えつつ,地域包括支援センターとしての支援は一端終結する.

　地域包括支援センターの限られた人員体制のなかでは,すべての相談事例に対して継続して対応していくことは現実的には困難である.利用者主体の支援ネットワークを形成したあとは,ネットワークに継続対応をゆだねることで,地域の多様なケアチームの力は増していく.

　この事例の場合は,本人の近隣に居住する古くからの友人が,頻繁にリフォーム業者が本人宅に出入りしている状況を知り,また,髪形や服装が乱れている本人の状況を心配して,最初は消費生活センターに相談し,その後に地域包括支援センターへ相談してくれた事例であった.

　本事例を通して,地域への認知症の理解,消費者被害防止の知識や対応方法の普及,および地域包括支援センターの総合相談窓口としての機能の普及が,早期発見,早期対応のできる,広い意味で予防的対応のできる地域を形成していくということに気づかされた.

(2) 地域の二面性への対応

　認知症の高齢者の一人暮らし世帯では,自宅内での防火対策や徘徊行為への対応が必要となる場合もある.自宅の家屋管理・防火管理の不十分さや,地域での一人歩きによる事故の発生などを心配して,地域住民が当事者を排除する側に回ることも地域では見受けられる.

　ある事例では,認知症の在宅独居者に徘徊行動が出現し,担当の介護支援専門員,ケアチームメンバー,センター職員とともに民生委員が粘り強く対応してくれた.しかし近隣住民からは防火や徘徊行為を心配する声が挙がり,センターは地域ケア個別会議を開催し,担当ケアチームと近隣の地域住民が話し合う機会を持った.

　会議では,利用者本人の現在の状況,サポートチームの対応状況,火の元の心配に対しての電磁調理器や自動消火装置等の導入による対応等を丁寧に説明して,近隣住民の理解を得た.近隣住民は,「高齢化が進むこの地域では,明日は我が身,家族に起こるかもしれない.できる範囲で声かけや見守りに協力していきます」注7と発言してくれた.この言葉を聞いてケアチームのメンバーは大いに勇気づけられた.

注6:高齢者を狙った消費者被害の増加もあり,消費生活センターと連携する事例も増えている.自治体全体の地域ケア会議等に消費生活相談員の参加を呼び掛けるなど,日常からの互いに相談しやすい関係構築を行っておく.

注7:「地域共生社会」の実現に向けた取組みにおける一歩は,地域共通の課題の認識の共有,その課題が自分自身や家族にも共通していることの認識である.

I編
地域包括支援センターの位置づけとこれまでの実践

2章

人はよく知らない人や事柄には冷たくなる傾向がある．それは高齢者や障害がある人，病気への理解においても同様である．センター職員は，地域が持つサポートの力と排除の力の二面性をよく理解し，地域が持つサポートの力が広がっていくような取組みを進めていく必要がある．

4　家族介護者に対する相談支援の留意点

（1）介護力が弱い世帯の例

　地域包括支援センターの総合相談支援の役割として，予防的対応を含む家族介護者（ケアラー）に対する相談支援が重要となっている．社会においては，少子高齢化のなかで介護を担うことのできる家族そのものが減少している．図表2に挙げるような介護負担が重く，家族による介護力が弱い世帯が増えている．

図表2　介護負担が重く，家族による介護力が弱い世帯の例

① 高齢者夫婦の老々介護
② 親子がともに高齢者の老々介護（親が90歳代，子が70歳代の介護世帯など）
③ 介護者も認知症や疾病を抱えている状態での介護
④ 介護者が仕事の負担が重い状態での介護
⑤ 介護のために離職を余儀なくされている状況（介護離職）
⑥ 孤立した介護者による単独介護
⑦ 介護と育児のダブルケアの状況にある家族による介護
⑧ 18才未満の子どもによる介護（ヤングケアラー）

　さらに介護が理由で長期間離職した後に，自らの力で求職することができない状態にある「ミッシングワーカー」と言われる人たちが多数存在し，支援を必要としている状況もクローズアップされている[2]．本人に対する支援とともに，介護者への支援が重要な地域包括ケアの取組み課題となっている．

●Column●生活困窮者自立支援制度との連携

　2015（平成27）年4月施行の生活困窮者自立支援法に基づく相談窓口は，福祉事務所設置自治体を始め，全国に設置されている．窓口は自治体直営の場合もあれば，委託の場合もある．「働きたくても働けない，住む所がない」といった相談に対応し，一人ひとりの状況に合わせた支援プランを作成して，相談支援員が相談者に寄り添いながら，他の専門機関と連携して，解決に向けた支援を行う．

　A市では生活困窮者自立支援窓口の開設当初より，相談支援員が交代で市全域レベルの「地域ケア会議」に参加し，相談機関相互の連携を深めてきた．地域包括支援センターの総合相談支援において，「8050」世帯や「ミッシングワーカー」がいるような世帯への対応においては，今後ますます生活困窮者自立支援窓口との連携が重要となっていく．

（2）家族介護者に対する支援

　地域包括支援センターが行える家族介護者支援には，図表3のような多

様な方法がある．センターは自らすべてを行うのではなく，地域の多様な関係機関，人々との連携のなかで取組みを進める．

特に認知症高齢者を介護する家族への支援の場合は，家族介護者に対する認知症の理解，具体的な介護の知識，技術の伝達，心理教育が，介護負担の軽減や虐待の防止と対応のうえでも重要となる．

図表3　家族介護者支援の多様な方法

① 利用可能な制度やサービスを始めとした社会資源の情報提供
② 具体的な介護の知識，技術の伝達
③ 認知症，疾病，障害の理解や対応方法の伝達
④ 家族介護者の会などの介護者の相互交流の場づくり
⑤ 認知症サポーター養成講座の実施や家族介護に関する地域理解の普及
⑥ 介護者の抱える心理的不安への対応
⑦ 介護者の抱える具体的な課題（仕事との両立，介護離職の恐れ，育児と介護を同時期に担うダブルケア，自身の疾病や障害など）に対応する社会資源の紹介，資源への繋ぎなどのサポート
⑧ 多職種協働研修等の取組みによる，家族介護者への対応方法の地域関係者の理解の普及
⑨ 地域ケア会議や地域包括支援センター運営協議会への家族介護者の抱える具体的な課題や対応策の提示，提案．
⑩ 家族介護者に必要となる社会資源の創出に向けたソーシャルアクション[注9]

(3) 男性介護者への支援

増加している男性介護者への支援に向けては，男性介護者である夫や息子による虐待が多い[注9]ことに留意しておく必要がある．背景として，男性が仕事の場を離れた地域社会のなかで，「家族介護」をしなければならなくなった際の孤立しがちな状況，他者に助けを求めにくい状況，介護や家事の仕方がよくわからないといった状況も浮かび上がる．

(a) 地域社会からのアプローチ

地域のネットワークを活かして男性介護者の存在や状況を把握し，民生委員，自治体，関係機関の専門職，地域住民と協働して，多様なレベルでの男性介護者へのアプローチ，相談支援を進めていく．

(b) 援助関係の構築

介護者の訴えや不安の傾聴・受容，現在の状況の問題点と取組み課題の整理，課題に向けた男性介護者とのパートナーシップにもとづく協働などの取組みが求められる．

(c) 介護の学びや情報共有の場づくり

男性が介護に向き合う以前の段階からの介護に関する情報を得られる機会をつくり，実際に介護を行っている場合の介護者同士の交流や学習の場づくりを地域レベルで行う．

(d) 社会的介護の充実

地域で実際に支援する専門職からは「介護力に鑑みて，同居家族がいるからと一律にヘルパーの支援を制限しない対応が必要」，「介護と仕事の両

注8：社会的に不利な立場に置かれている人々のニーズの充足と権利の実現を目的に，それらを可能にする法制度の創設や改廃等の社会構造の変革を目指し，国や地方自治体等の権限・権力保持者に直接働きかける一連の組織的かつ計画的活動およびその方法・技術である．（出典：高良麻子『日本におけるソーシャルアクションの実践モデル』中央法規出版（2017）183頁より一部抜粋）

注9：厚生労働省の平成28年度「高齢者虐待の防止，高齢者の養護者に対する支援等に関する法律」にもとづく対応状況等に関する調査結果では，被虐待高齢者から見た虐待者の続柄は，息子40.5%，夫21.5%となっている．

立ができるような社会保障の仕組み，サービスの在り方，また社会的理解
が必要」といった声が挙げられており，家族介護者を支える社会的介護
サービスの充実，就労環境の改善，広く市民社会の介護問題に関する意
識・理解の深まりが改めて求められている[3]．

5　地域共生社会の観点に立った包括的な相続支援

社会福祉法（平成26年法律第45号）が2017（平成29）年に改正され，
複合化・複雑化した課題を抱える個人や世帯に対する適切な支援・対応を行
うため，地域包括支援センターを含む相談支援を担う者は，相談等を通じて
自らが解決に資する支援を行うことが困難な地域生活課題を把握した場合に
は，必要に応じて適切な支援関係機関と連携して解決に取組むことが努力義
務化された（同法第106条の2）．

地域包括支援センターにおける実践のなかでは，すでに地域共生社会の観
点に立った包括的な相談支援が必要な事例が増加している．

〈包括的な相談支援が必要な事例の例〉
○消費者被害にあっている事例
○認知症の独居世帯や介護世帯で常に見守りが必要な事例
○判断能力の低下により利用契約支援や財産管理等の支援が必要な事例
○介護負担が重く介護者の不調時等の緊急対応が必要な事例
○身寄りとなる家族・親族がいない，あるいは関係が希薄で入所時，入院時の
　支援が必要な事例
○本人以外の家族に精神疾患や知的障害がある事例
○ダブルケアなどの同時に複数の課題を抱える事例　など

●Column●がんの在宅療養者への支援

がんの在宅療養者への支援では，通院先の病院や在宅療養支援診療所の主治
医，訪問看護ステーション，各種リハビリスタッフ，介護支援専門員，訪問介
護事業所，福祉用具事業所，訪問薬剤師らが連携して在宅療養を支えていくこ
とになる．また，地域包括ケア病棟が関わっている場合や，最終的にはホスピ
ス・緩和ケア病棟への入院を検討している場合もある．

地域包括支援センターは，初期段階である要介護認定の相談などで相談支援
を行う場面も多い．最近は医療ケアにおけるACP（アドバンス・ケア・プラン
ニング）[注10]の必要性が語られ，人生の最終段階における治療・療養の方針につ
いて患者・家族と医療従事者があらかじめ話し合いを繰り返している場面も多
くなっている．

一方でどのような療養生活を組み立てていけばよいのかわからず，本人も家
族も不安状態にある相談も多い．また不安状態や選択に迷う状況は病状の進行
段階によっても変わりやすいことを，支援者の側が踏まえておく必要もある．

地域包括支援センターとしては，相談者の不安を受け止めつつ，医療ケアに
おけるACPの方向性の把握も含めて，在宅療養の場合の制度利用の情報の提
供，緩和ケアなどの情報をわかりやすく整理して伝え，必要となる制度や資源
に繋げていく．

注10：ACP(Advance Care Planning)とは，「将来の変化に備え，将来の医療およびケアについて，患者さんを主体に，そのご家族や近しい人，医療・ケアチームが，繰り返し話し合いを行い，患者さんの意思決定を支援するプロセスのこと」（出典：日本医師会「終末期医療　アドバンス・ケア・プランニング（ACP）から考える」パンフレット）

6　総合相談支援の土台としてのネットワーク

（1）ネットワーク構築業務の位置づけ

　地域包括支援センターの総合相談支援業務の推進には，ニーズ把握の基盤としての地域ネットワークと，具体的に支援し解決していくための支援ネットワークの重層的な「地域包括支援ネットワーク」の構築が必要となる．地域のさまざまな関係機関・団体，地域住民とネットワークを構築し，ネットワークから相談や地域ニーズの情報がセンターに入り，ネットワークを活用して生活課題を解決していく．地域におけるネットワーク構築は総合相談の入口であり，また支援実施上の基盤ともなる．そのためには地域の関係機関・地域住民等との顔を合わせたネットワーク構築の取組みが必要となる．

　2005（平成17）年に厚生労働省老健局が作成した『地域包括支援センター業務マニュアル』では，センターが期待される機能を果たし得るかどうかの成否を決めるのは，地域包括支援ネットワークの構築にかかっているとされた．また，地域包括支援ネットワークの構築は，『関係行政機関はもとより，地域のサービス利用者・家族やサービス事業者，関係団体，成年後見関係者，民生委員，介護相談員，地域支えあい等のインフォーマルサービス関係者，一般住民等によって構成される「人的資源」からなる有機体』と定義されている[4]．つまりネットワークは，働きかけ次第で変化していく可能性を持つということである．

　厚生労働省老健局「地域包括支援センターの設置運営について」においても，「多職種協働による地域包括支援ネットワークの構築」について，「介護サービスに限らず，地域の保健・福祉・医療サービスやボランティア活動，インフォーマルサービスなどのさまざまな社会的資源が有機的に連携することができる環境整備を行うことが重要である．このため，こうした連携体制を支える共通的基盤として他職種協働による「地域包括支援ネットワーク」を構築することが必要である」[5]と明記されている．

（2）ネットワークの機能

　ネットワークの機能としては，日本社会福祉士会・地域包括ケアシステム構築のための地域ソーシャルワーク実践研究会による調査報告が，**図表4**の五つの機能を示している[6]．

図表4　ネットワークの五つの機能

① ニーズ発見のためのネットワーク（ネットワークによる住民ニーズ発見機能）
② 総合相談に繋ぐ・問題発見のためのネットワーク（ネットワークによる相談連結機能）
③ 専門相談への対応・支援活動のためのネットワーク（ネットワークによる介入機能）
④ 見守りのためのネットワーク（ネットワークによる見守り機能）
⑤ 政策や制度の改善に繋ぐためのネットワーク（ネットワークの地域変革機能）

　これらのネットワークの機能は，別々にあるのではなく，重なりあっているので，住民主体のネットワークと専門機関・専門職のネットワークが結び

ついていく必要がある.

　保険者，地域包括支援センター，関係機関・団体，地域関係者は，ニーズ発見から政策・制度改善機能に至るネットワークのもつ諸機能を意識し，活動地域にすでに存在するネットワークを把握して活かしていくとともに，今後さらに必要となるネットワーク構築に段階的に取り組むことが求められている.

7　ネットワーク構築の実践

（1）ネットワーク構築の目的の明確化

　地域の実践現場では，専門機関，団体，専門職間のネットワーク構築と，地縁組織やテーマ型グループといった地域住民間のネットワーク構築が，①必要に応じて結びついて重層的に構築されていくこと，②具体的な個別支援へ応用されていくこと，③個別支援の実践が地域のネットワーク形成へ反映していくこと，が求められる.

　一方でネットワーク構築は，「地域住民の福利（ウェルビーイング注11）の向上」を目的とした一つの方法である．ネットワークの構築自体が本来の目的とはならない．ネットワーク構築にかかりきりとなり，本来の目的が明確でないままにセンター職員が疲弊してしまわないように，ネットワーク構築の目的，目標，機能の明確化と，計画的，段階的なネットワーク構築の取組みが重要となる.

（2）ネットワーク構築に向けた構想

　地域に必要となる支援ネットワークを新たに構築していくためには，地域の既存のネットワークの現状や活動上のニーズを把握し，ネットワーク構築に関する「イメージ」を形成したうえで，ネットワーク構築の「構想」を立てる必要がある.

　このプロセスは，地域包括ケアの推進を目的とした地域包括支援センターのソーシャルワーク実践の重要な援助技術である．また，地域の面的アセスメント注12のなかで，自治体の総合計画，高齢者保健福祉・介護保険事業計画，障害者福祉計画，保健・医療計画，地域福祉計画，社会福祉協議会の地域福祉活動計画などの地域レベルの各種計画を把握し，既存の取組みとの連携も視野に入れていかなければならない．その際には，先行研究や全国の数多くの実践事例を学び，地域の関係団体と協働し，自らの活動地域の特性を活かした継続的な地域ネットワーク構築が求められる.

（3）各種会議を活用したネットワーク構築

　地域レベルのネットワークには，現場職員レベルのネットワーク注13，代表者レベルのネットワーク，居宅介護支援事業所連絡会や訪問介護事業者連絡会といった事業種別のネットワーク，医療・保健・福祉といった分野間のネットワーク，高齢者福祉制度，障害者福祉制度，児童福祉制度，生活保護制度といった制度間のネットワーク注14等がある．ネットワークの構築にあ

注11：ウェルビーイング（well-being）とは，世界保健機関（WHO）憲章前文にある人々の健康の定義である「病気ではないとか，弱っていないということではなく，肉体的にも，精神的にも，そして社会的にも，すべてが満たされた状態」（日本WHO協会訳）のことをいう．地域を基盤とした包括的な支援の取組みにおいても目的となる概念となる.

注12：ネットワーク構築に向けた地域の面的アセスメントにおいては，地域特性，既存の社会資源間のネットワークの現状，その強みと課題，これまでのネットワーク構築の取組みや蓄積の把握，活動上のニーズ，地域住民や関係者の声などを包括的に把握し，今後の取組みに向けた構想を練っていく必要がある.

注13：総合相談支援においては，特に現場職員レベルのコミュニケーションが重要となる.

注14：地域共生社会の実現に向けた相談支援では，この制度間のネットワークがさらに必要となる.

たっては，これらのネットワークの重層性を踏まえて各層を横に繋いでいく取組みを行う．

　各種の連携会議を自治体全域レベル，生活圏域レベル，個別支援レベルといった空間レベル別に設けていく方法もある．空間レベル別の構造的な各種連携会議は，重要なネットワーク構築の手段となる．

　一方で各種の連携会議は，目的・役割を明確にしないままに行うと，会議を開催すればいいといった「会議のための会議」となってしまう恐れもある．大切なことはそれぞれの会議が，地域包括ケアの推進や地域共生社会の実現に向けてどのような役割をもっていくのか，主催者と参加者間で認識を共有していくことである．

（4）専門機関・団体との連携を通じたネットワーク構築

　地域包括支援を実践していくうえでは，ネットワーク構築が必要な関係機関・団体の特性を把握し，活かしていくネットワーク構築が重要となる．地域の関係機関・団体には，法的な位置付け，役割，得意分野，職員の専門性等の特性がある．それぞれの機関・団体の特性を活かし，得意分野を繋いでいくことが，地域全体のネットワークの底上げにも繋がっていく．

　例えば，地域の病院・診療所とのネットワークのなかから在宅療養移行支援や介護保険制度への結びつけが必要となる住民ニーズがセンターに連絡されることも多い．特に病院の機能分化[注15]，在院日数の短期化の流れのなかで，円滑な在宅療養移行支援を行っていくために，病院の地域連携室・相談室と地域包括支援センターのネットワーク構築[注16]は，今後ますます重要性が増していく．病院の窓口となるソーシャルワーカーや退院支援看護師とセンター職員が互いの顔を知って，相談しやすい関係構築をしていくためにも，自治体全域レベルや生活圏域レベルの地域ケア会議等に病院職員に参加してもらう機会をつくっていくなどの工夫が求められる．

（5）地域住民・団体との連携を通じたネットワーク構築

　地域社会の主人公は地域住民である[注17]．地域住民はケアサービスの受益者であるとともに，住民相互の助け合い・支え合い活動の主体でもあり，当該地域のサービス水準を決めていく地域の政策形成の主体でもある．地域包括支援センターにとっては，活動の最も重要な礎といえる．

　地域包括支援センターは，各種業務を通じて地域住民と直接的に接することになる．地域には，自治会，町内会，老人会，地区社会福祉協議会などの地縁組織を中心とした取組み，ボランティア・市民活動，NPO活動などのテーマ型のネットワークが存在している．既存の取組みを尊重して関わる必要もある．地域福祉推進を目的とした団体と協働しながら，住民主体の活動を支援し，地域活動を推進していく取組みが求められている．

　また，地域の一次的なニーズキャッチや見守りには，住民の立場から地域に密着している民生委員活動との連携が重要となる．センター職員は，担当生活圏域の地区民生委員・児童委員協議会の月例の定例会等に出席するなど

注15：地域包括ケアの理念からも，病院のみで完結するのではなく，地域で支えていく医療への転換が求められている．センター職員も，各病院，病棟が持つ，高度急性期，急性期，回復期，療養，などの機能，また新たに導入されている地域包括ケア病棟などの機能を理解して，相談支援を行っていくことが求められている．

注16：病院の窓口となる地域連携室・相談室のみではなく，病棟においても入院時から，「この世帯は退院した場合は，どのような介護状況になるのか」といったことをアセスメントし退院支援を行うようになっている．そのため担当の介護支援専門員や地域包括支援センターの入院時の支援における情報提供も重要となる．

注17：地域包括支援センターの職員は，この「主人公は地域住民である」という基本を忘れてはならない．

して，日常的に顔を合わせたコミュニケーションに努め，互いに相談しやすいように信頼関係を結び，ネットワークを構築していくことも必要となる．

(6) 個別支援におけるチーム形成からのネットワーク構築

個別支援においては，地域のさまざまな社会資源を活用して，ニーズに応じたケアチームを形成して支援していくこととなる．相談ニーズに応じて必要となる支援チームを，地域に数多く形成していくことも，地域包括支援センターの実践である．このチーム形成の過程そのものが地域関係者相互の信頼関係構築の始まりとなる．そのメンバーには地域の専門職もいれば，地域住民が入る場合もある．一つの相談から始まる支援の過程で，多様な専門職や地域住民とのネットワークや信頼関係が構築される．

センター職員の相談援助の力量，センター内のチームアプローチ，センターが組織として張り巡らせている多様な地域の社会資源とのネットワーク構築の度合いが，常に試される場が個別支援の場であるといえる．

●column●互いの存在，機能を知って，相談し合えるかどうか

ネットワークとは，要するに「互いの存在，機能を知って，相談し合えるかどうか」ということになる．筆者自身の実践では，一つひとつの相談に対応していくなかで，相談者の課題を解決していくために必要となる社会資源を繋ぎながら，その過程で出会った多様な専門職，地域の人たちとの交流を大切にしてきた．支援で果たしてくださった役割に対して，フィードバックを返してお礼を述べることを心掛けてきた．一つの支援を通して互いに顔見知りになると，その後の連携も円滑になっていく．

また，顔見知りではなくとも，支援で必要であれば飛び込みで各種の相談窓口や地域関係者に相談を持ちかけてきた．その過程でお互いの持っている機能も把握でき，また互いの支援力も醸成されていく．さらに各種の連携会議を通じて地域関係者の存在や機能を知り，あるいは相手に自分たちのことを知ってもらい，顔見知りを増やしていくことも心がけてきた．自分たちの組織，センターが持っている機能，役割を常にPRしていくこともネットワークを構築していくうえでは重要なこととなる．

---

(7) 民生委員協議会や社会福祉協議会とのネットワーク形成

高齢化や独居者の増加がさらに進む地域社会では，個人の尊厳の保持，プライバシーの保護を行いながら，近隣世帯や地域の企業等も含めた地域関係者が，可能な範囲でお互いに支え合う地域社会の形成[注18]が望まれており，社会福祉協議会が従来取り組んできた地域での住民福祉活動の支援や小地域福祉活動の振興と，地域包括支援センターの取組みが連携していくことが必須だと考えられる．問題を抱える世帯の早期発見と予防的相談対応，また地域を基盤としたフレイル[注19]予防の取組みにおいて最も必要となる住民主体の取組みとの連携の面からも重要となる．

筆者が活動する東京都立川市では，自治体の地域福祉計画と社会福祉協議会の地域福祉活動計画に基づき，六つの生活圏域それぞれに社会福祉協議会の地域福祉コーディネーターが地域配属されており，地域の自治会や老人ク

注18：他者と同じでなければならないといった同調圧力で繋がるのではなく，一人一人の個人の尊厳，多様性が尊重されながら，孤立することなく繋がり，必要な支え合いができる多様なコミュニティの形成が求められている．

注19：「加齢とともに心身の活力（運動機能や認知機能等）が低下し，複数の慢性疾患の併存などの影響もあり，生活機能が障害され，心身の脆弱性が出現した状態であるが，一方で適切な介入・支援により，生活機能の維持向上が可能な状態像」（出典：厚生労働科学研究費補助金（長寿科学総合研究事業）総括研究報告書　後期高齢者の保健事業のあり方に関する研究）

地域を基盤とした予防の取組みでは，社会参加や繋がりの保持も含めた多面的な取組みが必要となる．

ラブに働きかけてのネットワークづくりや住民ボランティア活動との橋渡しを実施し，住民ネットワーク形成や地域包括支援センターの取組みと地域の住民福祉活動との連携の円滑化を推進している．また社会福祉協議会による多様な住民サロンづくりや，団地等の集合住宅における住民互助活動の振興による地域の繋がり形成による予防効果も大きい．

　フォーマルとインフォーマルの多様な取組みの双方が組み合わさっていくことが求められる地域包括ケアの深化において，地域福祉推進を目的とする社会福祉協議会の活動と地域包括支援センターの活動が互いに連携を強化していくことの意義は大きい．

●Column●民生委員活動との連携上の留意点

　民生委員は民生委員法にもとづく制度的な民間の奉仕者である（児童福祉法における児童委員の役割も兼ねる）．民生委員活動との連携は，高齢化が進み，独居者が急増しているなかでの地域包括ケア推進上において必須となっている．地域で支援が必要な方の発見や通報，独居者の地域生活情報などを，センター職員が実際に当該地域で暮らす民生委員から教示してもらうことは多くあり，実際の支援の過程において協働することも数多い．

　一方で，民生委員への期待や活動そのものが業務過多になっている状況もあり，民生委員のなり手の希望者がなかなか見つからずに，地域によっては人員定数がなかなか埋まらない状況も発生している．

　地域包括支援センター職員は，民生委員活動との連携のうえでは上記のような民生委員活動を取り巻く状況も理解したうえで，無理な要望はせずに，民生委員の活動と互いにサポートし合う関係構築が望まれる．民生委員が「地域包括支援センターに相談して本当に良かった．助かった」といった経験の積み重ねが，信頼関係の構築に結びついていく．

---

(8) 立川市における専門機関・団体の地域ネットワーク形成

　立川市では，介護保険制度施行前の在宅介護支援センター活動時から，市全域レベルの関係機関の地域ケア会議を行い，市内5エリアに分けて実施してきた小地域ケア会議，介護支援専門員の研修会や連絡会，介護サービス事業所の連絡会等を組織し，地域ケアのネットワークを地道に積み上げてきた．

　2005（平成17）年の介護保険制度改正にともない，民生委員・児童委員協議会の地区割りと同じくした市内6生活圏域[注20]に各1か所の地域包括支援センターの設置，ブランチセンターとしての福祉相談センター3か所の設置体制に再編された．それまで基幹型在宅介護支援センターとして活動してきた社会福祉協議会運営の地域包括支援センターには基幹地域包括支援センターとして，ケアネットワーク構築の調整役としての役割を持たせ，インフォーマルサービスとフォーマルサービスとの有機的な連携を目指した．

　立川市では，毎月の市全域の地域ケア会議，6生活圏域ごとに隔月で行う小地域ケア会議，個別事例に対応する個別ケア会議の三つの構造別の地域ケア会議を組み合わせている．

注20：生活圏域の設定の仕方は，地域包括ケア推進においては重要なポイントである．基礎自治体の面積範囲，地域のそれまでの合併等の歴史や文化特性，市町村内の区画や中学校区等の範囲によっても差異が出てくるため，その設定の仕方には工夫が必要となる．①地域住民の視点から見て相談しやすい，アクセスしやすい範囲，②地域包括支援センター側からもアウトリーチしやすい範囲，③生活圏域内の多様な関係者がネットワークを構築しやすい範囲などの点に留意する必要がある．

市全域の地域ケア会議では，地域包括支援センター・福祉相談センターの現場職員を中心に，管理職も含めた市高齢福祉課，介護保険課，健康推進課，生活福祉課，障害福祉課，福祉総務課の各職員，社会福祉協議会の権利擁護担当・地域福祉コーディネーター・生活支援コーディネーター[注21]・生活困窮者自立支援担当，シルバー人材センター，消費生活センター，市内病院の相談室・地域連携室の職員が顔を合わせて，互いの状況報告や相談対応内容の報告を実施し，地域課題の検討を行っている．

生活圏域レベルの小地域ケア会議[注22]では，エリア内の介護支援専門員，サービス事業者，民生委員，傾聴ボランティアグループ，社会福祉協議会，行政担当者等の地域関係者が集まり，地域の特色に合わせた課題検討と生活圏域ごとのネットワーク構築を進めている．

個別支援のケア会議では，介護支援専門員からのケアマネジメントに関する支援依頼や，認知症の独居者やセルフ・ネグレクト等で地域住民の見守りやサポートが必要となる事例への対応を行う地域関係者が集まり，随時開催している．なお，緊急性が高い個別相談は，随時対応が必要である．

これらの三層構造の地域ケア会議とあわせて，地域包括支援センター運営協議会も2か月に1回実施されており，地域包括支援センター職員も毎回参加して，毎月の地域ケア会議に提出されるセンター状況報告書をもとに，センターの活動に関する関係機関や市民代表からの評価とサポートを受けている．

介護支援専門員のネットワークは，基幹型センターが事務局となり，幹事会には各センターの主任介護支援専門員と生活圏域ごとに選出された居宅介護支援事業所の介護支援専門員が幹事会を形成し，相互交流を図る仕組みとしている．医師会，歯科医師会，薬剤師会，訪問看護ステーション連絡会，市内病院の相談室・地域連携室といったケアマネジメント上でネットワーク構築が必要な関係者とも連携を進めている．

在宅介護や予防ケアにおいて中核的な役割となる訪問介護事業所や通所介護・リハビリテーション事業所については，年数回の責任者レベルや現場職員レベルの連絡会を開催して，認知症ケアなどをテーマとした互いの取組みの事例発表や情報交換によるサービスの質の向上を図っている．いずれもグループ討議を中心に，一方的な事務伝達とならない工夫をしており，顔を合わせて意見を交換する機会を持つことで，日常の連携がとりやすくなることを意図している．

また，総合相談支援・権利擁護業務連絡会，介護予防業務連絡会，ケアマネジメント支援業務連絡会などの地域包括支援センターの各専門職間の業務連携会議の隔月開催など，各種のネットワーク構築が図られている．

これらのネットワーク構築の取組みによって，地域包括支援センターが対応する個別支援の課題と，その背景にある地域課題を結びつけて，双方向で検討することが可能となり，地域包括ケア推進に必要な専門機関・団体の地

注21：地域において，生活支援・介護予防サービスの提供体制の構築に向けたコーディネート機能（主に資源開発やネットワーク構築の機能）を果たす者（出典：平成26年度生活支援コーディネーター（地域支え合い推進員）に係る中央研修テキスト）．立川市の場合は社会福祉協議会職員が，全世代・分野横断で地域づくりを支援する地域福祉コーディネーターと協働して担っている．

注22：生活圏域レベルのケア会議において，共通する地域課題の解決に向けて地域関係者が話し合えることは，ネットワーク構築，総合相談支援業務を推進していくうえでも，意義が大きい．また介護支援専門員が地域の多様な関係者と結びついていくことは，包括的・継続的ケアマネジメント支援業務における面的支援の役割も果たしている．

域ネットワークの基盤構築を行っている．

　今後の課題は，医療保険制度改革，介護保険制度改革の動向にともなう入院期間の短期化，在宅療養の増加などに対応していく地域の医療機関との連携の強化である．すでに毎月の地域ケア会議で実施している市内医療機関のソーシャルワーカーや退院支援看護師との連携，介護支援専門員によるネットワーク構築を土台とし，医師会・歯科医師会・薬剤師会・訪問看護ステーション連絡会等の取組みと，地域包括支援センターの総合相談をはじめとした各機能や介護支援専門員等の専門職との連携の深化が求められる．

●Column●地域ケア個別会議における支援困難事例のサポート機能

　地域ケア個別会議は，多職種や地域関係者が一つの事例の検討をホワイトボード等も活用し，見える化して深めていく形式や，介護予防のための会議など，全国で多様な実践の類型がある．

　地域ケア個別会議の本来の役割として，セルフ・ネグレクト等の支援困難事例への対応，個別課題解決機能，ネットワーク構築機能，サポート機能がある．支援困難事例で地域関係者やケアマネジャーがサポートを必要としている場合は，地域ケア個別会議の開催は必須となる．

　地域包括支援センターが担当地域の民生委員，関係行政機関等の職員，介護支援専門員，サービス事業者，本人，家族らを招集し，サポートしながら，直面する課題解決を目的として開催する会議であり，本人に担当の介護支援専門員がついていないケースでも開催する場合がある．包括的・継続的ケアマネジメント支援業務に限らず，総合相談支援業務においても，地域ケア個別会議の支援困難事例のサポート機能は重要な役割を果たす．

8　地域の実態把握

　フォーマルやインフォーマルな多様な地域の社会資源を地域住民が活用できるようにするために地域包括支援センターは，生活課題を抱えている本人や家族の実態把握を行い，生活の再建に向けた意思決定ができるように，多様な地域の社会資源[注23]をわかりやすく説明できなければならない．その前提として多様な社会資源の把握，情報の整理，活用，改善，開発といった取組みが地域包括支援センターには求められている．

　厚生労働省老健局「地域支援事業実施要綱」において，地域包括支援センターが行う実態把握は「構築したネットワークを活用するほか，さまざまな社会資源との連携，高齢者世帯への戸別訪問，同居していない家族や近隣住民からの情報収集等により，高齢者や家族の状況等についての実態把握を行うものとする．特に，地域から孤立している要介護（支援）者のいる世帯や介護を含めた重層的な課題を抱えている世帯等，支援が必要な世帯を把握し，当該世帯の高齢者や家族への支援に繋げることができるように留意するものとする」[7]と定められている．

　この実施要綱が定める実態把握は，先に述べてきた地域のネットワーク形成と循環関係にあり，総合相談支援業務の内容の柱の一つとなる．また，背

注23：社会資源とは，支援に活用できる人，物，制度，サービス，資金，情報等の総称である．総合相談支援においては，地域に存在する社会資源の①把握，②情報の整理，③活用，④改善，⑤開発，の五つの取組みが求められる．

景にある地域特性や地域の社会資源の状況を把握していくことは，総合相談支援をはじめとした地域包括支援センターの機能を効果的・効率的に推進していくための基盤となる．当該地域の特性を多面的に把握していくことが重要となる．

（1）統計等既有の資料からの把握

　まずは，地域の統計的な資料の確認が必要である．自治体の人口統計等の報告書，各種の自治体計画書等を参考として，地域の歴史，地理，人口特性，高齢化率，世帯構成の特徴，地域の経済特性等を把握していく必要がある．また，高齢者保健福祉・介護保険事業計画によって，自らの地域の高齢者保健福祉施策や介護保険事業がどのような計画にもとづいて運営されているのか把握していく必要がある．保険料の基準，地域支援事業の予算概要等も把握しておき，所属センターがどのような財源で活動しているのか把握しておくことも重要となる．

（2）医療系機関や専門職の活動把握

　医療系社会資源の把握においては，その地域で活動する病院，診療所，歯科医院，薬局，訪問看護ステーション等の把握が必要となる．例えば診療所であれば，診療科目，訪問診療・往診の有無，在宅療養支援診療所等の把握が必要となる．歯科医院や薬局についても訪問しての居宅療養管理指導を行うかどうか，どの範囲まで訪問が可能なのかなどの把握が必要となる．あわせて，地域の医師会，歯科医師会，薬剤師会等が団体として地域包括ケアシステム構築に向けた取組みをどの程度取り組んでいるのかの把握が必要となる．

　理学療法士，作業療法士，言語聴覚士，歯科衛生士，管理栄養士，介護福祉士等の専門職の活動であれば，所属する病院の機能や訪問系サービス，通所系サービス，施設系サービス等の所属事業所の機能，所在地や特性とあわせて把握しておく．

（3）福祉系専門職や住民の取組みの活動把握

　社会福祉士，精神保健福祉士等のソーシャルワーカーは高齢者福祉，障害者福祉，児童福祉，貧困対策，地域福祉等のさまざまな分野で活動しており，各種の相談窓口の機能[注24]とあわせて把握しておくと連携を取りやすくなる．

　また，地域包括支援センターにおける権利擁護業務において連携をとることが多くなってきているのが弁護士，司法書士，社会福祉士といった第三者後見を担う専門職，および社会福祉協議会の日常生活自立支援事業担当・権利擁護相談担当者である．弁護士会，司法書士会，社会福祉士会，社会福祉協議会等の組織的な取組みの把握も必要となる．

　地域の自治会，老人会，民生委員活動，ボランティアグループ，地域住民の自主的なグループ，住民福祉活動等については，行政や社会福祉協議会の担当部署が活動のバックアップを行っていることが多いので，連携を取りな

注24：地域共生社会の観点に立った包括的な支援の実施においては，特にこの各種の相談窓口の機能の把握，相談支援担当者同士のネットワーク構築が求められる（社会福祉法第106条の2参照）．

から把握を進める.

このような社会資源の活用のためには，地域の資源情報を収集し，特性，利便性，質，利用可能性などを整理し，職員間の共通認識としていく．相談者のニーズに対応してどの社会資源が活用できるかの確認，相談者と当該社会資源とのアクセス方法の確認，相談者の理解力や作業能力に応じた資源活用のサポートやフォローアップ等の過程は，総合相談支援において最も重要な取組みとなる.

(4) 社会資源の「改善」

地域の社会資源の情報を収集，分析し，現状において活用できる資源が少ない，もしくは存在しないと判断した場合は，既存の社会資源を地域のニーズに合わせて「改善」することや新たに「開発」する取組みも必要となる.

社会資源を「改善」していくには，社会資源の特性によってさまざまな取組みが考えられる．専門職等の人的資源については，地域レベルの専門職研修プログラムの実施や専門職間の情報交換の場の設置も考えられる．例えば，地域レベルのケアマネジメント研修や事例検討会の開催，介護支援専門員の連絡組織と医師会や訪問看護ステーション等の地域の医療関係者との交流の機会づくり，といった取組みは地域のケアマネジメント基盤の改善の取組みとなる.

近隣住民などによるインフォーマルサポートの場合は，互いの関係性の分析に基づいて，相互交流の機会を増やしていく働きかけが必要になる．認知症サポーター養成講座等の開催による高齢者や認知症へのサポート方法に関する理解促進の取組みは，地域のインフォーマルサポートの力の改善の重要な取組みとなる.

(5) 社会資源の「開発」

新たな社会資源の開発にあたっては，どのような社会資源が地域に不足し，新たな開発が望まれているのかアセスメントし，開発に向けて必要となる働きかけをしていくこととなる．地域包括支援センターに寄せられた相談内容の分析から地域ニーズを分析していくことも重要である.

関係機関と協働して，地域住民にサロン活動や新たな居場所づくりの促進を働きかけたり，認知症カフェを新たに立ち上げたり，若年性認知症の人の就労先を開拓したり，見守りネットワークを近隣住民に協力依頼をしたり，といった住民ニーズにもとづいた働きかけが開発に繋がることもある.

あるいは，地域密着型サービスや総合事業が十分に整備されていない状況があれば，介護保険事業計画策定委員会に創設を働きかけていくことや，生活支援サービスが十分ではない状況があれば生活支援コーディネーターと協働して関係者に働きかけていくこともできる.

9　総合相談支援と地域・社会

(1) 総合相談支援を担う専門職としての地道な歩み

　地域包括支援センターにおける総合相談支援は，地域ニーズ対応への入り口であり，基本となる．センターに従事する職員には他職種との協働による対応とともに，自身の専門性の成熟と深まりが問われている．日々の地域包括支援センターの総合相談の実践はさまざまな地域ニーズに日々直面し，解決に向けて待ったなしの状況が常にある．一方で人を支援する専門職は，実践の質の向上のためにも専門性の成熟を目指して，自らを深めていく地道な歩みを継続していかなければならない．

(2) 制度・政策と実践現場を繋ぐ双方向の通訳者として

　対人援助職としての価値規範，知識，技術を持ったセンター職員は，多様な社会資源，複雑な制度内容，専門用語の情報を，わかりやすく利用者・家族・市民・地域・社会に伝えていく通訳者の役割を持つ．その一方で実践や研究で見えてくる利用者，家族，市民，地域，社会の情報，それらを統合した利用者ニーズや必要な提言を制度・政策側に伝えていく通訳者の役割もある．地域包括支援センター職員は「双方向の情報の通訳者」でなければならない．

　また，視野を広げて考えれば，総合相談で対応するさまざまなニーズの背景には，私たちが暮らす社会全体の在り方がある．社会保障に関する政策動向が社会のどの層にどのような影響を与えるのか，地域実践を通して見えてくる具体的な個別ニーズや地域ニーズの視点から社会保障全般の在り方を問う視点が求められている．社会保障の在り方は，社会そのものの在り方を問うことに繋がる．地域包括支援センター職員は，総合相談支援の実践を通して地域住民のニーズに接し，地域住民とともに歩むなかで，住民のニーズを広く地域・社会に伝え，地域・社会そのものの在り方に反映させる取組みも必要とされている．

(3) 一人ひとりを大切にする包摂的な地域・社会に向けて

　地域社会のなかで他者との交流が途絶え孤立した状況にある人，他者との繋がりが減少するなかで複合的な課題に直面している人が増加している．地域包括支援センターが総合相談支援において接する多様な人々は，さまざまな問題を抱えながらも，状況のなかで懸命に生きている．総合相談支援で応対する人々の生活を支え，尊厳を保持するにはどのような支援が必要となるのか，本人の視点から考えた場合どのような環境との調整が必要となるのか，私たちは総合相談支援の実践者として常に考え続けなければならない．「個人の尊厳」という根源的な視点から総合相談支援の実践を行っていくことが必要となる．

　社会保障制度の制度変更や多大な地域ニーズへの対応によって地域ケアの現場実践者が翻弄され，疲弊することも多い状況がある．一方で地域包括支

援センターにおける総合相談支援の実践が方向性を見失わないためにも，センターの日々の取組みの根本にある「個人の尊厳の保持」，「多様性を認め一人ひとりを大切にする包摂的な社会の実現」といった，人を支援する専門職の価値規範を日々の実践の根拠に置くことが今後ますます重要となるだろう．

（山本　繁樹）

○ ● 引 用 文 献 ● ○

1）厚生労働省老健局「地域包括支援センターの設置運営について」の一部改正について（平成30年5月10日）の通知
2）NHK スペシャル「ミッシングワーカー　働くことをあきらめて…」2018年6月2日（土）午後9時00分～9時49分放送
3）山本繁樹「男性介護者による高齢者虐待に関する考察；取組みの現状と専門職の認識から探る今後の地域実践」『高齢者虐待防止研究，6（1）』13～20頁（2010）
4）厚生労働省老健局『地域包括支援センター業務マニュアル』18頁（2005）
5）厚生労働省老健局「地域包括支援センターの設置運営について」の一部改正について（平成30年5月10日）の通知
6）日本社会福祉士会『地域包括ケアシステム構築のための地域におけるソーシャルワーク実践の検証に関する調査研究報告書』（2005）
7）厚生労働省老健局「地域支援事業の実施について」の一部改正について（平成30年5月10日）の通知

○ ● 参 考 文 献 ● ○

1）野中猛『図説　ケアマネジメント』中央法規出版（1997）
2）渡部律子『高齢者援助における相談面接の理論と実際』医歯薬出版（1999）
3）竹中星郎『高齢者の孤独と豊かさ』NHK ブックス（2000）
4）副田あけみ編著『介護保険下の在宅介護支援センター』中央法規出版（2004）
5）福山和女編著『ソーシャルワークのスーパービジョン―人の理解の探究』ミネルヴァ書房（2005）
6）岩間伸之『支援困難事例へのアプローチ』メディカルレビュー社（2008）
7）日本社会福祉士会『地域包括支援センターのソーシャルワーク実践』中央法規出版（2006）
8）日本社会福祉士会『地域包括支援センターのソーシャルワーク実践　自己評価ワークブック』中央法規出版（2009）
9）日本社会福祉士会『改訂　地域包括支援センターのソーシャルワーク実践』，中央法規出版（2012）
10）日本社会福祉士会『ネットワークを活用したソーシャルワーク実践』中央法規出版（2013）
11）長寿社会開発センター『地域ケア会議運営マニュアル』（2013）
12）長寿社会開発センター『地域包括支援センター運営マニュアル2訂』（2018）
13）山本繁樹「地域包括支援センターにおける総合相談の意義と課題　―ソーシャルワーカーの取組みの基本視点―」『ソーシャルワーク研究』vol. 33，No. 3，13-21頁（2007）
14）山本繁樹「地域特性を活かした総合相談体制づくり」『地域包括支援・総合相談事例集』（地域包括支援・総合相談研究会編）　第一法規出版（2011）
15）山本繁樹「地域包括支援センターの未来～認知症の地域ケアにおける諸課題を中心に～」『老年精神医学雑誌』第23号増刊号（2012）
16）厚生労働省老健局『地域包括支援センター業務マニュアル』10～12頁（2005）
17）東京社会福祉士会地域包括支援センター委員会『地域包括支援センター・在宅介護支援センター社会福祉士相当職員　実態調査報告書』（2007）
18）日本社会福祉士会『地域包括支援センターにおける総合相談・権利擁護業務の評価に関する研究事業　中間報告書』（2007）
19）三菱総合研究所『「地域支援事業の包括的支援事業及び任意事業における効果的な運営に関する調査研究事業』（2016）
20）日本社会福祉士養成校協会『地域における包括的な相談支援体制を担う社会福祉士の養成のあり方及び人材活用のあり方に関する調査研究事業』（2017）

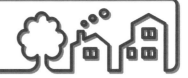

3章 地域包括支援センターによる「権利擁護」実践

　権利擁護とは，自分ひとりで自らの権利を主張したり実現したりすることが困難な高齢者について，その意思決定を支援しながら自己決定を尊重し，あるいは必要な人権救済・権利擁護を実施するものである．

図表1　権利擁護業務について

> 　権利擁護業務は，地域の住民や民生委員，介護支援専門員（ケアマネジャー）などの支援だけでは十分に問題が解決できない，適切なサービスなどに繋がる方法が見つからない等の困難な状況にある高齢者が，地域において安心して尊厳のある生活を行うことができるよう，専門的・継続的な視点からの支援を行うものである（法第115条の45第2項第2号）.
> 　業務の内容としては，成年後見制度の活用促進，老人福祉施設などへの措置の支援，高齢者虐待への対応，困難事例への対応，消費者被害の防止に関する諸制度を活用し，高齢者の生活の維持を図るものである．

〈出典：「地域包括支援センターの設置運営について」（老計発第018001号　平成18年10月18日　一部改正平成30年5月10日）〉

　その業務内容としては，市町村による権限行使（老人福祉法第10条，第11条による「やむを得ない事由による措置」等や，老人福祉法第32条にもとづく成年後見制度の「市町村長申立」等）に繋げる業務が含まれ，行政が，私的自治に介入して人権救済を行うことがあるのが，権利擁護業務の特徴である．

　しかし，この業務に従事するうえで大切なのは，当事者をしっかりと理解し，適切にこれらの手段に繋げるべきものを繋げ（誤って使うことがなく），本人主体の生活を支えていくということである．

　本章では，当事者を理解し，その意思決定を支援し，適切に客観的事実を捉え，時に必要な緊急対応を行う権利擁護実践の考え方を解説する．

1 権利擁護業務に共通する事項

（1）意思決定支援

　対人援助の仕事をしているなかで「もっと早く相談してくれればよかったのに」と思うことはないだろうか．

　しかし，当事者にしてみれば，「何を相談したらよいのかわからない」のである．権利擁護業務に従事するうえで最初に理解しておかなければいけないのは，当事者は自分の思いを言い出しにくい状況に置かれているということである．「声なき声」があるということ，口に出して言っていることが，その人の思いのすべてではないということを，私たちは十分に理解しておかなければならない．

　他者からのケアを必要とする人は，ケアを提供している人（家族や介護・

福祉サービスの従事者，支援者）への遠慮や気兼ねもあり，「こうしたい」ということが言いにくい状態に置かれている．また，私たち支援者が本人に「どのように生活したいか」「何を大切に暮らしたいか」を確認せずに，その心身の状態に応じた（と私たちが信じる）サービスを，安易に提供しようとしてしまう実態も少なくない．このようなことにならないように意思決定支援について正しく理解し，本人の自己決定を尊重した支援を行っていくことが，権利擁護業務の基盤となる．

例えば，平成 30 年 6 月厚生労働省が示した「認知症の人の日常生活・社会生活における意思決定ガイドライン」では，「認知症の症状にかかわらず，本人に意思があり，意思決定能力を有する」ということを前提に，意思決定支援を「意思形成」「意思表明」「意思実現」の三つのプロセスで説明している．地域包括支援センターの職員が，日々のすべての実践の中にこの三つのプロセスがあることを意識しながら業務にあたることで，本人の自己決定を尊重した実践を行うことができる．

このような意思決定支援による自己決定を尊重した実践は，地域包括支援センター職員だけでなく，すべての対人援助職に求められる支援である．地域包括支援センター職員が意思決定支援の必要性をしっかり理解し，介護支援専門員をはじめ，介護サービス事業所の職員へも伝えていく役割を担っていくことも，権利擁護支援の地域づくりといえるだろう（**図表 2**）．

(2) パワレス状態への理解

暴力や暴言を受けたり，無視され続けたり，悪質事業者に騙されて大きな被害にあったりする等，人権・権利を侵害されるような大きなショックを受

図表 2　認知症の人の日常生活・社会生活における意思決定ガイドライン概要

趣旨
認知症の人を支える周囲の人において行われる意思決定支援の基本的考え方（理念）や姿勢，方法，配慮すべき事柄等を整理して示し，これにより，認知症の人が，自らの意思に基づいた日常生活・社会生活を送れることを目指すもの．

誰のための誰による意思決定支援か
認知症の人を支援するためのガイドラインであり，また，特定の職種や特定の場面に限定されるものではなく，認知症の人の意思決定支援に関わるすべての人による意思決定を行う際のガイドラインとなっている．

意思決定支援の基本原則
認知症の人が，意思決定が困難と思われる場合であっても，意思決定しながら尊厳をもって暮らしていくことの重要性について認識することが必要．本人の示した意思は，それが他者を害する場合や本人にとって見過ごすことのできない重大な影響が生ずる場合でない限り尊重される． また，意思決定支援にあたっては，身近な信頼できる関係者等がチームとなって必要な支援を行う体制（意思決定支援チーム）が必要である．

※『認知症の人』には，診断がなくとも，認知症があると思われる人を含んでいる
〈出典：「認知症の人の日常生活・社会生活における意思決定ガイドラインについて」平成 30 年 11 月 30 日市町村セミナー資料　厚生労働省老健局総務課認知症施策推進室〉

けると，被害を受けた当事者は，本来の生命力，気力を失い，「パワレス状態」に陥る．

　事例1に，地域包括支援センターが対応した高齢者虐待対応の一場面を示した．

【事例1：パワレス状態】

A子さん　76歳　女性　要介護2

■デイサービスでの痣の発見

　A子さんは，長男との二人暮らし．1年前に脳梗塞を発症．後遺症で右半身軽度麻痺，脳血管性認知症がある．デイサービスでの入浴介助時に，両手両足首に紐で縛ったあとのような内出血斑があることを職員が発見．「これ，どうしたのですか？」と聞くと，泣きながら「誰にも言わないで」「大丈夫」と，職員に懇願した．

　入浴後，介助を担当した職員が改めてゆっくりと話を聞いたところ，「息子に縛られた」という話を聞き取ることができた．「昨日，トイレに行こうとして転び，失禁してしまった」「一人で歩くと危ないから，トイレに行くときは息子を呼ぶように言われていたのに，呼ばなかった」「また一人で歩いてしまうと危ないから，と両足を縛られた」「怖かった」と聞き取ることができた．

■地域包括支援センターと介護支援専門員による訪問

　デイサービスからの通報を受け，地域包括支援センターは，担当介護支援専門員の定期訪問に同行し，A子さんの状況を確認した．地域包括支援センター職員が，A子さんの手首の傷について「あら，これ痛みますか？」と尋ねたが，A子さんは怯えた顔で長男の顔を見ながら「わからない」と答えた．すかさず，隣にいた長男が「手を引いて歩かせるときに，自分が強く握りすぎた」と説明した．

■困りごとの把握による支援

　地域包括支援センター職員が，長男に「心配なこと，不安なこと」について尋ねると，長男からは「母が転びやすくなっている．転んでしまうと一人で立ち上がることができない．自分が気づかないと，倒れたままになってしまう．真冬に廊下で長時間倒れたままになったら大変だと思っている」という話があった．介護支援専門員からポータブルトイレの使用を提案しても，長男は，トイレが軽いし不潔な感じがして嫌だと言うため，ベッドからトイレまで，福祉用具や手すりを使って，転ばずに行けるような提案をし，了承を得た．

　この後も事実確認を継続し，コアメンバー会議による判断等の虐待対応を行っていったが，この事例で注目したいのは，A子さんが「誰にも言わないで」という言葉であり，そして自宅では，「わからない」と答えた箇所である．

　パワレス状態に陥ると，「自分のせいでこうなった」と自らを責めるようになるため，誰かに助けを求めたり，新たな選択をしたりすることが難しくなる．よって，虐待を受けた高齢者はしばしば「大丈夫」「おおごとにしないで」「誰にも言わないで」「このままでいい」と口にすることがある．

　監禁事件の被害者が，逃げる機会があっても逃げることができないことが多いのも，パワレス状態に陥っているからである．ひどいパワレス状態に陥ると，判断能力がある人でも，時系列の説明が難しくなったり，物事を理解して伝えることが難しくなったりする．

　地域包括支援センター職員は，人権・権利侵害を受けた人が「助けを求めにくい状態」に置かれるということを理解し，表面的に表現されている意思表出を，安易に本人の意思であると捉えることなく，SOSを出しやすい環境設定に努めなければならない．

　また，次の（3）で述べるとおり，緊急性の判断による介入が必要になる

こと も，理解しておかなければならない．

（3）緊急性の判断

　地域包括支援センターの権利擁護業務は，高齢者虐待や消費者被害といっ
た権利侵害等からの救済という業務も含む．本来は，意思決定支援による自
己決定の尊重を基盤とするもので，正確な知識と事実に基づく緊急性の判断
ができなければならない．

【事例2：緊急性の判断を必要とした事例】
R子さん　83歳　重度の認知症の症状あり　介護保険未申請　長男（50歳代）と二人暮らし

■連絡のとれない長男

　R子さんはアルツハイマー型認知症と思われる状態にあるが，医療機関を受診していないため，未だ正式な診断がなされていない状態であった．

　近隣住民が，自宅の前に立っているR子さんを心配して，「うちに来ない？」と呼びかけるなど気にかけて見守ってくれてはいたが，R子さんは応じず，長男の名前を繰り返しながら，自宅前に立ち続けていた．地域包括支援センターからも「病院に行きましょうか？」「サロンに行きませんか？」等いろいろ提案をしたが，R子さんはもごもごと何かを話すものの，首を振って嫌がり，自宅前から動くことを承諾しなかった．

　地域包括支援センター職員は，夜勤の仕事をしている長男へ「R子さんの日中の過ごし方について話をさせていただきたい」と三度メモを残したが，長男からの連絡はないままであった．

■重度の脱水で救急搬送

　二週間後，様子を見に来た地域包括支援センター職員は，路上でぐったりと座り込んでいるR子さんを発見．救急搬送となった．診断の結果，重度の脱水と低栄養状態であることがわかり，そのまま入院となった．

　行政から長男に，地域包括支援センターが救急搬送に同行したことや，入院先の医療機関へ行ってほしいという手紙を自宅に残したが，長男が医療機関に来院したのは，R子さんが入院して2日後のことであり，病院に駆けつけた行政との面談でも「とにかく忙しくて家には帰れなかった．介護サービスを利用する金銭的余裕がない」というばかり．そして，その後は行政からの電話に，長男は出なくなってしまった．

　地域包括支援センター職員が入院したR子さんに面会しても，もごもごと何かを話すものの，これからどうしたいかという今後の生活の意向を確認することはできなかった．しかし，病院にいることを嫌がっている様子は見られなかった．

■虐待という判断と「やむを得ない事由による措置」

　治療が終了しても，長男と退院後の生活についての連絡をとることができず，地域包括支援センターと行政は，虐待対応の一環であるコアメンバー会議で，「放棄・放任」の虐待があり，このまま自宅に戻ると同様なことが繰り返されると判断した．本人・家族の了解や，要介護認定の有無を条件としない老人福祉法第11条に基づく「やむを得ない事由による措置」により，行政権限で，R子さんを特別養護老人ホームに入所させることとした．また，引き続き長男と連絡をとることを試みつつ，成年後見制度の市長申立てをすることも決定した．

　言葉や表情から，「長男を求める気持ち」があることはわかるものの，今
後の生活への意向を読み取ることが難しくなっている点に着目しなければな
らない．特に，重度の脱水や低栄養状態で意識がもうろうとしていたことも
あり，合理的に形成された意思を表出しているとは言い難い．そして，R子
さんの意思決定への支援や，養護者である長男への支援による虐待の解消を
試みていたものの，最終的に緊急性が高いと判断して，行政権限の行使（老
人福祉法に基づく「やむを得ない事由による措置」での施設入所や，成年後
見制度の市長申立て）を決定している．権利擁護業務では，このように，客
観的事実や状態にもとづいて適切な緊急性の判断をすることが求められる．

　「認知症の人の日常生活・社会生活における意思決定ガイドライン」では，
「本人の示した意思は，それが他者を害する場合や，本人にとって見過ごす

ことができない重大な影響を生ずる場合でない限り尊重される」と示されているが、「本人にとって見過ごすことができない重大な影響を生ずるかもしれない事態」がいかなるものかの提示はない。

つまり、このような緊急事態については、事実確認・情報収集にもとづき、個別具体的に判断していくこととなる。地域包括支援センターとしては、緊急対応が必要な場合にどのようなサインが表出されるかを知っておくと、事実確認・情報収集のスピードを上げることができ、緊急対応について判断しやすい。

ここでいう緊急性とは、「本人の状況」「養護者の状況」「周囲の環境」によって、個別具体的に判断されるものであり、地域包括支援センターの全専門職と行政との協議による総合的な判断が求められる。

(4) 客観的事実の確認

本章の冒頭で解説したとおり、権利擁護業務は、時に、行政による権限行使を行う場合や、適切に緊急性の判断をしなければならない。これらは、客観的に把握された事実にもとづき判断されるものであるため、地域包括支援センター職員は、常に事実確認を適切に行い、それを記録しておく必要がある。

(a) 事実確認とは

客観的事実とは、簡単に言えば「一人の思い込みではないであろう事実」「誰かの気のせいではない事実」と言うとわかりやすいかもしれない。例えば、認知症の高齢者が「叩かれた」と言っており、確かにその部位に内出血班がある場合や、何度尋ねても「叩かれた」という発言が変わらない、あるいは、デイサービスの送迎の際、家族が高齢者を叩くのを職員が

図表3　個人情報保護法の例外規定の高齢者虐待における解釈例

個人保護法における利用目的による制限（第16条）・第三者提供の制限（第23条）の例外規定と、高齢者虐待における解釈例（＊部分）
1　法令に基づく場合
　＊高齢者虐待を発見した者が区市町村に通報等を行う場合（第7条、21条）
　＊立入調査（11条）において必要な調査又は質問を行う場合
2　人の生命、身体又は財産の保護のために必要がある場合であって、本人の同意を得ることが困難であるとき
　＊虐待により本人の生命等を保護するため対応が必要であるが、意識不明又は認知症等により同意の確認が困難な場合等
3　公衆衛生の向上又は児童の健全な育成の推進のために特に必要がある場合であって、本人の同意を得ることが困難であるとき
4　国の機関若しくは地方公共団体又はその委託を受けた者が法令の定める業務を遂行することに協力する必要がある場合であって、本人の同意を得ることにより、当該事務の遂行に支障を及ぼすおそれがあるとき
　＊高齢者虐待防止及び養護者の支援に関する法律に基づき、区市町村と地域包括支援センター、介護保険事業者や民生委員、警察等の各関係機関がネットワークを組んで対応する場合

〈出典；「高齢者虐待防止に向けた体制構築のために—東京都高齢者虐待対応マニュアル」平成18年3月　東京都福祉保健局高齢社会対策部在宅支援課〉

見た等が考えられる.

これらの客観的事実をつかむための事実確認とは,「いつ, どこで, 誰が, 誰に対して, 何をしたか」を, 情報を収集することで明らかにしていくことである. 本人の同意をとることができない場合には, 個人情報保護法の例外にあてはまる状態であるかどうかを確認しつつ, 関係機関から情報を集め, それを記録しておかなければならない.

(b) 事実を確認する聴取方法

事実確認をするための聴取では, 従来から行っている受容・共感面接よりも, 司法面接で使われている聴取方法のほうが有効である. エピソード記憶（いつ, どこで, 誰が, 誰に対して, 何をしたか）は, 壊れやすいもろい記憶である.

このため, 当事者がエピソードを語りだしたときには,「それから？」「それで？」と続きを話すことを促すようにすると事実を聞き取ることができる. 記憶を呼び起こしてエピソードを話している人に,「どうしてそういうことになったの？」というような質問や,「大変でしたね」「つらい思いをされましたね」といった受容共感によって, エピソードの再生を邪魔しないよう, 温かく淡々とうなずきながら「それから質問」を繰り返すことがポイントである.

(5) 背景・要因への働きかけ

高齢者虐待, セルフ・ネグレクト（自己放任）, 消費者被害が生じている場合は, 被害そのものへの対応のみならず, その事象の背景・要因に働きかけていく視点での対応が求められる. この背景・要因を支援課題として, 対応計画を立てていかなければ, いつまでも事後対応となってしまうからである.

なお, 解決したい事象の背景・要因をつかむためにも, それらの事象が, いつからどのように生じたのかという事実確認・情報収集をしていくことが重要である.

ここでは, 背景・要因についての主だったものについて解説する.

(a) 認知症の行動・心理症状への対応

厚生労働省が毎年発表している,「高齢者虐待の防止, 高齢者の養護者に対する支援等に関する法律に基づく対応状況等に関する調査」の2019（令和元）年度結果によると, 虐待を受けている高齢者の約7割に, 認知症高齢者の日常生活自立度Ⅱ以上の認知症があることがわかっている. 認知症の行動・心理症状が激しく, 特に一人歩きや行方不明, 異食, 介護への抵抗がある場合には, これらが虐待のきっかけになることがある.

虐待のきっかけになっている行動・心理症状を誘発している環境要因を分析し, 適切な環境で適切なケアが提供されるよう支援することで, 虐待を消失させることができる. 家族が知らずに行っているケアが, 本人の恐れや不安を掻き立て, 結果としてケアに抵抗したり, 一人歩きや行方不明

が生じていることもある．脱水によってせん妄状態になっていたり，薬の副作用によって強い認知障害が出ていることもある．高齢者本人の生活を総合的に捉え，世帯全体の丁寧なアセスメントと課題整理を行って，適切なケアが提供できるよう支援する必要がある．

以上により，地域包括支援センターは，介護支援専門員の適切なケアマネジメントを支援し，認知症ケアについて適切な医療機関等との連携が重要であることが理解できる．

(b) 孤立への対応

高齢者自身の孤立感や孤立した状態での介護も，虐待等を生みやすい．感じている孤立感に，どのようにアプローチしたらよいかを慎重に考え，コミュニケーションをとるように心がける必要があるだろう．(4)(b)にて，事実を聴き取る面接技法を紹介したが，併せて高齢者や介護者が感じている孤立感への受容・共感の姿勢も忘れてはならない．

また，孤立した世帯への働きかけは，虐待や消費者被害の予防としても効果的である．例えば，男性介護者の集い等を行い，男性介護者を孤立させないよう工夫している地域もある．

(c) 経済的困窮への対応

介護保険サービスや医療サービスを購入する経済的余裕がないために，虐待などが生じてしまうことがある．そのため，世帯の経済状況についての配慮がないまま，安易にサービスを増量することを勧めないよう注意が必要である．なお，必要に応じて地域包括支援センターが，行政が持つ情報を共有できるようにしておくと，経済情報について把握しやすくなるため，市町村としての体制整備も重要となる．

(6) ストレングスによるエンパワメント

ここまで，虐待などの権利侵害を発生させる背景・要因を，支援課題と捉える必要性について解説してきた．しかし，このような支援課題を捉える際には，高齢者本人や家族の「強み（ストレングス）」や「力を引き出す（エンパワメント）」支援を意識する必要がある．このことで，当事者を支援課題だけでみるのではなく，「これまで生き抜いてきた人」と捉え直すことができる．また，強みや思いを捉えることで，虐待対応の糸口が見えてくることがある．

また，当事者が安心感をより強く持てることで，当事者自身の課題解決能力が上がることが多い．快いと感じていることを増やしたり，居場所があると感じてもらえるような関わりを増やす工夫もしていきたいところである．

(7) 本人主体，社会とつながった状態での終結

権利擁護業務は，終結を目指して支援を行っていく．そして，その終結は，行政権限が行使されっぱなしの状態ではなく，本人主体の支援体制，本人の自己決定を尊重する支援体制に戻しての終結となる．

また，ただ単なる虐待の解消などの権利侵害の解消を目指すのではなく，

本人や家族が社会と繋がって，その人らしく生きていくための支援体制が整うという終結を目指さなければならない．

【事例3：自身の意思でサービス利用につながった夫婦】
T子さん　82歳　アルツハイマー型認知症　要介護3
Y男さん　79歳
■出ていこうとする妻を引き留める夫
　T子さんは，夫のY男さんから介護を受けている．T子さんは，既に亡くなってしまった一人息子の長男が今も生きていると思っており，夕方になると外に探しに出てしまう．近隣からも「交通事故にあうのでは？」との心配の声があがったため，困ったY男さんはT子さんの腕を強くつかんで引き戻すようになった．やがて，T子さんの両腕に内出血斑がいくつも残るようになり，近隣住民は以前よりももっと心配するようになった．
■介護保険サービスへのつなぎ
　民生委員から通報を受けた地域包括支援センターは，Y男さんとT子さんの家を訪問し，事実確認と情報収集を行った．Y男さんには，妻に介護保険サービスを導入すると，すぐに特別養護老人ホームに入れられてしまうのではないかという不安や，妻と離れて暮らすことへの不安があったため，サービス導入に消極的であったことがわかった．しかし，地域包括支援センターの訪問による説明を何度も聞くうちに，Y男さんは，家で妻を看続けていくために，介護保険サービスを利用してみようと思うようになった．
■デイサービス利用による変化
　T子さんに介護支援専門員がつき，デイサービスに週4回通うようになった．デイサービスには，子どもの人形が置いてあり，T子さんはこの人形をあやして笑顔を見せるようになった．人形をあやすことでT子さんが落ち着くということがわかったため，自宅でも人形を購入したことで，T子さんは一人で外に出て行ってしまうことがなくなった．
■男性介護者教室への参加
　T子さんがデイサービスを利用している間，Y男さんは「男性介護教室」に通って，妻の介護体験を話したり，他の参加者の体験を聞いたりするようになった．そして，妻がもし特別養護老人ホームに入所することになったとしても，面会に行ったり外出・外泊ができて，妻と自分との関係が切れるわけではないことや，自分の役割が無くなってしまうわけではないことを理解することになった．「今はまだ自分が元気だから在宅で妻を看たい．しかし，いずれは特別養護老人ホームへの入所をお願いしたい」と，Y男さんは口にするようになった．

---

② 権利擁護業務の各論

（1）高齢者虐待防止

　地域包括支援センターの権利擁護業務には，「高齢者虐待への対応」が含まれている．高齢者虐待対応については，①厚生労働省老健局「市町村・都道府県における高齢者虐待への対応と養護者支援について」（平成18年4月），②厚生労働省老健局「市町村・都道府県における高齢者虐待への対応と養護者支援について」（平成30年4月），③日本社会福祉士会編「市町村・地域包括支援センター・都道府県のための養護者による高齢者虐待対応手引き」（平成23年7月）が主にマニュアルとして使用されている．

　ここでは，「虐待の捉え方」と「大まかな対応の流れ」について述べる．「高齢者の虐待の防止，高齢者の養護者に対する支援等に関する法律」（以下「高齢者虐待防止法」）においては，高齢者虐待は，当事者それぞれの自覚を問わず判断することとしている．また，厚生労働省老健局「市町村・都道府県における高齢者虐待への対応と養護者支援について」（平成18年4月）（以下「厚生労働省マニュアル」）では，高齢者虐待を「高齢者が他者から不

適切な扱いにより権利利益を侵害される状態や，生命，健康，生活が損なわれるような状態に置かれること」と解説している．高齢者虐待の早期発見，早期対応のためには，この「不適切な扱い」の時点から「高齢者虐待」を捉えることが求められている．

このように，「不適切な扱い」の時点から，高齢者虐待を捉えることとされているのは，高齢者虐待防止法の趣旨が，高齢者の権利・利益の擁護にあり，虐待を理由とした養護者への処罰規定を持たないためである．また，「このくらいはまだ虐待とは言えないだろう」と放置すると権利侵害は拡大してしまうため，早期の段階から「虐待の芽」を捉え，大きな事件になる手前で予防的に対応すべきと考えられる．

委託型の地域包括支援センターの場合も，高齢者虐待対応は，市町村の責任にもとづいて行われるものである．このため，コアメンバー会議での虐待の有無や緊急性の判断については，市町村担当部局の管理職も含んだメンバーで行わなければならない（**図表4**）．

(2) セルフ・ネグレクトへの支援

セルフ・ネグレクトは「自己放任」という意味で，「自分で自分の世話をできなくなっている状態」を指す言葉である（**図表5**）．ただし，セルフ・ネグレクトは，高齢者虐待防止法における虐待類型（身体的虐待，介護等放棄，心理的虐待，性的虐待，経済的虐待（**図表6**））に含まれていないため，法律上の定義づけはない．

2015（平成27）年7月10日に老推発0710第2号「市町村や地域包括支援センターにおける高齢者の『セルフ・ネグレクト』および消費者被害への対応について」によって，市町村が，セルフ・ネグレクト状態にある高齢者

図表4　高齢者虐待対応の流れと必要な会議

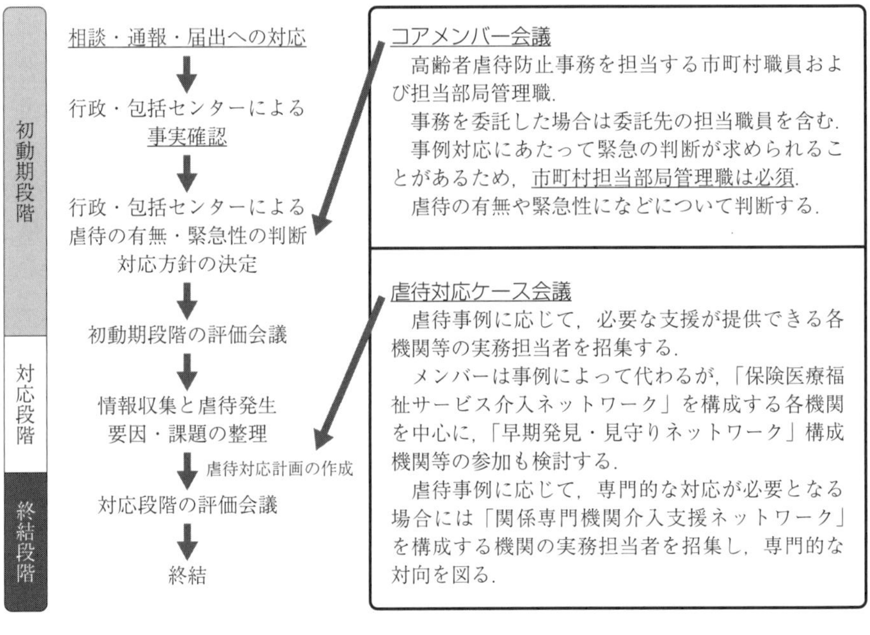

に対応できる関係部署・機関との連携構築に努めるよう示され，地域包括支援センターがその支援を行っている．

図表5 セルフ・ネグレクトの具体的な例

○ 家の前や室内にゴミが散乱した中で生活している．
○ 極端に汚れている衣類を着用したり，失禁があっても放置している．
○ 窓や壁などに穴が開いていたり，傾いている家にそのまま住み続けている．
○ 生活に必要な最低限の制度，介護，福祉サービスの利用を拒否する．
○ 重度の怪我を負っている．あるいは治療が必要な病気があるにもかかわらず，受診・治療を拒否する．
○ 当該高齢者の言動や生活，住環境により，近隣住民の生命・身体・生活・財産に影響がある．
※特に，医療や介護・福祉サービスへの拒否が強い高齢者について，孤立死のリスクが高いといわれている．

図表6 養護者による高齢者虐待の種類

i	身体的虐待：高齢者の身体に外傷が生じ，又は生じるおそれのある暴行を加えること．
ii	介護・世話の放棄・放任：高齢者を衰弱させるような著しい減食又は長時間の放置，養護者以外の同居人による虐待行為の放置など，養護を著しく怠ること．
iii	心理的虐待：高齢者に対する著しい暴言又は著しく拒絶的な対応その他の高齢者に著しい心理的外傷を与える言動を行うこと．
iv	性的虐待：高齢者にわいせつな行為をすること又は高齢者をしてわいせつな行為をさせること．
v	経済的虐待：養護者又は高齢者の親族が当該高齢者の財産を不当に処分することその他当該高齢者から不当に財産上の利益を得ること．

〈出典：厚生労働省老健局「市町村・都道府県における高齢者虐待への対応と養護者支援について」（平成30年4月）〉

セルフ・ネグレクトには，認知症，統合失調症や妄想性障害，うつ，依存症，アルコール問題，不安障害や恐怖症，強迫性障害，パーソナリティ障害等の精神・心理的な問題や，配偶者や家族の死，病気，リストラなどの喪失体験，経済的困窮，人間関係のトラブルで家族・親族・地域・近隣等から孤立しているといった，背景・因子が指摘され，本人は支援の申し出を拒否することが少なくない．

このため，地域包括支援センターは，「それまでの生活歴，疾病・障害により，自分に必要な支援を求めることができなくなった人」「これまでの生活において，他社からの支援を受けた経験がないため，その選択をすることができない人」への権利擁護の視点で関わっていくことになる．

また，何らかの疾患や障害があると思われるものの，障害福祉サービスに繋がらないまま過ごしてきた高齢者も存在する．この場合は，世話をしてきた家族が無くなり，一人での生活が難しくなったものの，他者からの支援を受けた経験がないことが多い．このために，なかなか支援を受け入れられな

い人がいる．こういった場合は，丁寧な意思決定支援が必要となる．

（3）高齢者の消費者被害防止

　高齢者は，「お金」「健康」「孤立感」という三つの不安から，消費者被害に遭いやすい状況にあると言われており，消費生活相談において，高齢者からの相談は増加し続けている．

　悪質事業者は，不安や喜びといった「感情の喚起」（身内の危機，銀行口座の使用停止のお知らせ，未公開株の入手等）を高齢者に引き起こしたうえ，「時間的切迫」（○時までに支払う必要がある）等）を与え，高齢者に誤った思い込みを正当化しやすくなる「確証バイアス」をかけて，被害を与えている（「悪質商法被害を生み出す心理的メカニズム」平成25年版消費生活白書より）．そのため，高齢者の消費者被害への対応には，与えられている「時間的切迫」に対応しうる「迅速性」が求められる．

　消費者被害への対応については，市町村・都道府県に設置されている「消費生活相談窓口」「消費生活センター」と連携して対応するが，消費生活センター等は訪問対応の機能を有していないため，**図表7**のような連携対応がされている．

（4）成年後見制度の活用

（a）成年後見制度と日常生活自立支援事業

　成年後見制度は，2009（平成12）年，契約によるサービス利用を前提とする介護保険制度の車の両輪となるべく誕生した制度である（「民法の一部を改正する法律」「任意後見契約に関する法律」）．判断能力が不十分で，生活が困難になった人の契約等の法律行為を代理し，財産管理を支援することにより，本人の権利擁護を図る制度である．

　判断能力が低下してから活用する法定後見制度と，判断能力がしっかりしている時点で，いざというときに備える任意後見制度がある．さらに，法定後見制度は，本人の判断能力の低下の程度によって「補助，保佐，後見」の三つに類型が分かれており，それぞれ補助人，保佐人，後見人には付与される権限が異なっている．

　また，成年後見制度とは別に，権利擁護を図る仕組みとして，社会福祉協議会がサービス提供している「日常生活自立支援事業」がある．これらの五つを整理すると**図表8**に示した図となるとされている．

（b）成年後見制度の活用における地域包括支援センターと中核機関の連携

　地域包括支援センターは，成年後見制度の普及啓発，利用に関する判断，申立ての支援について関わってきたが，改めて成年後見制度が「地域共生社会実現の重要な手段」であることが確認され，2016（平成28）年「成年後見制度の利用促進に関する法律」（以下「成年後見制度利用促進法」）が施行された．現在は，閣議決定された「成年後見制度利用促進基本計画」にもとづき，市町村も利用促進基本計画の立案に努めることとされている．

図表 7 判断能力の低下が疑われる等，権利擁護が必要な高齢者の消費者被害対応の流れ

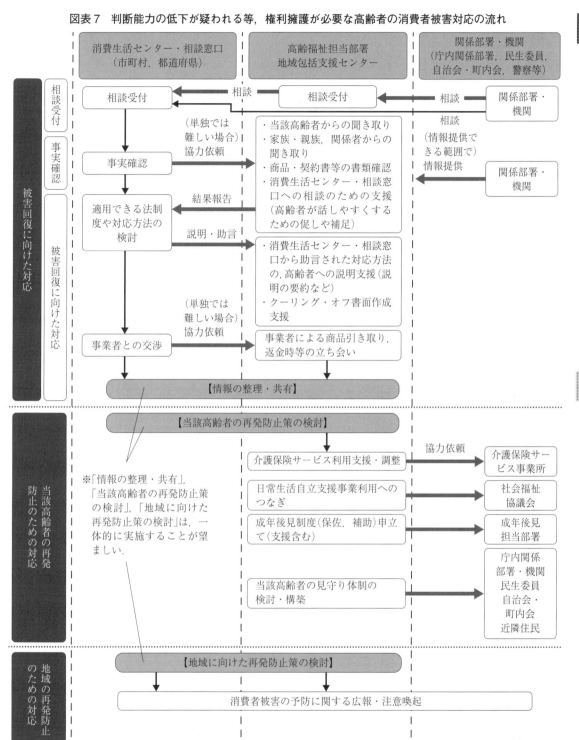

〈出典：平成 26 年度老人保健健康増進等事業「セルフ・ネグレクトや消費者被害等の犯罪被害と認知症との関連に関する調査研究事業」報告書 p. 155〉

図表 8　権利擁護システムの全体像～日常生活自立支援事業と成年後見制度の違い～

	日常生活自立支援事業（旧地域福祉権利擁護事業）	成年後見制度			
		任意後見制度	法定後見制度		
			補助	保佐	後見
概要	契約で利用するサービス　福祉サービスの利用援助、日常的な金銭管理、書類等の3種類のサービスが利用できる	判断能力の低下がないときに、予め任意後見を依頼したい人と、依頼したい内容を決めて、契約を交わしておく制度	判断能力の低下があるときに、家庭裁判所に申立てを行い、選任された成年後見人等が、契約の意思表示等ができなくても、活用することができる制度		判断能力を欠く常況にあり、一人では日常的な生活を送ることができなかったり、一人で財産管理ができなかったりする者／身上配慮義務・意思尊重義務
対象者（認知症高齢者・知的障害者・精神障害者等）	判断能力の低下があるものの、本事業のサービスの利用契約について理解できる者	契約時、判断能力の低下がなく、しっかりと自身の意思・希望を表すことができる者	判断能力が不十分で、一人で重要な財産行為を適切に行えるか不安があり、本人の利益のためには誰かに代わってもらったほうがよい者	判断能力が著しく不十分で、日常的な買い物等は一人でできるが、金銭の貸借や不動産の売買等、重要な財産行為は一人ではできない者	判断能力を欠く常況にあり、一人でできる日常生活に関する行為を除き、常に財産を管理することができない者
担い手・機関	都道府県社会福祉協議会等と契約し、市区町村社会福祉協議会がサービス提供	法律が任意に遺さないと定めている人以外で、親族、友人、専門家といった個人や法人	親族や専門職（弁護士・司法書士・社会福祉士等）、組織の他社会福祉協議会など法人格を持つ団体		成年後見人が、家庭裁判所が選任する
担い手の呼称	履行補助者として専門員、生活支援員	任意後見受効効前は任意後見受任者、発効後は、任意後見人という	補助人という	保佐人という	成年後見人という
手続（開始）	本人、関係者・機関、家族等から社会福祉協議会の窓口に申込む	本人と任意後見受任者が、公証役場に、公正証書により契約	申立てできる者（申立権者：本人、配偶者、四親等以内の親族、検察官、市町村長等）が家庭裁判所に申立てる		
同意	制度利用への本人の意思が必要	制度利用への本人の意思が必要	制度利用への本人の同意が必要	制度利用への本人の同意は不要	
開始の時点	契約締結により開始	判断能力が低下してから家庭裁判所に任意後見監督人選任申立てを行い、監督人が選任されると開始［任意後見監督人が選任されると、任意後見人の監督を開始］	家庭裁判所の審判の確定により開始		
確認・審査　診断・鑑定	「契約締結判定ガイドライン」により契約の意思確認が困難な場合、契約締結審査会で審査	契約締結時に公証人が本人と直接面接し判断能力と意思を確認（定められた基準等はない）。発効時には要診断書	申立時に診断書（家庭裁判所提出用の所定の様式）を提出／鑑定　原則不要	申立時に診断書（家庭裁判所提出用の所定の様式）を提出／鑑定　鑑定が必要な場合には、鑑定料がかかる。家庭裁判所が、必要に応じて鑑定を実施	
付与される同意権・取消権※	なし	なし	同意行為目録（一覧）のうち、本人が同意したものについて付与される		日用品の購入等日常生活に関する行為を除き、取消権が自動的に付与される
代理権限	なし（預金払い出しの限定的代理の場合がある）	任意後見契約にもとづく	代理行為目録（一覧）のうち、申立ての際に本人が同意したものについて付与される		財産に関する包括的な代理権が付与される
料金・報酬	手続き費用は不要　利用するサービスに従って定められた料金を支払う	①公証人への手数料、原案作成料他　②監督人選任申立て時に申立て費用がかかる　③任意後見契約時に任意後見人・任意後見監督人の双方に報酬が発生	申立て時に申立てに関する費用が発生（鑑定がある場合には、鑑定料がかかる）。後見人等が家庭裁判所に、報酬付与審判の申立てを行い、家庭裁判所が、報酬額を決定（監督人がついている場合には、監督人にも報酬が発生）		
本人の場所	本人の居場所は不問	在宅が基本			

※同意権・取消権について…本人が行った契約について、補助人・保佐人が同意した場合には、契約が成立、取り消した場合には、契約が無効となるという権限

（出典：（公社）あい権利擁護支援ネット作成）

図表 9　成年後見制度利用促進基本計画の概要

基本計画について

(1) 成年後見制度の利用の促進に関する法律（平成 28 年法律第 29 号）にもとづき，成年後見制度の利用促進に関する施策の総合的・計画的な推進を図るために策定．

(2) 計画の対象期間は概ね 5 年間を念頭（平成 29 年度～33 年度）

(3) 国・地方公共団体・関係団体等は，工程表を踏まえた各施策の段階的・計画的な推進に取り組む．

※市町村は国の計画を勘案して市町村計画を策定．

基本的な考え方及び目標等

(1) 今後の施策の基本的な考え方

①ノーマライゼーション（個人としての尊厳を重んじ，その尊厳にふさわしい生活を保障する）

②自己決定権の尊重（意思決定支援の重視と自発的意志の尊重）

③財産管理のみならず，身上保護も重視．

(2) 今後の施策の目標

①利用者がメリットを実感できる制度・運用へ改善を進める．

②全国どの地域においても必要な人が成年後見制度を利用できるよう，各地域において，権利擁護支援の地域連携ネットワークの構築を図る．

③後見人等による横領等の不正防止をする徹底するとともに，利用しやすさとの調和を図り，安心して成年後見制度を利用できる環境を整備する．

④成年被後見人等の権利制限に係る措置（欠格条項）を見直す．

(3) 施策の進捗状況の把握・評価等

　基本計画に盛り込まれた施策について，国においてその進捗状況を把握・評価し，目標達成のために必要な対応について検討する．

〈出典：内閣府作成，厚生労働省 Web「成年後見制度の利用の促進に関する施策等」https://www.mhlw.go.jp/file/06-Seisakujouhou-12000000-Shakaiengokyoku-Shakai/keikaku-orange.pdf」に掲載〉

　　基本計画のポイントの一つに，「権利擁護支援の地域連携ネットワーク」は，「権利擁護支援の必要な人の発見・支援」「早期の段階からの相談・対応体制の整備」「意思決定支援・身上保護を重視した貢献活動を支援する体制の構築」を目的とし，地域の法律職を含む専門職との「協議会」，その事務局を担う「中間機関」によって，本人を後見人等とともに見守り支えるチームによる支援を支えるものである．

　　これらは，地域包括支援センターの権利擁護業務や，これまで構築してきたネットワーク機能と重なる部分がある．自身が活動する地域の「利用促進基本計画」策定の状況，中核機関の設置状況や業務内容を確認し，地域包括支援センターの役割を確認しておくことが求められる（**図表 9**）．

　　今後，成年後見制度が必要な高齢者が増加することが見込まれる．地域包括支援センターは，後見人等の選任のための申立て支援はもとより，すでに後見人等がついている高齢者を支援することもある．介護支援専門員や介護サービス事業者が後見人等と連携したチーム支援ができるよう，支援していく必要がある．

3 おわりに

　権利擁護業務は，意思決定支援や権利擁護実践によって「その人らしく生きていくこと」を支えていく支援である．高齢者虐待防止法，消費者保護制度，成年後見制度等の法や制度の知識を求められる以上に，「本人の，その人らしさを感じたい，支えたい」という実践者の姿勢が重要となる．

　地域包括支援センターの職員は，しばしば「このような支え方でよかったのだろうか？」と迷い，振り返ることがあるだろう．そして，高齢者の権利擁護支援は「その人らしく亡くなっていくこと」を支えることでもあるために，不全感を持つこともあるかもしれない．

　職員は，そのモヤモヤとした思いや不全感を持ちながらも，「本人の思いを感じて支えたい」と思い続けることが，権利擁護支援の最も大切な姿勢だと思う．もし支援を振り返って，不全感しか持てないことがあるとしたら，「何ができなかったか」ではなく，「本人をどう尊重しようとしてきたか」という点検を自ら行いながら，「どう尊重できえたか」を支援者みんなで振り返ってみてほしい．

　その振り返りによって，支援している地域包括支援センター職員自身がエンパワーされ，次の実践に向き合っていけると信じている．

（川端　伸子）

○ ● 参 考 文 献 ● ○

1) 厚生労働省老健局「地域包括支援センターの設置運営について」の一部改正について（平成30年5月10日）
2) 厚生労働省「認知症の人の日常生活・社会生活における意思決定支援ガイドライン」（平成30年年6月）
3) 厚生労働省「知症の人の日常生活・社会生活における意思決定ガイドラインについて」（平成30年11月30日市町村セミナー資料　厚生労働省老健局総務課認知症施策推進室）
4) 東京都福祉保健局高齢社会対策本部在宅支援課編『高齢者虐待に向けた体制構築のために：東京都高齢者虐待対応マニュアル』，東京都福祉保健局（2006年）
5) 厚生労働省「市町村・都道府県における高齢者虐待への対応と養護者支援について」（平成18年4月）
6) 厚生労働省「市町村・都道府県における高齢者虐待への対応と養護者支援について」（平成30年4月）
7) 社団法人日本社会福祉士会編「市町村・地域包括支援センター・都道府県のための養護者による高齢者虐待対応手引き」，日本社会福祉士会（2011）
8) 厚生労働省「市町村や地域包括支援センターにおける高齢者の『セルフ・ネグレクト』及び消費者被害の対応について」，老推発0710第2号（平成27年7月10日）
9) 消費者庁「平成25年版消費生活白書」（平成25年7月）
10) 公益社団法人あい権利擁護支援ネット「セルフ・ネグレクトや消費者被害等の犯罪被害と認知症との関連に関する調査研究事業」報告書：平成26年度老人保健事業推進費等補助金老人保健健康増進等事業，あい権利擁護支援ネット，2015年

4章 地域包括支援センターによる「包括的・継続的ケアマネジメント支援」実践

本章では，地域地域包括支援センターの業務の一つである包括的・継続的ケアマネジメント支援業務における「個別支援」と「環境整備」について，紹介したい．

【地域包括支援センターの設置運営について（抜粋）】

包括的・継続的ケアマネジメント支援業務は，高齢者が住み慣れた地域で暮らし続けることができるよう，介護支援専門員，主治医，地域の関係機関等の連携，在宅と施設の連携など，地域において，多職種相互の協働等により連携するとともに，介護予防ケアマネジメント，指定介護予防支援および介護給付におけるケアマネジメントとの相互の連携を図ることにより，個々の高齢者の状況や変化に応じた包括的・継続的なケアマネジメントを実現するため，地域における連携・協働の体制づくりや個々の介護支援専門員に対する支援等を行うものである（介護保険法第115条の45第2項第3号）．

業務内容としては，……（中略）……「地域ケア会議」等を通じた自立支援に資するケアマネジメントの支援，包括的・継続的なケア体制の構築，地域における介護支援専門員のネットワークの構築・活用，介護支援専門員に対する日常的個別指導・相談，地域の介護支援専門員が抱える支援困難事例等への指導・助言を行うものである．……（中略）……介護支援専門員への直接的な支援のみならず，住民や介護サービス事業者など，地域の主体全体を対象とした適切なケアマネジメントのための啓発等の働きかけが重要である．

（2006年10月18日施行，一部改正2018年5月10日）

---

1 はじめに

地域包括支援センターの包括的・継続的ケアマネジメント支援業務は，「介護保険法」および「地域包括支援センターの設置運営について」（課長通知）に位置付けられている．2006（平成18）年以来，全国の地域包括支援センターで創意工夫の取組みがなされてきている．しかし，この業務名があまりにも抽象的であり，かつ単独の地域包括支援センターでは取り組めないようなこともあるため，業務としてわかりやすい「個別の介護支援専門員支援」に偏って実施されてきた感がある．もちろん支援困難事例等の個別支援場面における介護支援専門員への指導・支援は大変重要な役割である．しかし，個別事例への対応だけでは，たとえば支援を困難にさせている環境的な要因は除去されず，他の事例においても同様の支援困難性を生み出してしまうというサイクルは改善されない．

2016（平成28）年12月9日に発表された社会保障審議会介護保険部会による「介護保険制度の見直しに関する意見」では，"地域包括支援センターの強化"として，次のように記された．

> 　高齢者の自立支援・介護予防を推進するためには，地域においてケアマネジメントが適切に機能する必要があり，地域包括支援センターの業務の一つとしてケアマネジメント支援が位置づけられている．実際の支援の中心はケアマネジャーへの直接的支援となっているが，地域における適切なケアマネジメント環境を整備するためには，住民やサービス事業所を対象とした取組みも必要である．……（中略）……このため，地域包括支援センターが行うケアマネジメント支援について，ケアマネジャー個人への支援から，地域の住民やサービス事業所等を含めた『地域全体をターゲットとする支援』へ拡大するとともに，国においてケアマネジメント支援の全体像の整理を行い，業務のプロセスや取組み事項等を具体化・明確化することが適当である．

　介護支援専門員への直接的個別支援にとどまらず，その個別支援を通して改善すべき環境的要因を導き出し，環境を改善させることも地域包括支援センターに求められているのである．

　この審議会意見を受け，厚労省老健局振興課（当時）は，2017（平成29）年度老人保健事業推進等補助金老人保健健康増進等事業で，日本能率協会総合研究所を事務局に「地域包括支援センターが行う『包括的・継続的ケアマネジメント支援業務』における環境整備の取組みに関する実践マニュアル」を作成した．この実践マニュアルでは，包括的・継続的ケアマネジメント支援業務のうち，特に「環境整備」に焦点を当て，地域包括支援センターが包括的・継続的ケアマネジメント環境を整えていくプロセスを丁寧に説明している．実践マニュアル作成メンバーの一人として，筆者自身の実践を素材に使用しながら後に紹介していくこととする．

2　「包括的」と「継続的」の意味

　2003（平成15）年6月に発信された「2015年の高齢者介護～高齢者の尊厳を支えるケアの確立に向けて～」（高齢者介護研究会報告書）の本文中においては，「要介護高齢者の生活をできる限り継続して支えるためには，個々の高齢者の状況やその変化に応じて，介護サービスを中核に，医療サービスをはじめとするさまざまな支援が継続的かつ包括的に提供される仕組みが必要」と記されている．また，同報告書の概念図のなかには，介護保険制度の利用を中心としながらも「包括的な支援の提供」と「継続的な支援の提供」の両輪が不可欠であると書かれている．

（1）「包括的な支援」とは

　介護，医療，保健，福祉だけの支援で生活が成り立つ人はだれもいない．家族や近隣との関係，余暇活動，安心安全な住居など介護保険外のさまざまな社会的支援を必要としている．支援を必要としている人を単に介護保険サービスの利用者として見るのではなく，「生活者」として捉え，多職種協働・住民参加を含めた支援という意味で「包括的」と言ったのである．この「包括的」のなかには，統合ケア（integrated care）という意味も含まれている．言い換えれば「利用者から見た一体的支援（バラバラではない支援）」

である．世界保健機構（WHO）は，「統合は，サービスへのアクセス，質，
利用者満足度，サービスの効率を改善する方法」と定義している．地域包括
ケアの中核となる考え方といえる．

(2)「継続的な支援」とは

　仮に入退院を繰り返しても，つまり，介護保険制度と医療保険制度を交互
に使用しても，状態の変化に対応した継続的なサービス提供が必要という意
味で「継続的」という言葉が使われた．人口減少・少子高齢化が進むなか
で，今後は人生の最終段階を在宅で過ごす高齢者が増えてくる．住まいは在
宅で時々入院，という生活を支えるために多職種連携による継続的な支援が
必要であると発信したのである．つまり「継続的」とは居場所や利用制度
サービスが変わろうともシームレスに支援することと理解することができ
る．

３　包括的・継続的ケアマネジメントの「個別ケアマネジメント支援」

　包括的・継続的ケアマネジメント支援業務のなかの「個別ケアマネジメン
ト支援」業務を展開する場合には，地域包括支援センターには四つのサポー

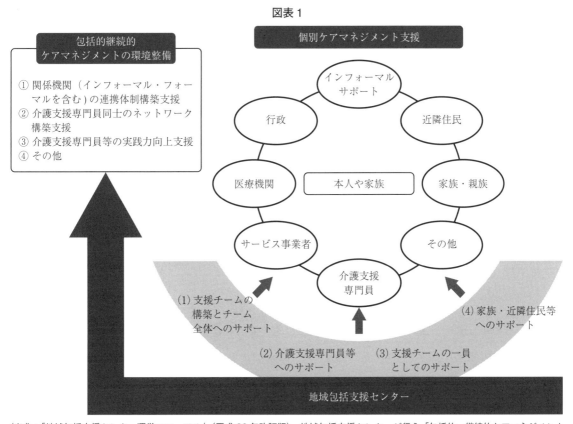

図表1

〈出典：「地域包括支援センター運営マニュアル」（平成30年改訂版），地域包括支援センターが行う「包括的・継続的ケアマネジメント
支援業務」における環境整備の取組みに関する実践マニュアル〉

トをするためのポジション（立ち位置・役割）が示されている（**図表** 1）.

（1）支援チームの構築とチーム全体へのサポート

たとえば，自立した生活を送っていた高齢者が脳梗塞で入院したとする．退院に向けて在宅で介護サービスの利用が必要になり，地域包括支援センターへ支援依頼が入った場合，その高齢者にとって最初の支援チームを構築することになる．依頼を受けた地域包括支援センターは入院中に病院と連携して要介護認定の申請を支援し，そして介護支援専門員を探し，……と繋がっていく．これが支援チームを構築することを目的とした地域包括支援センターの役割となる．支援チームが順調に構築されて介護支援専門員を中心とした支援が開始されれば地域包括支援センターの役割は終結となる．また，支援チームは構築されているが，支援方針が統一されておらず，バラバラな支援が行われている場合などもチーム全体をサポートする役割が求められる．いずれにしてもこの役割が期待される場合には，地域包括支援センターは継続的に支援チームの一員となるわけではないので，短期間で終結することを前提としたかかわりが必要になる．地域包括支援センターが張り切りすぎて，いつしか介護支援専門員の存在感が薄れ，他の支援メンバーが地域包括支援センターを頼るようになってきてしまっては，地域包括支援センターは結果として支援チームの輪を乱すことにもなることも忘れてはいけない．

（2）介護支援専門員等へのサポート

これが一番わかりやすく，全国の地域包括支援センターが積極的に取り組んでいる役割だと思われる．ここで注意しておきたいのは介護支援専門員に「等」がついている点である．「地域包括支援センター運営マニュアル」には，次のように記されている.

　包括的・継続的ケアマネジメントは，介護支援専門員が中心となり，サービス事業者を含む支援チーム全体で行うものです．……（中略）……地域包括支援センターが支援する対象として介護支援専門員に限定せず，「介護支援専門員等」と表記しています.

地域包括支援センターへの協力依頼は，必ずしも介護支援専門員からばかりではない．介護支援専門員が問題意識を持っていないために支援方針が見直されず，困ったサービス事業者から地域包括支援センターへ調整の協力依頼が入ることもある．いずれにしても地域包括支援センターは，誰のサポートで関わるのか，ポジショニングを意識した関わりをすることが必要となる.

介護支援専門員へのサポート場面におけるポジショニングのチェック方法
　サービス担当者会議などの会議の際に，筆者は他の参加者の視線を確認している．参加者の視線が会議を進行する介護支援専門員ではなく，サポートに

入った地域包括支援センターの職員に集まっていないだろうか．このような場合は，結果として介護支援専門員を中心とした支援体制を壊しているかもしれない．介護支援専門員のサポート役の地域包括支援センターの職員は，介護支援専門員を中心としたチームづくりに努めなければならない．関係者にどう思われているか，自身のポジションをこんな場面でも確認することができる．

（3）支援チームの一員としてのサポート

たとえば，要介護高齢者が複雑で多様な生活課題を抱える家庭で暮らしている場合，介護支援専門員はその高齢者の専任担当者として家族との関係を考慮しながら支援をしていくことになる．当然家庭内のすべての生活課題を介護支援専門員一人で対応することは難しい．たとえば，家族への支援担当として，地域包括支援センターの職員が支援チームの一員になることがある．しかし，地域包括支援センターの職員が週間計画等に位置付けられるような継続的で定期的な支援者になることは想定できない．どこかのタイミングで適切で継続的な支援者に繋げることを見定める必要がある．また，そうした地域包括支援センターの役割の移行について，支援チームの他のメンバーと事前に合意しておくことが必要になる．

（4）家族・近隣住民等へのサポート

認知症で一人暮らしの高齢者であり，最近，近所との付き合いもなくなり，家の周りはゴミで散らかり，草が伸び，うっそうとしている．近隣住民から地域包括支援センターに支援要請が入ったという事例があるとする．地域包括支援センターは民生委員と協力して訪問し，本人との関係づくりをしながら支援の糸口を探る．地域包括支援センターに相談をしてきた近隣住民は，その高齢者を心配しつつも，ボヤでも起こされたらと自身も不安でならない．本人のためと言いつつ，施設入所を進めてほしいと言ってきた．このような事例の場合には，近隣住民の不安への対応が重要となる．不安が重なると結果として，その高齢者を地域から"排除"しようという動きにも繋がってしまうからだ．介護支援専門員は利用者である高齢者への支援を進め，地域包括支援センターは近隣への可能な範囲での報告や不安への手当などを行うという役割を担うことがある．地域包括支援センターが近隣住民へのサポートを担うことで，今後，同じ地域で支援が必要になった人が発生した場合にも在宅生活への理解や，自分自身もこの地域で住み続けられることへの希望にも繋がる可能性があることを念頭に置いてこの役割を果たすとよいと考えている．

以上，包括的・継続的ケアマネジメントにおける「個別ケアマネジメント支援」での地域包括支援センターの四つのポジション（立ち位置・役割）について述べてきた．ここで重要になるのは，個々の支援場面において，他の支援者や本人から地域包括支援センターはどんな役割を求められているか（ニーズ）を把握しておくことである．ニーズの見立てを間違えれば，結果として地域包括支援センターは連携支援を阻害してしまう危険性もあること

を理解しておく必要がある.

　地域包括支援センター職員であれば,一度は「とりあえず来て」といわれた経験があるのではないだろうか.私は以前,市内の在宅介護支援センター経験のある大先輩から「相談されたからといってすぐに行ってはだめだ」と言われ,戸惑ったことがある.それまでは,即応性・機動性こそソーシャルワーカーの価値であると信じていたからである.しかし,その大先輩曰く,「相談をしてきた介護支援専門員がその事例をどう見ているのか,支援センターに何を求めているのか,が想定できないと,支援は失敗する」と言われた.いわゆる,支援困難に陥っている事例は複雑多様な課題をもっている.虐待など利用者側に困難となっている要因がある場合と,支援者が未熟ゆえに困難にしてしまっている場合がある.仮に相談してきた介護支援専門員自身のアセスメントや支援方法に問題があって支援を困難にしているのであれば,その介護支援専門員がその利用者をどう見立てているか,考えているかを知り,そのうえで訪問などをして地域包括支援センターによるアセスメント結果と照らし合わせることで困難にしている原因を発見することができる.

　また,この時点で支援の登場人物を増やすことがマイナスの影響を発生させないかという視点も必要となる.そのあたりを見極めず,"とりあえず"対象の高齢者に会ってしまい,いつのまにか高齢者からも介護支援専門員からも代替手段としての役割を求められ,地域包括支援センターが考えるポジションと期待される役割にズレが生じてしまうことがある.

　介護支援専門員等に対する個別ケアマネジメント支援を行う際には,ケアマネジメントプロセスに沿って状況や介護支援専門員等の認識等を事前にアセスメントして,取組みをスタートすることが重要である.

4 包括的・継続的ケアマネジメント支援業務における「環境整備」

　包括的・継続的ケアマネジメント実践のための環境整備に取り組む際には,適切な手順が必要となる.その手順はケアマネジメントプロセスと同様であり,PDCAサイクルが必須となる.2017(平成29)年度に厚労省老人保健健康増進事業で作成した,地域包括支援センターが行う環境整備の取組みに関する「実践マニュアル」では,環境整備を行う際のPDCAサイクルを六つのステップで紹介している.この図では,一つひとつの事例から把握された問題等を,解決のための環境整備へステップを進めることで,円状の矢印が徐々に太くなってきている.これは,個別事例(点の支援)の積み上げからステップを経て地域展開(面の支援)へと繋がり,その取組みが今後の個別事例へ好影響として繋がっていくというサイクルを表している.

　以下,それぞれのステップについて,Ⅱ編5章で紹介する川崎市川崎区における「川崎区機関連携会議」[注1]の立上げから運営に至る実践事例を使って

注1:「川崎区機関連携会議」とは,区内で活動する児童,障害,高齢,困窮,外国人等の支援者や医療,行政等の専門機関職員が,毎月1回事例検討などを行うネットワークの会議である.

図表2　包括的・継続的ケアマネジメント支援の環境整備手順

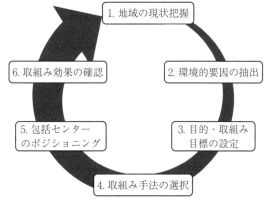

〈出典：「地域包括支援センター運営マニュアル」（平成30年改訂版），地域包括支援センターが行う「包括的・継続的ケアマネジメント支援業務」における環境整備の取組みに関する実践マニュアル〉

解説する．

（1）ステップ1：地域の現状把握

　まずは，地域の現状を把握することから始まる．人口減少・少子高齢化は市民の暮らしにさまざまな影響を及ぼしている．大都市部は人口減少の速度はまだ比較的緩やかで，高齢者数は増加すると推計されているが，地方都市や町村部においては，すでに高齢者人口の増加は止まるか減少段階に入っているところもある．地域によって状況は異なるのである．

　筆者が働く川崎市では，2030年までは人口増加が続き，以降減少に転じると推計されている．市内に七つある行政区によってもその状況はさまざまである．京浜工業地帯を有し，外国人も多い川崎区，農家も多く緑豊かな麻生区とでは住民層や意識も異なるのである．さらにいえば，平均20万人が住む一つの区内でも暮らしを取り巻く環境は大きく異なる．人口減少・少子高齢化や町の歴史的背景，転入転出状況など，「地域特有の状況が，人々の暮らしにどのような影響を及ぼしているのか」「どんな問題が発生しているのか」「なぜ地域生活の継続が困難になっているのか」「暮らしにくさ，生きづらさを抱えている人とはどんな人でどんな生活を送っているのか」などを把握する必要がある．

●質的把握と量的把握

　しかし，地域包括支援センターが行う現状把握は，何もない白紙の状態から始まるものではない．日頃の相談業務や地域ケア会議の検討内容，地域住民や支援機関から寄せられる相談やつぶやきから得られた「地域にこんな問題があるのではないか」という気づきや仮説があるはずである．こうした問題意識や仮説を持って地域を見て，そして統計情報等を重ね合わせることにより，焦点を絞り，効果的・効率的に現状把握を行うと良い．このときには，ネガティブな「問題」だけはなく，地域が持つ「力」についても意識して把握していくことが大切となる．その力が問題を解決させる手段になりえ

るかも知れないからである.

　このように, 現状把握においては, 質的データと量的データの両方を互い
に補完しあうように活用することが大切である. 地域包括支援センターは質
的データの収集が得意である. 対してほとんどの量的データは行政にある.
この両者が持つデータを統合・整理し, 地域包括ケア推進状況や, 推進を阻
害している地域の問題, 地域の力などを把握していくことが重要となる.

【事例】川崎市・川崎区での取組み例【気づき〜現状把握】
　〜制度を超えた連携支援が進まない〜

　川崎市川崎区 (人口約 23 万人) には, 児童, 障害, 高齢者介護, 外国人, 生活困窮などの複数の制度利用が必要な複雑多様な生活課題を持つ家庭が多く存在する. 筆者の元には「知的障害者の親が認知症になった」「認知症高齢者の主介護者は不登校の中学生」「高齢者虐待と障害者虐待が同じ家庭内で起きている」などの相談やつぶやきが寄せられていた. そこで区内の福祉, 医療等の関係機関に聴き取りを行ったところ, 多くの機関の支援者も類似事例に出会っており, 制度を超えた機関の連携が進まないという問題と認識を持っていることが明らかになった. 行政統計からも知的障害者, 精神障害者が増加しており, 同時に障害者の高齢化や障害者の親の世代の高齢化も進んでいることがわかり, 筆者の気づきを裏付けることになったのである.

　同じ家庭内で複数の制度を利用する際の制度を超えた連携支援がスムーズに進まず, 家庭内の支援がバラバラであるという問題が区内全体の問題であることがわかった.

---

(2) ステップ2：環境的要因の抽出

　地域包括ケアの推進を阻害する地域の問題などの背景は, 多くの場合一つ
ではなく, 複数の要因が存在していることが多い. たとえば引きこもりの高
齢者が多いという問題が明らかになった地域があったとしよう. 引きこもり
は, 他者との交流や運動機会の減少などにより心身の機能を低下させてしま
う危険性がある. 地域全体の引きこもり傾向を解消させるための方策を考え
るためには, 引きこもりに繋がったさまざまな背景を整理しておく必要があ
る. まずは,「足が痛いなどの歩行機能が低下している」「意欲がない」と
いった個人に起因する要因がある. この個人要因に対しては, 個別支援のな
かで対応していくことになる. しかし, 個人や事業所単位での努力や工夫だ
けでは対処しきれず, より広範囲に渡る仕組みや連携体制によって変化させ
ることができるものもある. それがここでいう「環境的要因」であり, そう
した環境的要因に働きかける支援を包括的・継続的ケアマネジメントの環境
整備という. たとえば, 地域課題としての「引きこもり」についていえば,
前述した個人要因以外に, 急坂, 歩道は自転車が多くて危険, バス等の交通
機関がない, 用事がない, 外出支援サービスがないなどの環境的な要因を抽
出するのがこの段階となる.

【事例】川崎市・川崎区での取組み例【環境要因の抽出】
　制度を超えた連携支援ができない事例が発生している原因を分析して見ると,
　①制度の違い（制度間格差）
　②支援者の縦割り意識の壁

---

③他制度や機関の機能の理解不足
④個人情報の取扱いが不安
⑤連携方法がよくわからない
⑥そもそも制度間連携の必要性を感じていない
などが考えられた.
　①④は実務者同士だけで解決できるものではないが，②③⑤については相互に理解し合う場や機会がないことが原因と考えられた．⑥には必要性を気づいていないだけの人と制度を超えた連携を拒む従事者もいるのではないかと考えられた．これらの環境要因のなかからまずは実務者有志だけで取り組める対策を考えて行くこととした.

（3）ステップ３：目的・取組み目標の設定

　抽出された環境要因について，地域包括支援センターとして環境整備に取り組むテーマを明らかにする段階である．この取組みによって何を実現しようとするのかを明確にしておくことが重要となる．たくさんの問題，たくさんの要因からは取り組むべきテーマも多数となることが多い．しかし，忙しい地域包括支援センターとしてはすべてのテーマに取り組むことは不可能である．そこで地域包括支援センターは優先順位を設定することになる．特に最初の段階では，筆者は三つの基準で取組みの優先順位を設定するようにしている．

　一つ目は，「緊急度」である．事件や事故の多発や期限が迫っていることなどである．地域全体にとっての緊急性があれば取組みへの合意が得やすいといえる．

　二つ目は，「関心度」である．地域住民や関係者の関心度が高いテーマである．地域ケア会議や研修会等で最も盛り上がるテーマは関心度が高いと考えられる．たとえば，地域にとって大切な認知症をテーマに取組みを始めようとしたとしよう．しかし，日本のどこかで大きな災害が起きれば関心は一気に認知症から離れ，防災へと向かうことがある．そんなときは，関心が高まった防災を優先させ，そのなかで災害弱者としての認知症高齢者への支援を考えるなどの工夫が必要となる．

　三つ目には，「比較的，短期間で効果が現れること」である．「誰もが住み慣れた地域で暮らし続けられる」ということは地域包括ケアシステム構築にあたっての重要な理念である．当然，包括的・継続的ケアマネジメントもこの理念に向かって取り組むことになる．しかし，個別の取組みを行う際にはもう少し地域生活や住民の普通の暮らしに関連した実感がともなう目標でなければ，取組みに参加する動機付けには繋がりにくい．また，次の目標に向かうためにもまずは効果を実感する体験を共有することが必要になる．そのためにも，比較的短期間で効果が現れるであろうことを短期目標に設定することが有効と考えている．

　以上，取組みの優先順位を見出す三つの視点は，要は最初の一歩をどう合意できるかを重要視しているということがご理解いただけたと思う．この時点での同意が今後の取組みへの同意へ繋がり，目標へ向かっていくステップとなる．途中で参画者が減った場合などは，このステップを点検してみるこ

とをお勧めする.

　長期目標を明確にしたうえで短期目標を一つずつ積み上げていく. 目標を明確にしないまま「まずは顔合わせだけ」や「顔の見える関係を」という集まりが存在するが, 目標を持たず合意の弱い取組みは, かえって地域からの信用を失墜させる危険性があることを理解しておかなければならない.

【事例】川崎市・川崎区での取組み例【目的・取組み目標の設定】
　制度を超えた機関連携が十分ではないことで支援に悪影響を及ぼしているという認識と危機感を持ったメンバーでまずは話し合いを行った. 最初のコアメンバーは, 筆者と上司に加え, 地域包括支援センター, 特別養護老人ホーム施設長, 障害者基幹相談支援センター, 病院地域連携室課長. 最終的には, 制度を超えた機関が公式の場で連携体制を考える場を持つことが必要という意見が多数を占めたが, 現状では問題認識に差があり, 今の時点で正式にシステム化することに行政の賛同は得られないだろうということになった. まずは事例を積み上げていき, 効果を発信し, 賛同の輪を拡大するなかで正式な会議へと展開しようということで目標を設定し, 合意した.

---

(4) ステップ4：取組み手法の選択

　さまざまな地域の問題を解決するためには, たくさんの方法がある. 研修会, 意見交換会, 会議, 連携ルールの構築とツール作成などである. 当然「地域ケア会議」も問題解決のために有効な方法の一つといえる. ステップ3 で設定した目的・目標を実現するために適した手法を選択することになる. ここでいう手法とは, ①なぜ（Why）, ②何を（What）, ③誰が（Who）, ④いつ（When）, ⑤どこで（Where）, ⑥どのような方法で（How）, ⑦経費はいくらで（How much）の5W2Hを指す.

　地域の強み, 特性を活かした手法を選択するためにも, 地域の既存の取組みや現状を踏まえて実現可能な手法を選択し, 合意する必要がある.

【事例】川崎市・川崎区での取組み例【取組み手法の選択】
　現状では区内全域の取組みにはできないと判断し, かつ所属組織内で業務として関わることへの了解が得られないメンバーもいたことから, まず平日の夜間に自主参加の集まりとしてスタートすることとした. あるべき論を話し合う場ではなく, 常に制度を超えた連携支援が必要な事例を真ん中に置いて, 川崎区内での実際の連携支援をシミュレーションし, 活かしていく場とした. 運営の負担を最小限にするため, 会費は会場費用として毎回100円, 参加人数は会議室のキャパシティの範囲内とし, 当面は勉強目的など受動的参加動機の人は入れず, 自ら連携課題に取り組んでいくメンバーだけとした.

---

(5) ステップ5：地域包括支援センターのポジショニング

　包括的・継続的ケアマネジメントの環境整備は地域包括支援センターだけが取り組むものではない. 介護支援専門員連絡会が主体的に取り組むものや, 当然行政が責任を持って取り組む必要があるものもある. もちろん地域住民の主体性は最も大切にしなければいけない. これらが協力し合って取り組むこともある. 地域包括支援センターには, どこまで取組みを主導するかを考え, 協働体制のマネジメントを行い, 環境整備に取り組むことが求めら

れている.

　また，協働体制や取組みの段階に応じて，地域包括支援センターはポジションを柔軟に変えていくことも必要となる.

【事例】川崎市・川崎区での取組み例【地域包括支援センターのポジショニング】
　当初会の運営は，筆者（各種障害者支援の事業所を統括）と上司が行っていたが，問題意識を共有したコアメンバーのなかの地域包括支援センターと障害者相談支援センター，そして筆者が所属する法人が設置した「家庭支援センター」注2も加わり，三つの支援センターが共同事務局となることで安定運営へシフトした. 地域包括支援センターは，共同事務局の一翼を担う役割となり，事例提供，司会進行等を順番に担っている. ちなみに会場の確保は，参加メンバーの一人である通所療養介護・訪問看護ステーションの管理者が担っており，参加者全体が事務局だけに依存しない運営を心がけてくれている.

---

(6) ステップ 6：取組み効果の確認

　実際に取組みを実施した後には，事前に設定した時期に，設定した目標について，取組みの効果を確認することが大切となる. 出発点となった現状や問題認識を振り返り，現在の達成状況の確認，今後の取組み課題を明確にする. それが PDCA サイクルとなり次の取組みへと繋がっていくことになる.

　数値等で示される指標を定めている場合には数値で効果を確認し，専門職や地域住民の意識の変化や効果の実感などを確認することも重要となる. ステップ1 の「地域の現状把握」でも記したように，ここでも「質的」「量的」の両面から評価することが大切となる. 関係者間で評価を共有し，個々の実感を取組み全体の評価に繋げていくことが重要となる.

　会議や研修会といった手法を選択した場合に，「いつのまにかマンネリ化してきた」，「参加者が少しずつ減ってきた」，「会議や研修会の企画が負担でならない」などということはないだろうか. その場合には，会の運営自体に問題がある可能性がある. そんなときは今まで述べてきた六つのステップに立ち戻って点検をしてもらいたい. 筆者は自主的な会や会議の運営の振り返りを常に三つの視点で行っている.

　一つ目は，「参加者が問題認識を共有できているか」である. 何のために集まっているのか，今その目標に向かっているのかという目的や目標が共有されているか，である.「上司に言われたから参加している」「参加する必要性を感じていない」などという参加者が増え始めたら自然と会は形骸化し，参加者は減少していく. 目的・目標の再点検と取組み方法や運営の合意を再度または定期的に確認していく必要がある.

　二つ目は，「安心感」である. この会に参加することでネットワークが生まれ，参加者同士が助け合えるという安心感を持てているかということである. また，事例を提出しても，意見を言っても他者から責められることがないという安心感も含まれる. どんなに大切な取組みでも，自身の安全が保障されない場に参画することはできなくなってしまう.

　三つ目は，「効果の実感」である. どんなに小さくても，また，いまだ当

注2：こども・障害者・高齢者の相談をタテ割らず，包括的に受付ける相談支援機関として開設した.

初の目的までたどり着いていなくても，この取組みに参加してよかったという効果の実感を積み上げることができていることが重要となる．地域包括支援センターは，小さな効果を見逃さず，速やかに全体で共有することで，気づいていなかったメンバーにも効果を実感してもらう運営が大切である．

【事例】川崎市・川崎区での取組み例【取組み効果の確認】

　　毎月の事例検討会を開始して1年が経過した頃，メンバーで振り返りを行った．その際，この会の成果を区民とも共有することが必要であるという話になった．そこで区民向けセミナー「助けてと言える川崎区に」を開催し，多くの区民・関係機関と意識を共有する機会となった．毎月の事例検討会の参加メンバーも行政からは区役所だけでなく，更生相談所等の専門職も参加し，その他精神科医，外国人支援機関，介護支援専門員と多岐に渡るようになってきた．事例検討はますます実践的となり，支援から漏れている事例が浮き彫りになったり，翌日からの連携支援に直接効果を発揮する事例も多くなってきた．

　　また，メンバーの拡大により個人情報の取扱いに不安を覚える声もあがったため，再度ルール化し，徹底することになった．

　　しかし，区内の関係機関すべてが会の成果を共有できているわけではない．会の運営方針を貫きながら，区内全体の制度を超えた連携関係の構築に取り組むことを次の目標としている．

　繰り返しになるが，この手順はケアマネジメントプロセスと同じである．インテークから情報収集・課題分析を行うアセスメントを経て，すべての支援は始まる．アセスメントによりニーズが抽出されていなければ，長期・短期の目標は立てられない．目標がたてられなければ適切なサービス提供に繋がるはずがないのである．しかし，環境整備について現状はどうであろうか．研修会・会議を開催することを先に決め，その都度テーマ設定に苦慮していないか，決めたテーマは地域の現状に則したものになっているであろうか．もちろん地域包括支援センターの業務仕様書には，開催回数などが定められていることと思う．

　しかし，回数をこなすことが優先してしまうとマネジメントプロセスが壊れてしまうことを理解しておかなければならない．上記のステップを市町村と共有することができれば，次年度のテーマや会議回数などが事業計画として合意できるのではないだろうか．また，地域ケア会議の開催がないということもありえないのではないかと思うが，いかがであろうか．

　地域包括支援センターがこの六つのプロセスを理解し，その都度合意を積み上げていくことで，誰もが暮らしやすい地域づくりに繋がっていくことを期待している．

（中澤　伸）

○ ● 参 考 文 献 ● ○

1)「地域包括支援センターが行う『包括的・継続的ケアマネジメント支援業務』における環境整備の取組みに関する実践マニュアル」（平成29年度厚労省老健事業）
2) 2003年（平成15年）6月に発信された「2015年の高齢者介護〜高齢者の尊厳を支えるケアの確立に向けて〜」（高齢者介護研究会報告書）
3)「地域包括支援センター運営マニュアル」（平成30年5月長寿社会開発センター）
4)「介護保険制度の見直しに関する意見」（平成28年12月9日社会保障審議会介護保険部会）

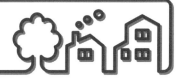

5章 地域包括支援センターによる「地域ケア会議」実践

1 はじめに

(1)「地域ケア会議[注1]」をめぐる現状

「地域ケア会議」という言葉が，さまざまな場面でさまざまな人から聞かれるようになった．これは一部の専門家が使う専門用語が，広く市民権を得た言葉となったということだろうか．そう捉えると，地域包括支援センターの実務者としてはうれしい限りであり，それだけ「地域ケア会議」に関心や期待が寄せられている証ともいえる．しかしながら，「地域ケア会議」という言葉が使われるとき，しばしば混乱が生じ，現実はそう楽観視できない状況もある．

以下，「地域ケア会議」という言葉のイメージを表した実際の声を一部紹介する．なお，これらの声は，筆者が複数の都道府県の地域包括支援センターの実務者向けの研修に伺った際に，「地域ケア会議と聞いてイメージするもの」と問いかけたときの受講生の返答である．

（地域ケア会議と聞いてイメージするもの～実際の声の一部～）
・市町村におけるケアプラン検証会議[注2]
・リハビリテーション専門職等が介護支援専門員に助言する専門家会議
・介護支援専門員同士で事例検討を行うピアグループスーパービジョンの場
・支援困難事例を多職種で検討する事例検討会
・本人と家族，近隣住民，専門職が一堂に会するネットワーク構築の場
・地域住民が集まって地域課題について話し合う座談会や懇談会
・医療・介護の関係者が顔の見える関係をつくる勉強会やネットワーク会議
・生活支援コーディネーターや協議体とともに行う資源開発に関する検討会
・地域包括支援センターと行政，関係機関と各種政策の打合せ会
・市町村の代表者レベルを招集する行政計画策定会議

実際の声からは，「地域ケア会議」という言葉がもつイメージがこれだけ多様化しているということが伝わってくる．しかもやっかいなことに，このなかのどれが「地域ケア会議」を表すイメージとして正解かと問われれば，すべてが正解となる．これらのイメージは，いずれも各地で行われている地域ケア会議の実態であり，なおかつ地域ケア会議が本来持ち合わせている目的や機能を表している．

(2)「地域ケア会議」がさまざまな形で理解される背景

地域ケア会議がさまざまな形で理解される背景として，①地域ケア会議の目的と機能の多様性，②地域ケア会議を構成する複数の会議が連動性，③地域ケア会議の運営に影響を及ぼす地域特性がある．
① 地域ケア会議の目的と機能の多様性については，そこで取り扱われるテーマや目的および課題が，個別の支援に関するものから地域の課題，政

注1：地域ケア会議は，98.5％の市町村（市町村，地域包括支援センター含む）で開催されている（令和元年度地域包括支援センター運営状況調査（厚生労働省老健局振興課））．

注2：2018（平成30）年10月以降，一定基準以上の訪問介護における生活援助中心型サービスを位置づけたケアプランについては，市町村への届出を義務付け，地域ケア会議の開催等により検討を行うこととされた（平成30年厚生労働省告示第218号）．

策まで実に幅広いことに帰因する.

② そうすると，地域ケア会議は，一つの会議で完結することは難しく，いくつかの会議が組み合わさり，連動することとなる．地域ケア会議は，会議体や会議体系と表されることがある．つまり，個々の会議同士の繋がりや全体を俯瞰したデザインが必要になり，必然的に，そこに関わる人や組織も多様になる.

③ また，地域ケア会議は，文字通り「地域」で行う会議である．そのため，地域そのものが持つ歴史や文化，風土等に影響を受ける．A市の会議をB市がそのままコピーしてもうまくはいかない．運営に当たり地域特性を反映していくことは，地域ケア会議が自分たちの地域にとって役立つものとして受け入れられるかどうかの鍵も握っている.

こうした背景をもつ「地域ケア会議」を有意義なものにしていくために，その実務にあたる者には，地域ケア会議の基本的な考え方を理解したうえで，運営に携わっていくことが求められる.

(3) 本章の組立て

本章では，地域ケア会議を活用した実践に向けて，まず**2**で「地域ケア会議運営マニュアル」等[注3]を踏まえ，地域ケア会議の基本的な考え方と運用に繋がるポイントをまとめていく.

また，**3**以降では，より実践的な理解を深めるため，実例として，筆者が所属する金沢市地域包括支援センターとびうめでの取組みを紹介する．具体的には，金沢市の地域ケア会議の全体像を示したうえで，地域ケア会議の特徴や運営面での工夫を中心にまとめる.

ある地域のある地域包括支援センターの実践を見聞きするにあたり，自分たちの地域ではどのような展開となっているかと，自らの地域での取組みに引き寄せて読んでいただきたい.

注3：地域ケア会議の基本的な考え方と運用の理解するうえでスタンダードとされる資料の一つである（2013年3月一般財団法人長寿社会開発センター発行）.

2 地域ケア会議の基本的な考え方

(1) 地域ケア会議の定義

地域ケア会議は，地域包括支援センターまたは市町村が主催し，設置・運営する「行政職員をはじめ，地域の関係者等[注4]から構成される会議体」と定義されている．多職種協働で個別ケースの検討を積み重ね，共有された地域課題を地域づくりや政策形成に着実に結びつけていくことで，地域包括ケアの推進を行う一つの方法である.

注4：関係者等とは，介護支援専門員，保健医療および福祉に関する専門的知識を有する者，民生委員その他の関係者，関係機関および関係団体をいう（法第115条の48第1項）.

(2) 地域ケア会議の目的

地域ケア会議は，**図表1**で一覧に示すように，ア）個別ケースの支援内容の検討，イ）地域の実情に応じて必要と認められる事項への対応から始まる.

　ア）個別ケース（個別事例）の支援内容の検討

　　個別ケース（個別事例）の支援内容の検討は，さらに，（ⅰ）介護支援専門員による自立支援に資するケアマネジメントの支援，（ⅱ）地域包括

図表1 地域ケア会議の目的

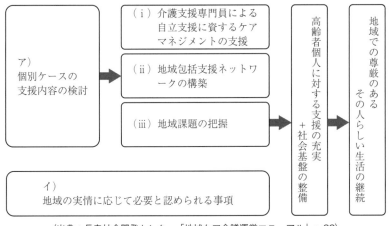

ア）個別ケースの支援内容の検討

（ⅰ）介護支援専門員による自立支援に資するケアマネジメントの支援

（ⅱ）地域包括支援ネットワークの構築

（ⅲ）地域課題の把握

イ）地域の実情に応じて必要と認められる事項

高齢者個人に対する支援の充実＋社会基盤の整備

地域での尊厳のあるその人らしい生活の継続

〈出典：長寿社会開発センター「地域ケア会議運営マニュアル」p.22〉

支援ネットワーク構築，（ⅲ）地域課題の把握の三つの展開に分かれる．いずれも地域に住むAさんという個人の課題解決に向け，地域のなかの多様な主体とともに協働で取り組むケース検討会がイメージできる．

イ）地域の実情に応じて必要と認められる事項

地域の実情に応じて必要と認められる事項とは，いわゆる地域課題と言い換えることができる．その地域特有の課題への対応として，地域づくり，資源開発ならびに政策形成の検討を目指すものである．ネットワーク会議や地域住民懇談会，政策会議など別の名称がつけられていることも多い[注5]．

このように地域ケア会議の目的は，個別課題や地域の課題を共有し，参加者とともに，課題解決に向けた検討を行うことにある．そして，高齢者個人に対する支援の充実と社会基盤の整備（地域包括ケアの推進・地域包括ケアシステムの実現）を図っていく．

地域ケア会議の行きつく目的は，**図表1**の右端に示されているように，『地域で暮らす一人ひとりの尊厳あるその人らしい生活の継続』である．地域包括支援センターの取組みにおいて，なにより大事にしたいことは，その先にある個人の暮らしへの還元である．つまり，Aさん，Bさんの生活のしづらさの改善につながり，さらには本人の生きる力が喚起されるものとなっているのかが問われている．

（3）地域ケア会議の機能

地域ケア会議は，**図表2**で示したように主に五つの機能を有している．**図表3**では，それぞれの機能を「地域包括支援センターの設置運営」で示されている地域ケア会議の主催者および名称とその構成員との関連と照らして整理した．

図表3の上段が，主に個別事例の支援内容の検討を目的とした「地域ケア個別会議」，下段は，個別事例の支援内容の検討等から明らかになった地

注5：地域ケア会議は，市民に広く周知されやすいように，自治体によって独自のさまざまな名称が使用されている．
例：コミュニティケア会議，地域あんしん座談会，小地域ケアミーティングなど

5章

図表2　地域ケア会議の機能

ア	個別課題の解決
	多職種が協働して個別ケースの支援内容を検討することによって，高齢者の課題解決を支援するとともに，介護支援専門員の自立支援に資するケアマネジメントの実践力を高める機能
イ	地域包括支援ネットワークの構築
	高齢者の実態把握や課題解決を図るため，地域の関係機関等の相互の連携を高め，地域包括支援ネットワークを構築する機能
ウ	地域課題の発見
	個別ケースの課題分析等を重ねることにより，地域に共通した課題を浮き彫りにする機能
エ	地域づくり・資源開発
	インフォーマルサービスや地域の見守りネットワークなど，地域で必要な資源を開発する機能
オ	政策の形成
	地域に必要な取組みを明らかにし，政策を立案提言していく機能

〈出典：地域包括支援センターの設置運営について（平成18年10月18日，一部改正平成28年1月19日老発第1018001）通知〉

図表3　地域ケア会議の機能，名称，主催，構成員の整理

機能	名称	主催	構成員
ア）個別解決機能 イ）ネットワーク形成機能 ウ）地域課題発見機能	地域ケア個別会議	主に地域包括支援センター	実務者レベル
エ）地域づくり・資源開発機能 オ）政策形成機能	地域ケア推進会議	地域包括支援センターまたは市町村	代表者レベル

〈筆者作成〉

域課題への対応としての地域づくりや体制整備を目的とした「地域ケア推進会議」である．地域包括ケアシステムにおいては，個別課題と地域課題を同時に見据えた取組みが求められている．五つの機能がそれぞれに関係し合い，循環しながら発揮されていくことで，分断されない個人と地域の一体的支援が可能になる．

3　地域ケア会議の実践①金沢市・とびうめ地域ケア会議のデザイン

（1）金沢市地域包括支援センターとびうめの概要

　ここからは，地域ケア会議のより実践的な理解を深めるために，筆者が所属する金沢市地域包括支援センターとびうめにおける実践を紹介していく．以下に，金沢市およびとびうめ担当圏域の概要を示す．

（a）金沢市

　金沢市は，加賀百万石の城下町としての歴史と文化に，現代の生活が融合した中核市[注6]である．古くは，善隣思想[注7]を背景とした住民主体の小地域福祉活動の土壌がある地域である．委託型地域包括支援センターが設

注6：金沢市の人口は451,592人，高齢化率は26.8%である（2020（令和2）年4月1日現在）．

注7：助け合いの心で近隣の人々と心を通わせ，支え合い，お互いに善き隣人を創っていくこと．

置された 19 ある日常生活圏域は，おおむね小学校区ごとに設置された 54
か所の特色ある地区社協を組み合わせた集合体となっている．

（b）金沢市地域包括支援センターとびうめの担当圏域

　金沢市地域包括支援センターとびうめの担当は，小学校区二つが合わ
さったエリア[注8]になる．市役所や兼六園を範囲にもつ旧市街地に位置し，
同地域に長く暮らしている住民が多く，繋がりは強いものの，高齢化率や
一人暮らし高齢者率も非常に高い．このような地域特性は，場面ごとに，
良くも悪くも作用し，後述する個別や地域の課題として認識されると同時
に，その取組みに向けて活用できる強みにも繋がってくる．

注8：とびうめ担当地区の人
口は 11,894 人，高齢化率
は 34.0％ である（2020
（令和2）年4月1日現在）．

（2）地域ケア会議の体系のデザインに向けての始動

　地域ケア会議運営ハンドブックでは，「地域ケア会議の機能を発揮し，地
域のさまざまな取組みと有機的な連動を図りながら地域包括ケアを推進して
いくためには，目標とする地域包括ケアシステムのビジョンに基づく地域ケ
ア会議の体系をデザインすることが必要[注9]と示されている．

　金沢市での地域ケア会議の体系のデザインに向けた試みは，2013（平成
25）年度の地域ケア会議推進事業に端を発する．行政所管課，市社会福祉協
議会，地域包括支援センター連絡会からなるプロジェクトチームで，既存の
会議や取組みを一つのテーブルに並べ，国の示す地域ケア会議の五つの機能
と比較整理することから着手した．最終的には，それらの会議や取組みなど
を，今あるものは活かす，ないものはつくるなど試行錯誤し，地域ケア会議
体系をデザインした．

注9：地域ケア会議運営ハン
ドブック p.26（長寿社会開
発センター 2016年6月発
行）では，会議の目的と機能
は共通していることを前提と
しつつ，地域特性を踏まえた
会議体系デザインの必要性が
示されている．

（3）金沢市の地域ケア会議の全体像

　金沢市における地域ケア会議の体系図を図表4に示す．金沢市の地域ケ
ア会議は，圏域を重層的に捉えた複数の会議で構成し，それらの会議が繋が
り関係し合うことで，個別事例の課題の積み重ねから地域課題を集約し，地
域づくりや資源開発，政策形成にまで繋がる道筋をつくっている．

　この複数の会議を「地域ケア個別会議」と「地域ケア推進会議」の二本の
柱で整理した．さらに，機能として関連している「地域福祉座談会」や「医
療連携圏域会議」[注10]，その他の「各種ネットワーク会議」も図表4の右下の
デザイン内に描いている．これらは，地域ケア会議のもつネットワーク構築
機能や地域課題発見，地域づくり資源開発機能を主に有した会議となってい
る．例えば，「地域福祉座談会」は，市内 54 地区社会福祉協議会圏域（おお
むね小学校区）で，社会福祉協議会との協働で開催する．高齢者以外の地域
課題も検討される場として位置づけており，協議体機能を兼ねている．

注10：在宅医療連携拠点事
業に端を発し，金沢市内を四
つの圏域に区切り，医療介護
福祉のネットワークがそれぞ
れ活動している．

（a）地域ケア個別会議

　金沢市の地域ケア個別会議は，次の三つの会議から成り立つ．

　「A 地域ケア会議」は，市内 19 か所の日常生活圏域のなかの個別事例
ごとに地域包括支援センターが主催して行う．すべての基本となるため，
会議名称も「地域ケア会議」とし，広く地域住民や関係機関に周知してい

図表4　金沢市における地域ケア会議の体系図

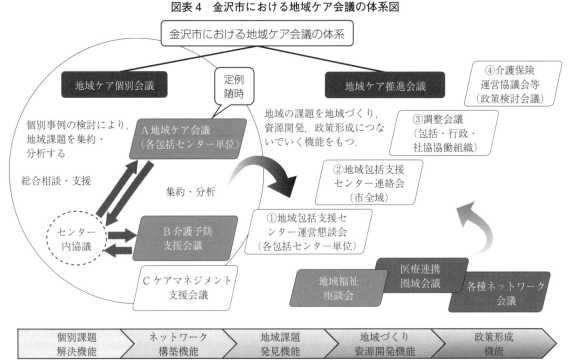

〈出典：「金沢市地域ケア会議マニュアル」2015，8頁〉

る．事例の動きに応じて，定期開催のものと随時開催のものへと振り分けている．

「B 介護予防支援会議」と「C ケアマネジメント支援会議」は対象事例と参加者をより限定した形で開催しており（詳細は**6**を参照），三つの会議とも個別課題解決機能が主となる．

(b) 地域ケア推進会議

地域ケア推進会議は，次の四つの会議から成り立つ．

「①地域包括支援センター運営懇談会」では，地域住民の代表者レベルの人たちに加え，市医師会や歯科医師会や行政，市社会福祉協議会，生活支援コーディネーターが参加し，日常生活圏域ごとの地域課題を共有・検討するものである．

「②地域包括支援センター連絡会」は，19 の地域包括支援センターと市担当課との協働組織である．それぞれの圏域ごとに把握された地域課題を集約し，政策提言を行っていく．

そして，地域包括支援センターと行政と市社会福祉協議会との協議の場である「③調整会議」を経て，地域福祉計画や介護保険事業計画策定会議などの「④各種行政計画会議」へと繋がっていく．

4　地域ケア会議の実践②金沢市の地域ケア個別会議の特徴

　2014（平成 26）年度に金沢市地域包括支援センター連絡会が作成した「金沢市地域ケア会議マニュアル」では，**図表 5** のように金沢市独自の地域ケア会議の特徴を四つに整理している．なお，このマニュアルは，運営マニュアルである性質上，委託型地域包括支援センターが主催する地域ケア個別会議の運用上の特徴を中心に書かれている．特に地域ケア個別会議として中心に位置づけた「A 地域ケア会議」のイメージに繋がる．

図表 5　金沢市の地域ケア会議の特徴

・地域包括支援センターの総合相談支援に位置づけている
・随時型と定例型の開催形式を設けている
・インフォーマルな立場の人の参加を積極的に呼びかけている
・複数の会議を重ねる「スモールステップ方式」をとっている

〈出典：金沢市地域ケア会議マニュアル〉

(1) 位置づけ〜総合相談支援の一環としての地域ケア会議〜

　金沢市の地域ケア個別会議（「A 地域ケア会議」：通称，地域ケア会議）は，運用上は地域包括支援センターの「総合相談支援事業」の一部として位置づけている[注11]．あくまで日常業務の一環として取り組むことにこだわっている．特別なときに，特別に人を招集し，特別な準備をして，特別なことを検討する会議にはせず，日常的に関わる「地域の人たち」とともに「地域で起きているリアルな個別課題」に向けて「地域の力やネットワークで解決」していくことを目指す場としている．

　地域ケア個別会議の目的は，地域で暮らす一人ひとりのオーダーメイドな地域包括ケアを実現していくことにある．本人と本人との繋がりを持つ（あるいは持ちたい）支援者たちの支援を通した総合相談支援の一環としての地域ケア会議は，地域包括支援センターの大事な日常業務である．

(2) 開催形式〜随時型と定例型の組み合わせ〜

　金沢市の「A 地域ケア会議」は，「随時型」と「定例型」の二つの形式で開催している．**図表 6** は，それぞれの会議形式の特徴，事例の特性，メリット・デメリットについて整理したものである．

　二つの開催形式を組み合わせることで，一方の限界を他方の長所で補うことが可能となり，総合相談支援で出会った事例を地域ケア会議へと繋げる際にも幅が広がる．図の下段には，それぞれの会議ごとに設定している実際の会議のテーマを記した．それぞれの会議の性質の違いがテーマからも一見できる．

　地域ケア会議の事例のスクリーニングは，センター内協議で行っているが，その際**図表 8** に示す金沢市地域ケア会議実施報告書の事例選定指標を

注11：地域ケア会議は，事業区分としては，包括的継続的ケアマネジメント支援業務に位置付けられている．金沢市においては，総合相談支援からのスクリーニングの流れを重視しているため，運用上は総合相談支援としての取組みとして説明している．

5 章

図表6　随時と定期の地域ケア会議の比較（筆者作成）

	随時	定例
特徴	随時必要に応じて開催される．緊急に検討されるべき事例の検討を行う．個別課題や支援を検討する必要性が高まったときに，事例の状況に合わせて開催する従来型の会議．	月1回の定例開催の地域ケア個別会議．緊急を要しない個別事例を通して，予防的な対応を検討する．また，地域課題等を意識して，計画的にテーマや目的をもって実施する会議．
事例の特性	支援の必要性や緊急性が高いものが優先される．取り急ぎ個別課題の検討が必要と思われる支援困難事例などが適している． ③支援困難・複合課題解決型	個別課題としては，今の時点では必ずしも支援の必要性も緊急性も高いとはいえないが，地域課題を含んでいる可能性のあるもの． ④本人主体の支援ネットワーク構築型 ⑤支援過程振り返り・予防志向型
メリット	地域で起こっている個別課題の動きに合わせて取り組むことができる．緊急開催も可能となる．待ったなしで支援が必要な事例に向き合っている地域包括支援センターにとって，必要不可欠な形式．	余裕をもって準備ができるため，事前対応が可能となり，日常業務で後回しになりがちな事例にも手が届く．地域と共に，じっくりと腰を据えて，計画的・予防的・戦略的取組みができる．
デメリット	支援が後手にまわるリスクが避けられない．対象やエリアに偏りが生じがちになる．	会議の日時が固定しているため，緊急対応には向かず，事例の動きにあわせた開催が難しい．
テーマ例	・介護力が不足した状態での在宅への退院支援 ・支援がとぎれるリスクが高いほうへのアプローチ ・気分障害による昼夜を問わない訴えに支援者が振り回されている状況への支援	・地域で気がかりな世帯，親なき後の障害のある子の支援 ・地域と関わりが少ない一人暮らし高齢者の孤立死を振り返る ・○○さんらしさを考え，応援する会（本人参加）

〈筆者作成〉

活用している．これは，現時点での事例の緊急性および支援の必要性の高さをマトリックスで4領域に整理したものである．随時型では，右上の領域（支援の必要性・緊急性ともに高い）にある，いわゆる支援困難・複合課題解決型の事例が多くなる．一方の定例型では，その他の領域（支援の必要性・緊急性が比較的低い）にある，予防的な対応の検討や地域課題を意識したテーマの事例が適している．

（3）参加者〜インフォーマルとフォーマルサポートの協働の場〜

　地域ケア個別会議は，主催こそ地域包括支援センターだが，その主体は地域住民である．その原則に則ると，会議の参加者は，専門職に限らず，本人や家族，近隣住民といったインフォーマルサポートの存在が自ずと重要になってくる．金沢市の「A地域ケア会議」では，**図表7**のように，多様な参加者が集う．

　2017（平成29）年度にとびうめで開催された年間30回の地域ケア会議における合計参加者172名（主催者である地域包括支援センター職員を除く）の内訳を見てみると，介護支援専門員をはじめとしたフォーマルサポート[注12]の立場の人が84名，本人や家族，民生委員等のインフォーマルサポート[注13]の立場の人が88名だった．割合にすると49%と51%のほぼ半々になる．

　改めて，**図表7**での例示をみると，個別性の高い本人の地域での暮らしを支えることを軸に集まった参加者には多様性がある．所属や職種が異なる

注12：フォーマルサポートとして，介護支援専門員，相談支援専門員，介護事業所，かかりつけ医，警察，行政，社協，司法関係者などがいる．

注13：インフォーマルサポートとして，本人，家族，友人，知人，仕事仲間，弟子，民生委員，自治会長などがいる．

図表7 地域ケア会議の実際の様子

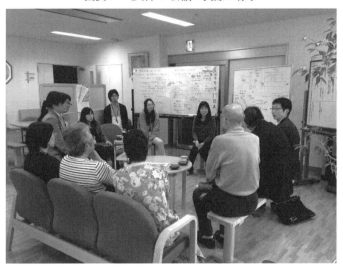

ことはもちろん，専門性や立場，背景，そこから見える景色，持っている思いも一人ひとり違う．このような多様な参加者が参加する会議の運営には，工夫が求められる．

　とびうめで行う地域ケア会議では，会議進行の工夫として，写真のように3枚のホワイトボードを活用する．物理的には，ペーパーレスで行うことのメリットがある．資料の準備や議事録[注14]の作成などの事務負担や，事例提供者の心的な負担も軽減できる．

　また，会議進行上のメリットも大きい．参加者の視線が上がり，自ずと顔の見える関係が形成しやすくなる．そして，共通言語を持たない参加者たちの，全員参加・全員発言を容易にしてくれる．とびうめの職員が，司会役や板書役となりファシリテートを担い，家族構成を表すジェノグラム[注15]や関係性を線で表すエコマップ[注16]などの絵や図も駆使しながら，参加者からの生きたことばを漏れなく可視化していく．会議が終わる頃には，本人のニーズや輪郭がくっきりと同じように見え，支援の方向性が共有されていく．

(4) 展開方法〜スモールステップ方式のはじまりはセンター内協議から〜

　金沢市の地域ケア会議は，金沢市における地域ケア会議の体系図（**図表4**）で示したように，複数の会議の集合体である．展開方法を一言で表すならば，スモールステップ方式となる．テーマや目的を小さく置いた一つひとつの会議を丁寧に運営し，そこでの合意形成を積み重ねることを大切にしているのは，そのやり方でしか地域ケア会議は全体としての機能を果たせないと考えているからである．

　そして，会議と会議の間には，そこを繋ぐ協議が存在しているはずである．あまり表立って語られることは少ないが，地域ケア会議の成功の可否をも握っている会議の前後の協議に注目してみる．

注14：議事録に関しては，図表8金沢市地域ケア会議報告書を参照．会議当日にホワイトボードを使用した場合は，その写真の添付をもって，地域ケア個別会議録の太線に囲んだ部分以外は議事の省略を可能としている．

注15：ジェノグラムとは，三世代以上の人間関係を可視化した家族関係図をいう．ケースカンファレンスの場では参加者の情報の共通理解のツールとして活用できる．

注16：エコマップは，別名，社会関係図や生態地図，ネットワーク図等と呼ばれている．本人と周囲の関係性を異なる線種によって図示することで，本人を取り巻くつながりを見える化できる．

図表8　金沢市地域ケア会議実施報告書

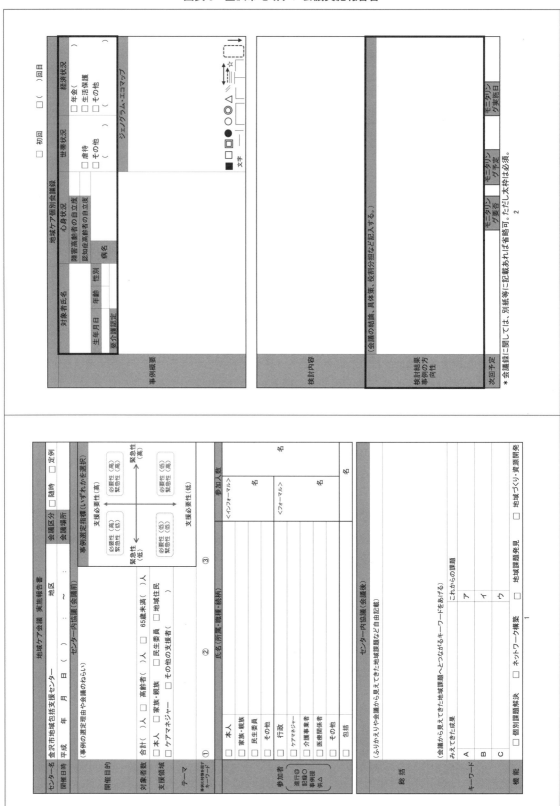

〈出典：金沢市地域ケア会議マニュアル〉

金沢市の「A 地域ケア会議」では，会議開催前と後でセンター内協議[注17]を行える仕組みをあらかじめ会議報告書の記録様式の構成に盛り込んでいる．協議がいかに大事かという理念だけでは，忙しい現場は流されがちとなるため，あえて仕組みにした経緯がある．日々，目先の課題に追われるなかで，このセンター内協議には，「時間を止めて，考える時間」を確保するという意味もある．地域ケア会議実施報告書については，**図表 8** に掲載した．

注 17：センター内協議は，日々の申し送り等，職員同士が集まるモーニングミーティングや定例ミーティングの時間を活用して行っている．センター内の多職種での活発は意見交換の場であり，日常風景である．

（a）センター内協議（会議前）

センター内協議（会議前）では，これから行う地域ケア個別会議の企画をたてる．作業としては，**図表 8** の金沢市地域ケア会議実施報告書の左上段の項目が話し合いで埋められていく．社会福祉士，主任介護支援専門員，保健師等がそれぞれの視点から，日々の総合相談支援のなかで地域ケア会議に繋げたいと考える事例を提案し，多職種チームで選定していく．また，開催日時，会議場所，開催目的（事例の選定理由や会議のねらい），支援対象数，支援領域，テーマ，事例の特徴を表すキーワード，参加者について順不同で事例に応じて具体的に協議する．さらに，進行や板書（記録），参加者への呼びかけの役割分担も行っていく．会議区分を随時か定例のどちらにするかは，事例選定指標を活用する．

（b）センター内協議（会議後）

センター内協議（会議後）では地域ケア個別会議後の総括を行う．**図表 8** の金沢市地域ケア会議実施報告書の左下段の項目を話し合いで埋めていく．総括としては，振り返りや会議から見えてきた地域課題等について自由に意見を出していく．

会議のなかで「見えてきた成果」と「これからの課題」はキーワード化して抽出していく．これらのキーワードは，個から地域へと視点を転換するきっかけともなる．「見えてきた成果」は，地域の持つ強みとして，「これからの課題」は，地域課題の種として，その後の地域ケア推進会議に向けて年間で集積・分析していく（**図表 9**）．

5 地域ケア会議の実践③金沢市・とびうめの地域ケア推進会議の例

ここまで，金沢市・とびうめの地域ケア個別会議の実践を中心に紹介してきた．ここからは，個別事例の積み重ねから見えてきた地域課題が，地域ケア推進会議を経て，どのように活用され，地域づくりや政策形成へと展開されるのかについて，委託型地域包括支援センターとしての具体例を紹介していく．

個から地域・政策へという流れもまた，一つひとつの会議や取組みにおける合意形成を重ねながらスモールステップで行う．そして，展開していく地域づくりや政策形成の効果は，さらなる個別事例の支援へと還元される．以下，このなかの地域ケア推進会議等の三つの実例を取り上げる．

図表9　地域ケア個別会議の年間報告書

No	会議区分	開催日時	テーマ	対象者数 高齢者	65未満	合計	支援領域	事例の特徴を現すキーワード	参加者 フォーマル	インド	合計	（見えてきた成果）	（これからの課題）
1	随時	4月13日	家族間トラブル事例のチームアプローチ	2	3	5	a 本人／b 家族・親族 c 民生委員／地域 e CM／f その他支援者	① ● ② ● ③ ひとり暮らし	5	4	9	A ● B ● C ●	ア ● イ ● ウ ●
2	定例	4月18日	困り事はあるが，支援につながらない事例のアプローチ	1	0	1	a 本人／c 民生委員 e CM／家族・親族 地域／その他支援者	① ● ② ● ③ マンション一人暮らし	2	8	10	A ● B ● C 支援の役割分担	ア ● イ ● ウ 関わりを拒否する家族
3	随時	5月1日	認知症の人の言動で振り回される地域住民	2	0	2	a 本人／c 民生委員 d 地域／e CM 家族・親族／その他支援者	① ● ② ● ③ ●	2	2	4	A フォーマルとインフォーマルな支援者とのつながり B ● C ●	ア ● イ ● ウ ●
4	定例	5月16日	高齢の母の入所後の知的障害のある息子への支援	2	0	2	a 本人／家族・親族 民生委員／地域	① ● ② 障害のある子	5	0	5	A ● B 支援のタイミングの共有	ア ● イ ●

〈出典：金沢市地域包括支援センターとびうめより一部改変〉

（1）地域の代表者レベルの展開～運営懇談会での地域課題の共有・検討～

　金沢市では，地域の代表者レベルの会議として，19か所の地域包括支援センターごとに年に2回，運営懇談会を開催する．

　秋に開催する後期の運営懇談会では，運営規定にのっとり委嘱された委員である参加者[注18]会代表等の意見交換を通して，日常生活圏域にある地域課題の共有・検討を行う．

　その際の資料としては，個別課題から見えてきた地域課題に繋がる材料を提示する．具体的には，地域ケア会議の分析と地域包括支援センターの業務分析（総合相談支援業務を中心に）をもとに行った地区診断である．

　とはいえ，多くの市町村でも聞かれるように，金沢市においても，個別課題から地域課題へと転換していく段階での苦労が大きい．ここを乗り越えるために，地域包括支援センター連絡会のなかの地域ケア会議実務担当者部会で，隔月集まって勉強会や情報交換会を重ねてきた．

　19か所の地域包括支援センターが共通の地区診断の手法[注19]を学び，研修プログラムの宿題として，地区診断を実践した．地域ケア会議から抽出したキーワードを集計してランキングにする集計表や，キーワードをカテゴリーごとに分類整理をしたうえで分析するなど，各々の地域包括支援センターが行っている工夫を情報交換のなかで共有し，互いに取り入れている．

　後期の運営懇談会で共有・検討された地域課題は，参加者が代表している地域の各団体の取組みへと協働し，さらに翌年度の地域包括支援センターの年間計画へと反映させることによって，PDCAサイクルを意識した地域包括支援センターの運営へと繋がっていく．

（2）地域の実務者レベルの展開～各種ネットワーク会議の一例：りんくるの会～

　地域の課題は地域の人たちと共有して地域で共に取り組む．その地続きの延長線上に，地域づくりがあり，資源開発があると捉えている．その際に大

注18：参加者は地区民児協，地区社協，地区町会連合会，地区婦人会，市民代表である．オブザーバーとして，市医師会，市歯科医師会，行政主管課健康福祉センター，市社協（生活支援コーディネーター）も参加している．

注19：金沢市地域包括支援センターで行う地区診断の手法としては，コミュニティアズパートナーの手法（パートナーとしてのコミュニティモデル：コミュニティコアと八つのサブシステム）等を取り入れている．〈金子克子他：地域看護診断（2011）〉

事にしたいことは，地域住民に丸投げはせず，日常から地域で協働する専門職との有機的なネットワークで取り組んでいくことと考える．

　金沢市地域包括支援センターにおいては，地域のなかでさまざまな人たちや団体，機関と組むネットワーク会議を行っている．とびうめでは，2017（平成29）年度，ネットワーク会議を合計81回開催している．そのなかの代表的なものとして，多職種連携りんくるの会を紹介する．

　りんくるの会[注20]は，とびうめの圏域内における多職種多機関が繋がることで，その地域における一人ひとりの地域包括ケアを実現していこうというネットワーク会議である．2017年度は，約34団体，延べ286名の参加をいただいた．

　これまでの参加団体等を一覧とすると，地域の各種団体としては，地区社会福祉協議会や地区民生委員児童委員協議会，地区町会連合会や地区婦人会のほか，各種地域住民主体のボランティア活動団体や公民館や祭りの実行委員会等が参加し，専門職としては，関係機関の医師や看護師，歯科医師や薬剤師，介護支援専門員や介護保険事業所に属する職員等となる．

　活動内容は，事例検討会のほか，意見交換会，情報交換会などとなるが，そのテーマや内容は，いずれも地域課題から導き出したものとなる．りんくるの会では，毎年度末に「みえてきた地域課題からアクションプランを考える」というテーマの会議を設ける．**図表10**は，りんくるの会の年間活動をまとめたニュースレター「りんくる便り」から抜粋した．これは，地域の代表者レベルの会である運営懇談会で共有された地域課題を，当会の参加者である地域の実務者レベルの人たちと共有・検討する機会となる．そこから次年度の活動内容が生み出され，参加者の意見を見える化した成果物としてのニュースレターを配布する．その他，過去には，安否確認が必要となる高齢者と出会った際の連携の仕組みとしての「緊急時フローチャート」の作成につながったこともあった．地域の実務レベルの人たちの地域課題の共有は，個別事例への支援に活かされているとの実感となる．

（3）政策提言にむけた展開〜地域包括支援センター連絡会〜

　前述したとおり，金沢市地域包括支援センターは，委託型の地域包括支援センターである．よって，地域ケア会議の五つの機能のなかの政策形成機能を直接的に担うことはない．しかしながら，ここまで述べてきたように，地域ケア会議の五つの機能は体系をなすことで，個別レベルから地域レベル，政策レベルまで連動していくことが可能である．個人と地域に日常的に関わる委託型地域包括支援センターだからこそできる政策提言があると考える．最後に，金沢市で行っている地域包括支援センター連絡会の取組みを紹介する．

　金沢市地域包括支援センター連絡会は，市内19か所設置された委託型の地域包括支援センターと事務局である市委託元主管課（福祉政策課）による協働組織である．日常業務上での互いの課題や工夫を情報交換しながら，現

注20：りんくるの会は，地域包括ケアシステムの実現を目指した多職種連携の会としてとびうめ担当圏域の支援者で構成されている．りんくるとは，英語の「しわ」「年輪」「絆」「つなぐ」から会の発展にむけて願いをこめて作った造語である．

5章

図表10 多職種連携りんくるの会のニュースレター「りんくる便り」

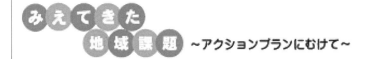

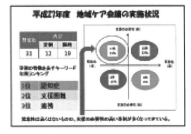
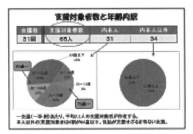
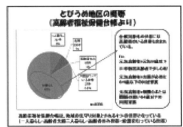
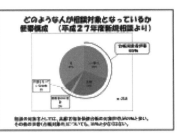

場発信の業務改善や政策提言を行っていく会となっている．連絡会の具体的な活動は，必要に応じて編成する部会（介護予防プランガイドライン作成部会，認知症地域推進員部会等）に分かれていく．連絡会のなかで，政策提言に係る組織は，地域ケア会議実務担当者部会と政策提言部会の二つである．

地域ケア会議実務担当者部会は，隔月に開催され，地域ケア個別会議の運営や地域課題抽出に向けた地区診断のサポートを行っている．年度末の報告会では，各々の日常生活圏域ごとに明らかになった地域課題の共有がなされる．市の主管課は，把握された圏域課題から，全市的に取り組むべき課題と共有されたものを調整会議へと繋いでいく．

政策提言部会は，センター長を中心とした連絡会の役員で構成される．毎月開催される三役会議から発展し，行政計画の立案に向けた時期等タイミングをみて，プロジェクト化していく．部会として，19か所の地域包括支援

図表11　金沢市地域包括支援センター連絡会の政策提言部会でとりまとめる要望アンケート

要望アンケート			センター名 _____	
現状と課題 (困っていることなど)	要望と提案		分野 (複数回答可)	レベル
	包括でできそうなこと	行政にサポートして ほしいこと		
	・	・	■ 総合相談支援 □ 権利擁護 □ 包括的・継続的ケアマネジメント □ 介護予防・総合事業関係 □ 地域ケア会議 □ 予防給付関連 □ 認知症関連 □ 医療連携関連 □ 生活支援体制整備関連 □ 業務体制	■ 市 □ 県 □ 国

〈出典：金沢市地域包括支援センター連絡会作成資料〉

センターに**図表11**のようなアンケートをとる．アンケート様式では，現状と課題を訴えることに終始せず，要望と提案を日常業務の分野と結びつけながら協議できる工夫を盛り込んだ．アンケートを回収した後は，把握された地域課題やセンター運営上の課題をKJ法の手法を活用して，カテゴリーごとに分類したうえで分析し，連絡会会長名で，市長にあてた提言書として提出する．その後，関連担当課との調整会議を経て，必要に応じて予算化され，政策形成に向けた計画策定会議などに反映されていく流れになっている．まだまだ課題も多い取組みではあるが，仕組みとしての可能性はある．

6　おわりに　個別課題解決機能をもつ地域ケア会議の整理

　本章の最後に，個別課題解決機能をもつ会議の整理を試みる．

　地域課題をテーマとする地域ケア推進会議では，地域特性によるあり方の違いを受け入れやすい．一方で，個別課題に向き合う地域ケア個別会議については，どこか全国一様に捉えられがちであり，各々の市町村の現場ではそのための混乱が生じていると感じる．たとえば，「(隣市で行っているような自立支援型の)地域ケア会議は，当市では行わないのか」とのリハビリテーション専門職等からの問いに，行政担当者は「(地域包括支援センターで行っている支援困難事例対応型の)地域ケア会議はすでに行っている」と答えたが，後々イメージの離齬に気がついたというような事態が起こりうる．

　実際，各地で行われている地域ケア個別会議の実情を捉えて，①ケアマネジメント実践力向上型，②自立支援・介護予防型，③支援困難・複合課題解決型，④本人主体のネットワーク構築型，⑤支援過程振り返り・予防志向型の五つに整理することができる（筆者による整理）．金沢市では，これら五

図表 12　地域ケア個別会議の五つの類型と金沢市の会議の比較

主な支援対象	地域ケア個別会議の類型	参加者						金沢市の会議
		本人	家族	地域住民	CM	専門職	行政	
C M・専門職	①ケアマネジメント実践力向上型（スーパービジョン）				◎	△	△	ケアマネジメント支援会議
	②自立支援・介護予防型（コンサルテーション）				◎	◎	△	介護予防支援会議
	③支援困難・複合課題解決型		△	△	△	○	△	A 地域ケア会議（随時）
本人・地域	④本人主体のネットワーク構築型	◎	△	△	△	△	△	A 地域ケア会議（定例）
	⑤支援過程振り返り・予防志向型	△	△	○	△	△	△	A 地域ケア会議（定例）

※CM は介護支援専門員　　　　　　　　　　　　　　　　　　　　　　　　　　（筆者作成）
※専門職は，医療関係者（医師，看護師，MSW，リハビリテーション専門職等）や司法関係者（弁護士，司法書士，行政書士，成年後見人等），社会福祉協議会，相談支援専門員，学校関係者等事例による．
◎：必修の参加者　　　○：参加が望ましい者　　　△：事例によって参加する者

つのタイプを四つの会議のなかに取り入れる形で実施している．**図表 12** はそれらを一覧にして示したものである．そこでは，各会議の主な参加者についても記している．

①介護支援専門員実践力向上型─（金沢市）ケアマネジメント支援会議

　介護支援専門員のピアグループスーパービジョンの場として活用される事例検討会を行う地域ケア個別会議である．介護支援専門員実践力向上に焦点を当てて実施されるタイプのものとして，全国の市町村で数多く展開されている．

　金沢市では，「ケアマネジメント支援会議」がこのタイプの会議に該当する．2015（平成 27）年度から金沢市が主催した 3 か年の主任介護支援専門員リーダー研修を積み重ね，ケアマネジメント支援会議の地域展開に向けた素地をつくってきた．その後，エリア単位で，地域包括支援センターと居宅介護支援事業所が協働で取組みを始めている．その他，各々のセンターでは介護支援専門員同士のネットワーク会議を開催している．

　また，とびうめでは，従来より「けあまねっと」という勉強会の一つのコーナーとして，「ケアプランいいねの会」という名称の事例検討会も開催している．ケアプランを持ち寄り，そこに色別に分けた「いいね付箋」と「アイディア付箋」にコメントを書き込み，互いの気づきやアイディアを共有する．圏域内の主任介護支援専門員を中心に運営している．

②自立支援・介護予防型─（金沢市）介護予防支援会議

　介護支援専門員の自立支援に資する介護予防マネジメント力を高めることを目的に開催される多職種協働型の事例検討会を行う地域ケア個別会議である．①は同職種のみでの事例検討会であることに対し，②は介護支援

専門員がリハビリや医療等の各種専門職からの助言を得る場ともなっているため，コンサルテーション機能を有している．

金沢市では「介護予防支援会議」がこのタイプの会議となる．2017（平成29）年度の総合事業への移行時に，理学療法士会と作業療法士会，地域包括支援センターおよび行政との協議を経て，介護予防支援会議を新設した．月に一度，短期集中型通所サービス利用者に対象を限定し19か所の地域包括支援センターごとに開催している．その際のツールとしては，基本チェックリスト[注21]に必要項目を追加したアセスメントシートおよび興味関心チェックシート[注22]と介護予防支援・介護予防マネジメント計画書の原案が使用される．

それぞれの地域包括支援センターに両療法士会の各担当がつき，専門職が地域に出向く形で助言を得ている．なお，金沢市においては，当会議への高齢者本人の参加も妨げないものとしている．

③支援困難・複合課題型—A 地域ケア会議（随時開催）

一人の支援者や一つの機関では解決が難しい，複合的な課題を持ついわゆる支援困難事例に関する事例検討会を行うのが地域ケア個別会議である．参加者は，事例に応じて招集されるが，本人の支援拒否があるなど，支援困難度が高いほど専門職が多くを占める傾向がある．

金沢市では，「A 地域ケア会議（随時開催）」がこれに該当する．当会議は，地域包括支援センターが主催する．現に困難性や緊急性の高い事例をリアルタイムで検討していく．金沢市での地域ケア会議としてはこの支援困難・複合型のタイプがもっとも多く開催されている．

とびうめで行っている当会議では，「困りごと」を抱えた支援者（介護支援専門員や医療機関，民生委員や地域住民等）からの声を受け，支援に必要な関係者を多領域から招集し，チーム支援の方向性と役割分担を具体的に練る．本人の困りごとが入り口ではない場合も多く，ファーストタッチをどうするかなど，支援の入口探しの段階から始めることもある．

④本人主体のネットワーク構築型—（金沢市）A 地域ケア会議（定例開催）

本人主体の支援ネットワークを地域のなかで構築していくことを目的とした当事者本人参加型の事例検討会を行う地域ケア個別会議である．本人と本人を取り巻く地域住民や専門職が協働で支援体制を構築し，ネットワークによる解決を目指した主体的な話し合いを促進する．そして，参加者は，そのまま本人のソーシャルサポートネットワーク[注23]となる．

金沢市では，「A 地域ケア会議（定例開催）」がこのタイプの会議に該当する．地域包括支援センターが主催し，現時点では比較的困難性や緊急性の低い事例を地域住民等と専門職がともに検討していく場としている．

とびうめで行う当会議では，地域に住む支援が必要な本人の参加を原則とし，本人を支える（支えたい，あるいは支えるために必要と思われる）人や機関に対しても，本人と相談しながら声をかけていく．開催場所は，

注21：基本チェックリストとは，厚生労働省が二次予防事業対象者の把握のためにスクリーニングシートとして開発されたものである．運動器や認知機能などを測る25項目の質問項目で構成される．

注22：興味関心チェックシートは，作業療法士会が開発した対象者の興味や関心，ニーズを把握するための聞き取りシートである．ADL，IADL，趣味・余暇活動，社会参加等の項目から構成される．

注23：地域で暮らす人をとりまく家族，友人，近隣などのインフォーマルサポートと，公的機関・専門職によるフォーマルサポートにもとづく援助関係の総体をいう．

本人が安心して話せる場所を選ぶため，公民館や自宅で行う場合もある．

会議では，本人と支援者（地域住民や専門職等）が一堂に会し，本人の課題だけではなくストレングス（強み）も共有しながら，地域のなかでの繋りを醸成し，暮らしを応援するチームづくりを行っている．

⑤支援過程振り返り・予防志向型―（金沢市）A地域ケア会議（定例開催）

地域で関わった個別事例の支援過程を，地域で協働した人たちと共に振り返ることで，これからの地域を基盤とした予防的支援を志向していく事例検討会を行う地域ケア個別会議である．終結または支援が一段落した事例から，地域における課題（排除やコンフリクト[注24]が生じた事例）や強み（地域ぐるみで支えられた成功事例等）も共有される．

金沢市では，「A地域ケア会議（定期開催）」がこのタイプの会議に該当する．④本人主体のネットワーク構築型と同様に，定期開催の「A地域ケア会議」として，地域包括支援センターが主催する．

とびうめでは，地域で起こった孤立死事例については，できる限り支援過程の振り返りを行っている．地域のなかで事例に実際に関わった支援者のほか，その支援者をサポートする存在や，地域での取組みに繋げるためにも事例を共有しておきたい人（民生委員協議会や町会連合会等）にも声をかけている．

今後は，地域ぐるみで支えることができた実感のある，いわゆる成功事例等においても，同様に振り返りの機会を増やしていきたいと考えている．またときには，当事者本人に支援体験を語ってもらうことで，支援者への学びや気づきを生み，本人が支えられる立場から支える立場に転換できる場にもしたいとも考えている．

地域包括センターによる「地域ケア会議」実践においては，個別事例というミクロな視点に留まらず，地域政策の変容に向けたメゾマクロな取組みを展望していくことが求められる．一方で，個別事例に学び，個別事例に還元していくことへもこだわった実践を続けていきたい．

（中　恵美）

注24：地域は支え合いの力を持ちながら，きっかけしだいで排除に向けた連帯へと働くという側面をあわせている．そういった地域の二面性に配慮していく必要がある．

○ ● **参 考 文 献** ● ○

1）地域ケア会議運営マニュアル作成委員会編：『地域ケア会議運営マニュアル』，長寿社会開発センター（2013）
2）地域ケア会議運営ハンドブック作成委員会編：『地域ケア会議運営ハンドブック』，長寿社会開発センター（2016）
3）地域包括支援センター運営マニュアル検討委員会：『地域包括支援センター献意マニュアル2訂』，長寿社会開発センター（2018年）
4）厚生労働省老健局：「地域包括支援センターの設置運営について」の一部改正について，厚生労働省．2018-5-10
5）金沢市地域包括支援センター連絡会：地域ケア会議運営マニュアル（2015）
6）寺本紀子・中恵美・林田雅輝・馬渡徳子　共著：『ケアマネジャーのためのアセスメント向上BOOK』，メディカ出版（2019）
7）金川克子・田高悦子：『地域看護診断（第2版）』，東京大学出版会（2011）

6章 総合事業を活用した介護予防と地域づくり

1 介護保険制度における介護予防の位置づけ

　介護保険制度は，その基本理念を「自立支援」と「尊厳の保持」としていることから，保険給付は要介護状態等の軽減や悪化の防止に資するよう医療との連携にも十分配慮し，総合的かつ効率的に提供されねばならない．また同時に，国民は要介護状態となることを予防するために健康の保持増進に努めるとともに，要介護状態となった場合にも，介護サービスを利用して能力維持向上に努めるものとされている．

　一般に軽度認定者（要支援1・2）は，筋骨格系の疾患をはじめとした慢性疾患や生活習慣病の悪化などから，生活機能の低下に陥る高齢者が多い．また，加齢に伴うさまざまな喪失体験が引き金となり，生活意欲の低下を機に活動量が低下し，地域社会との関係性が徐々に絶たれ，閉じこもりがちな生活へと移行していくことにより，「廃用症候群[注1]」に至ることも少なくない．そこで，こうした生活機能の低下者を早期に発見し，機能改善に着目した予防給付の取組みが2006（平成18）年以降，進められてきた．

注1：廃用症候群とは過度の安静にすることや，活動性が低下したことによる身体に生じた様々な状態を指す．

　しかし，その取組みの多くが機能改善した後の活動維持に繋がらず，その反省から介護予防に関する取組みにおいては，単に「機能」にのみ着目するのではなく，「社会生活」へと幅広く生活を捉える視点が重要視されるように変わってきた．

　以上のようなことを背景として，地域包括支援センターでは，要支援者等における介護予防ケアマネジメント（介護予防支援・第1号介護予防支援事業）を実施し，個の支援から，地域へと拡げる視点を備えながら，地域づくりを並行して進めていくことが求められてきた．

　地域包括支援センターとしては，介護予防支援・第1号介護予防支援事業のいずれを行う場合でもケアマネジメントの過程は同様のプロセスを経るわけだが，重要なことは対象となる要支援者のADL（Activities of Daily Living：日常生活動作）やIADL（Instrumental Activities of Daily Living：手段的日常生活動作）の特性を理解したうえで，どのようなセルフケアや家族・近隣等のインフォーマルサポート資源を活用し，サービスや事業を組み合わせ，自立支援を促進する手立てを検討し，実践できるかにある．

　一般に要支援者のほとんどは，身の回りの動作は自立しているが，買い物など生活行為の一部がしづらくなることが多い．地域包括支援センターにおいて，彼らの支援をする際には，こうした要支援者のADLやIADLの特性を理解することが大切である．そのうえで，生活機能の低下の要因や背景を押さえ課題を整理し，課題を解決するための目標設定を行うことが重要となる．

❷　総合事業の概要と考え方

（1）総合事業（介護予防・日常生活支援総合事業）の背景

　介護人材不足やボランティアの高齢化などが懸念される地域においては，高齢者自身が介護予防や生活支援の担い手として社会に貢献することを始め，多様なサービスや仕組みづくりに積極的に関与し，展開していくことが必要となる．つまり，これからは高齢者を「支えられる人」と単に捉えるのではなく，高齢者が社会に参加し，「支援の担い手」としても活動が続けられる地域をつくっていくことが大事なのである．

　地域包括支援センターの職員には，普段の総合相談をはじめ，介護予防ケアマネジメントや地域ケア会議等から高齢者のニーズを把握し，高齢者の社会参加への仕組みづくりの大切さを伝えていくことが求められている．

　そして，その過程で生活支援コーディネーターや総合事業担当課や高齢施策担当課，まちづくり担当部局とも連携し，高齢者の社会参加の推進と生活支援の充実が一体的に進められるよう働きかけることも必要となる．このようなことを背景に総合事業として，介護予防・生活支援サービス事業（介護保険法第115条の45第1項第1号）と一般介護予防事業（介護保険法第115条の45第1項第2号）が始められてから，数年が経過した．

　この介護予防・生活支援サービス事業は，要支援1・2の認定者や基本チェックリストにて生活機能の低下がみられた介護予防・生活支援サービス事業対象者（以下，「事業対象者」という．）を主な対象とする．地域包括支援センターとしては，担当するエリアの地域特性を踏まえ，①訪問型サービスの中でもどのようなサービスや事業が必要かを考えながら，存在しないサービスを創出していくことができるよう市町村に提案する．

　この場合は，雇用を生み出すための事業の創出が急がれるのか，既存の住民活動を拡充していくために補助の仕組みの構築が急がれるのか，短期集中予防サービスを導入し，短期間に生活機能を向上させていく仕組みの構築が急がれるのか，あるいは，すべてを整えるべきなのかといったさまざまなことを勘案し，総合事業担当部局に提案するのである．

　すでに厚生労働省は，介護予防・日常生活支援総合事業のガイドラインを示しているが，総合事業を運用してく上では，市町村の実情に応じ必要なサービス・事業は創出していくことができる，いったん整備したものも変えていくこと，増やしていくことができると考えることが大事である．

　たとえば，坂道が多く，外出困難な地域における虚弱高齢者への支援を巡っては，地域ケア会議（コミュニティ推進会議[注2]）等を地域住民と共に開催し，地域課題の抽出を図ることにより，要支援認定者や虚弱高齢者の外出支援や生活支援の在り方を検討することもできる．

　従前の制度では，要支援認定者に対して，独自の事業を展開することは，財源的にもたやすいことではなかった．往々にして，通いの場や社会参加の

注2：地域課題の把握や整理，対応に繋げるために必要なメンバー（自治会長，民生委員・児童委員，ボランティア，事業者等）を参集し，議論を行うもの．

場として「介護予防通所介護 or 介護予防通所リハビリテーション」が掲げられることが多かった．しかし，総合事業の導入で，通所型サービスCなど，短期集中予防サービス等が市町村事業として展開できるようになったことで，短期間で生活機能の向上を図り，虚弱になる前に活動していた地域のサロン等に戻れる人が一定数生まれることもある．

　また，通所型サービスBでは，対象が要支援者等であるにも関わらず，地域の住民や団体がその虚弱高齢者を支える担い手となり，社会参加の場を提供しながら，その活動自体が担い手の介護予防にも繋がるなど，win-winの関係性が生まれる．

　地域包括支援センターとしては，他市町村の取組みにも目を向けながら，地域の実情に応じた事業を創出していくプロセスに積極的に関与し，関係機関・者に必要な事業やサービスを提案していくことも重要である．

　加えて，総合事業は2本の柱から成り立っているため，介護予防・生活支援サービス事業と切れ目なく，一般介護予防事業が展開されることも念頭に置きながら，高齢者の心身の状態に応じて，これらの事業での行き来ができるよう地域づくりへの関与を高めていくことも重要である．

　このような取組みは，ここ数年で多くの自治体で行われるようになってきた．

（a）介護予防・生活支援サービス事業の対象者

　予防給付で提供されるサービス[注3]を利用する場合，要支援認定を経て要支援1・2と認定されるた者となる．しかし，介護予防・生活支援サービス事業のみを利用する場合は，基本チェックリストの活用により判断することができ，要支援認定が省略され，基本チェックリスト該当者（以降，「事業対象者」）として，サービス利用が可能となった．

　生駒市では，総合事業への移行前に高齢福祉課と介護保険課で協議を行い，窓口フローチャートを作成し，あきらかに要介護である人や福祉用具や住宅改修，訪問看護が必要な人には認定を勧め，そうではない対象には基本チェックリストを勧めるなど，地域包括ケア推進課と介護保険課，地域包括支援センターでは窓口対応の方針を統一してきた．

　しかし，市町村によっては，新規相談は必ず要支援認定の申請と定めている場合もあり，基本チェックリストでの対応を勧めてよいかなど，関係する市町村に確認しなければならないこともあるという．

　また，基本チェックリストのみで対応する場合には，要支援相当者であるか，否かの判断がおおよそできるよう，窓口対応方法や介護予防ケアマネジメントの実施方針などを押さえ，住まう居所によって，同一市町村内で異なる対応とならないようにすべきである．さらに，2021（令和3）年4月より，住居主体のサービスを実施しているボランティア団体に対する補助事業（B型，D型）について，要支援者等に加えて介護給付を受ける前から継続的に利用する要介護者も対象となるように見直されたので，留

注3：介護予防訪問看護，介護予防通所リハビリテーション，介護予防福祉用具貸与や介護予防住宅改修など．

6章

図表1　具体的な介護予防ケアマネジメントの考え方

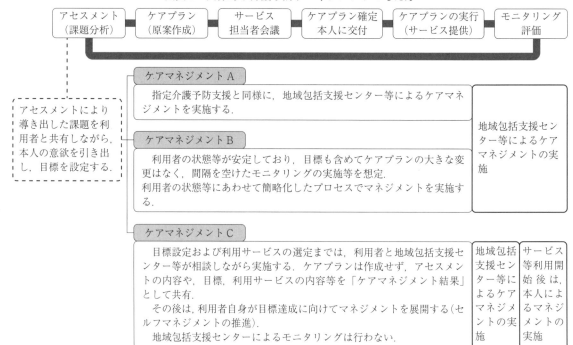

※ケアマネジメントBまたはCの該当者については，随時の本人および家族からの相談を受けるとともに，利用者の状況変化時などサービス実施主体から，適宜連絡が入る体制をつくることが望ましい.

〈出典：厚生労働省「介護予防・日常生活支援総合事業ガイドラインについて」（平成27年6月5日老発0605第5号（平成30年5月10日老発0510代4号，一部改正），厚生労働省老健局振興課〉

図表2　一般介護予防事業の内容

事業	内容
介護予防把握事業	地域の実情に応じて収集した情報の活用により，閉じこもり等の何らかの支援を要する者を把握し，介護予防活動につなげる
介護予防普及啓発事業	介護予防活動の普及・啓発を行う
地域介護予防活動支援事業	地域における住民主体の介護予防活動の育成・支援を行う
一般介護予防事業評価事業	介護保険事業計画に定める目標値の達成状況等の検証を行い，一般介護予防事業の事業評価を行う
地域リハビリテーション活動支援事業	地域における介護予防の取組みを機能強化するために，通所，訪問，地域ケア会議，サービス担当者会議，住民運営の通いの場等へのリハビリテーション専門職等の関与を促進する

〈出典：厚生労働省「介護予防・日常生活支援総合事業ガイドラインについて」（平成27年6月5日老発0605第5号（平成30年5月10日老発0510代4号，一部改正）を一部改変〉

意が必要である.

（b）総合事業利用時における具体的な介護予防ケアマネジメントの考え方

　介護予防ケアマネジメント（第1号介護予防支援事業）は，ケアマネジメントA・B・Cの3種類が示されており，多様なサービス種別に応じて，対応できることになっている．その種類やプラン報酬等，市町村が決定していくことになっており，全国一律ではない.

（c）一般介護予防事業（介護保険法第115条の45第1項第2号）

　　一般介護予防事業は，年齢や心身の状況等に関わらず，高齢者が要介護状態になっても，生きがいや役割をもって生活できる地域の実現を目指すことを目的としているため，65歳以上の高齢者が事業の対象者である．

　　一般介護予防事業は，五つの事業で成り立っているが，市町村によって取り組んでいる事業数や事業内容が異なるため，関係市町村の取組み内容を熟知し，的確な事業案内を必要な人・機関に情報提供できるようにしておくことが必要である．

3　生駒市の総合事業を活用した介護予防と地域づくりの経緯

　　生駒市は奈良県の北西部に位置し，京都・大阪に囲まれた近畿のほぼ中央にあり，南北に細長い地形で面積は 53.15 km^2．大都市隣接の利便性を活かし，低層住宅を中心として質の高い住宅都市として発展．豊かな自然や歴史，伝統産業（茶筌）と最先端技術を備えた利便性の高い住宅都市である．

　　人口は，12 万人弱で，第一号被保険者は，おおよそ 3.3 万人，このうち 75 歳以上が半数程度であり，高齢化率は 28.15%（2020（令和2）年時点）である．要介護認定率は，2014（平成26）年の 15.9% から年々低下し，2018（平成30年）に 14.2% となって以降，2020 年まで 14.2% を維持した状況となっている．

　　市の担当課は，介護保険制度発足時から，これまで要支援者の認定調査や主治医意見書を読み取り，整形外科的疾患や生活習慣病の悪化による新規申請が多いことや認知症の初期の症状を有する人が多いことを把握していた．この他にも，歩行・立ち上がりには見守りや杖歩行等で一部介助が必要な人は多いが，買い物については，注文配達などしてもらっている人や調理については，身体能力を有していても経験がないため，していない人も一定数いることも調査の結果として認識していた．そして，このような要支援者の大半は介護予防通所介護や介護予防訪問介護を利用していた．

　　ただ，これらのサービス利用の目的は，社会参加の場や買い物・掃除支援が多く，特に社会参加の場と考えるなら，送迎の問題さえ解決できれば有資格者でなくても提供できるサービスでも対応できる人も含まれていた．つまり，軽微な移動支援があれば地域のサロンに通える人もおり，買い物や掃除等についてはシルバー人材センター等でも対応可能な人も一定数存在したということである．

　　この他にも要支援者に多い病態を考えると，短期間・集中的にリハビリを行い，自宅内外での生活も視野に入れながら活動量をあげる方法が有効ではないかといったことも市と地域包括支援センターの中で考えられていた．このような意見の集約ができたのは，2006（平成18）年度から地域包括支援センターが介護予防支援については，基本的に委託せずに直営でのプラン作

成を心がけ，要支援者の心身の状態像やプラン内容について，経年的な傾向を把握していたからであった．

　また，介護予防が必要な人を早期に発見するために，75歳以上で市が全く把握していない非認定者を対象に，元気度チェック（基本チェックリスト＋α）を郵送し，返信してもらっているが，返信者の中で，生活機能低下者については，低下項目が3項目（生活全般の機能＋運動＋他の5項目のうちいずれか）重複該当する場合，Aリスト者として早期対応が必要と判定し，個別に地域包括支援センターから連絡を取り，必要に応じて総合事業等の案内をしていた．

　運動・生活機能・栄養・口腔のいずれかに該当する場合は，Bリスト者として，市から介護予防事業への案内文章を送付し，地域包括支援センターのリーフレットを挿入しておくことで，後日介護予防に関心を示した人から連絡が入る仕組みをつくった．未返送者には，地域包括支援センターが個別訪問を行うことになっており，認知症夫婦やセルフ・ネグレクトなど，支援が必要な高齢者の発見にも繋がっていた．

　このような状況の中で2013（平成24）年10月には，国のモデル事業である「市町村介護予防強化推進事業」にも参加し，現在まで続く総合事業の基となる事業を創出し，他市町村に比し，スムーズな総合事業への移行が果たせたのであった．

（1）生駒市の短期集中予防サービス（現・通所型サービスC）

　例えば，全国から視察に訪れる生駒市の短期集中予防サービス（現・通所型サービスC）も3か月間・1クールという教室制を中心にモデル事業の内容にこだわり，仲間づくりが同時に行える体制で組まれた事業であった．

　短期集中予防サービスである「通所型サービスC」が1クール3か月間の利用かつ教室制となっているため，地域包括支援センターは，4月，7月，10月，1月の月前には，各通所型サービスCの3事業6教室参加者分のエントリー者を選考する．地域包括支援センターとしては，介護予防ケアマネジメントが集中して大変な部分もあるが，教室制にこだわった結果，終了月が皆同じであることが一つの強みとなっている．

　それは，同じ時期にエントリーして，同時期に終了月を迎えるため，活動量が増した高齢者が，互いに刺激し合い，「地域のどのプログラムに参加する？」とか，お世話になった通所型サービスCのボランティアで御礼がしたいということに繋がり，参加者が担い手に変わっていく，担い手に変更していくからこそ，新たな参加者の不安が手に取るようにわかる．そんなwin-winの関係性を構築してくれており，中でも認知症の方が担い手側で活躍されている姿は，多くの参加者の励みとなっている．

　この他にも市や地域包括支援センターの「他者との交流」を目的としたことで，結果的に認知症高齢者の方も通所型サービスCに通うことができ，そこが居場所として定着し，最終的に認知症の方も，その教室でボランティ

ア活動を始めた．介護予防の実践を通して，特に地域ケア会議（Ⅰ）を通して，認知症の初期症状から中等度のかけて，記憶障害や見当識障害で「通いたい場」に行けない高齢者をどうやって支えるかということの議論が相次いだ．

そこで，認知症は病気であることの理解の促進については，図書館とコラボレーションして，「認知症にやさしい図書館づくり」を目指し，フォーラムを開催したり，図書館の中で認知症のブースを設置してもらったり，住民主体の認知症カフェを設立したりしてきた．

その中でも現在，最も力を入れているのは，「認知症支え隊」養成講座や支え隊の活動促進についてである．サロンに行きたくても曜日を忘れてしまう人に支え隊登録ボランティアが「今日はサロンの日ですよ．そろそろお出かけしてくださいね」と電話連絡したり，一緒にサロンまで同行したり，認知症カフェで家族がゆっくりできるよう，当事者の方のお話相手や散歩に同行したりしている．

これは生駒市が社会福祉協議会に委託をして実施しているが，毎年，支え隊のボランティアを養成するのは，地域包括支援センターに加配している認知症地域支援推進員と共に市が講座開催している．当事者に来所いただいたり，地域包括支援センターからどのような支援が有り難いかをグループワークを通して話し合っている．

（2）地域包括支援センターが実施する介護予防ケアマネジメントの平準化

総合事業の移行に際して，最も意識したのは，地域包括支援センターが実施する介護予防ケアマネジメントの平準化だった．居所により地域包括支援センターが決まっており，住民は選ぶことができない制度であることから，どこの包括を訪ねても同様の視点でアセスメントできる力を養っておく必要があると地域包括支援センターも市と同様に考えた．そのためのルールづくりを行おうと，地域包括支援センターで予防部会を立ち上げ，総合事業を円滑に進めていくための定例会議を開始した．

また，医療介護連携の場を借り，生駒市医師会，歯科医師会，薬剤師会，訪問看護ステーション，介護予防通所介護事業所，介護予防訪問介護事業所，地域包括支援センター，介護支援専門員からなるメンバーで，生駒市版二次アセスメントツールおよび基本チェックリストの活用を議論し，ツールの検証までを実践してきた．

次に，これまで実施してきた地域包括支援センター予防部会による活動のいくつかを紹介する

（a）老人クラブとタイアップした地域ボランティア養成講座の開催

老人クラブ連合会に対して，いきいき百歳体操や生活支援サービス等の担い手となってもらうこと，もしくは，老人クラブでいきいき百歳体操を開催してもらうことを意識し，講座を開催．この講座を機に，いきいき百

図表3　住民主体・地域運営の通いの場（地域づくり）

平成24年度		平成27年度		令和元年度	
教室名	教室数	教室名	教室数	教室名	教室数
わくわく教室	9	わくわく教室	9	わくわく教室	9
地域型のびのび教室	10	地域型のびのび教室	23	地域型のびのび教室	24
脳の若返り教室	2	脳の若返り教室	7	脳の若返り教室	6
高齢者サロン	35	高齢者サロン	40	高齢者サロン	46
ひまわりの集い	1	ひまわりの集い	2	ひまわりの集い	2
		いきいき百歳体操	2	いきいき百歳体操	78
				コグニサイズ教室	2
				認知症カフェ	5
合計	57	合計	83	合計	172

〈出典：生駒市高齢者保健福祉計画・第8期介護保険事業，生駒市地域包括ケア推進課，令和2年3月末時点〉

図表4　総合事業に関する普及啓発

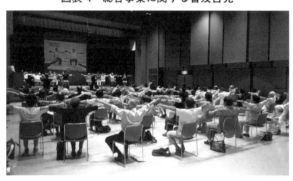

歳体操は急速に開催場所を増加し，住民主体の通いの場が172か所にまで
達した．

（b）いきいき百歳体操

　地域包括支援センター予防部会では，活動場所の確保のため，市と協働
し，活動している市民にも協力をいただきながら，市独自の「いきいき百
歳体操」啓発DVDを作成し，市内127か所の全自治会に配布した．その
ことで一気に「いきいき百歳体操」開催への理解者を増やした．2018（平
成30）年11月10日（土）には，の午前の時間を利用して，介護予防
1,000人大会を開催した．

　地域包括支援センター予防部会では，一般介護予防事業に参加される高
齢者に対して，1年間の生活目標や目標達成に必要な具体的な取組み等を
意識して高齢者自身で記載できる介護予防手帳がセルフケアに必要という
声があがり，オリジナルの手帳を作成した．地域包括支援センターが実施
する出前講座や介護予防教室で配布し，活用いただいている．他に，総合
事業に関するパンフレットも独自で作成し，教室風景が想像できるような

図表5　リーフレットの紹介

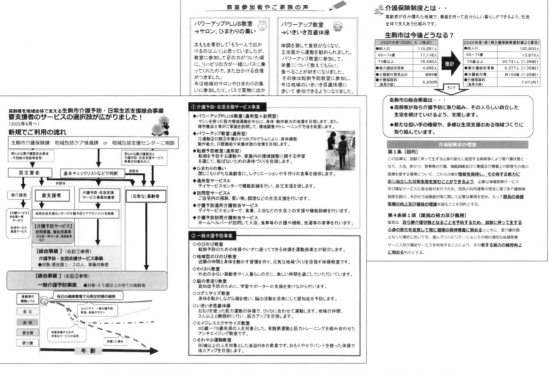

〈出典：生駒市高齢者保健福祉計画・第8期介護保険事業，生駒市地域包括ケア推進課〉

工夫を設けている.

(c) 総合事業に関する理解促進を図る独自のリーフレットを作成

　今では，総合事業は「要支援切り」と言われることはなくなったが，当時は誤解した人々も多くいたため，総合事業は「地域づくり」であることを伝えるために，地域包括支援センター予防部会にてオリジナルのパンフレットを作成した（**図表5**）.

　このパンフレットは，地域包括支援センターに異動したばかりの職員もベテラン職員も同じように総合事業の説明ができるよう，介護保険制度の理念や介護予防の必要性等が等しく市民に理解されるよう作成されている.

　介護支援専門員に対しても総合事業に関する理解を促進するために，これらのパンフレットは役立っている.介護支援専門員の研修会は，地域包括支援センター主任介護支援専門員部会で企画し，地域包括支援センター予防部会において，実際の研修を運営する等，役割分担しながら，総合事業の適切な運用を目指してきた.地域包括支援センターが主催する研修の為，主任介護支援専門員の更新研修の受講条件となる年に4回の研修参加等の証明証も発行することができ，介護支援専門員等にも参加を促しやすくなった.

図表6　介護予防ケアマネジメント・地域ケア会議・短期集中予防サービスは連動
（短期集中予防サービス通所型C＋訪問型Cの様子）

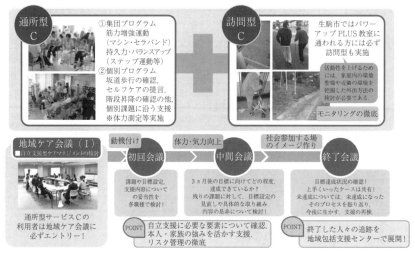

〈出典：生駒市高齢者保健福祉計画・第8期介護保険事業，生駒市地域包括ケア推進課〉

(d) 地域ケア会議の活用を促進

　生駒市では，地域ケア会議を4種類に分けて展開している．困難事例を中心とした地域ケア個別会議（Ⅱ）やコミュニティ推進会議（Ⅲ），認知症に関する地域ケア会議（Ⅳ）がある．

　地域ケア会議（Ⅰ）では，主に要支援認定者および事業対象者を中心に，介護予防・生活支援サービス事業の中で，集中介入期に位置するパワーアップPLUS教室（通所型サービスC＋訪問型サービスC）の参加者のより良い生活を見出すために必要な取組みをこの会議を活用して多職種が参加し，議論している．

　この会議の積み上げにより，自立支援や重度化防止に関する取組みを促進する視点や地域でのサポート資源を創出する視点を養うことに繋がり，地域包括支援センター職員として参加する意義が大きかった．

　また，参加当初は，「元気になれるわけがない」と半信半疑で参加した高齢者が，3か月後には，元気を取り戻してゲートゴルフや地元のサロンへ通い始める．そうした高齢者から満面の笑みで「あんたのおかげや」と地域包括支援センターは，感謝されることで地域包括支援センターのケアマネジメントが全体的に大きく変わったと感じている．

　医療との連携も重要であり，市内急性・回復期病院に協力を仰ぎ，地域ケア会議（Ⅰ）開催時に多職種として，リハビリの専門職に参加してもらっている．リハビリ専門職だからこそ，助言ができる部分に助けられている．

　たとえば，可動域制限のある高齢者への対応，「痛むから動かない」，「動かないから筋力はさらに低下する」という廃用性の悪循環に陥りやすい点について，専門的見地から理論づけして説明してもらえることで，支

援者の不安が軽減され，根拠を押さえた支援の幅の広がった．

　このことは通所型サービスCや訪問型サービスCの場面において，直接的・間接的にリハビリ専門職から学ぶ知識も多く，現場スタッフや市の保健師，地域包括支援センター職員の「自立支援や重度化防止」の視点を高め，力量をアップすることに繋がってきた．

(e) 地域づくり拠点の増設 ―まちかど図書館―

　介護予防支援や第1号介護予防支援事業で関わった高齢者との出会いの中で，生活機能低下に至った背景や原因を探り，高齢者と共に課題を整理し，目標の設定を行っていく中で，地域のサロンや今まで取り組んできた趣味を再開したいという人の声が多く聞かれた．

　今後，ますます高齢化が進み，特に後期高齢者の割合が高くなる本市にとって，虚弱な高齢者が気軽に集い，繋がり合う地域づくりを加速化する必要を地域包括支援センターも感じており，一般介護予防事業の事業数の拡充と事業の周知に力点を置くことに繋がった．

　各地域包括支援センターが，高齢者が気軽に集える介護予防の拠点場所の必要性を法人内に働きかけてくれ，交流スペースや通いの場，認知症カフェなど，さまざまな取組みを自発的に展開してくれている．いきいき百歳体操の会場を提供してくれているところもあり，中には，図書館と連携し，「まちかど図書」として，図書館から除籍本を分けてもらい，スペースを設けて市民の交流スペースに配置し，自由にお茶を飲みながら本が読

図表7 包括支援センター交流スペースの様子（左）まちかど図書（右）

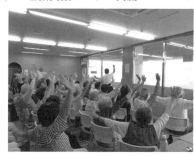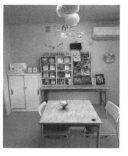

図表8 地域巡回型ひまわりの集いで，参加者が主体的に料理を披露

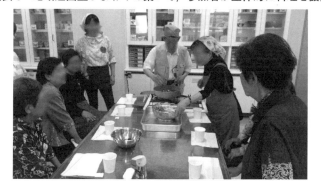

めるような工夫をしている地域包括支援センターもある.

　ボランティアの高齢化が進む地域のサロンを活性化することを目的に,生駒市健康づくり推進員連絡協議会が主催している通所型ひまわりの集いを地域巡回として出前で既存のサロンとコラボレーションする企画を2014（平成26）年から展開してきた. 2019（令和元）年度の実績は, 21回開催, 延べ507人の参加を引き受けるほどの盛況ぶりである. 中には参加者50人を超える巡回型イベントもあるが, 生駒市健康づくり推進員協議会の代表である藤尾庸子氏は,「喜んでいただけるなら, 鍋をもってどこにでも参ります!」と頼もしく応えてくれる. 会員数280名, うち男性200名を超えるこの会は, 全国でも珍しいと思うが, この会員数を束ねる藤尾会長の心意気のすごさが地域づくりに大きく影響を及ぼし, 全国からの視察も後をたたない状況である.

　サロンと巡回型ひまわりの集いがコラボレーションした出前料理では, 元々調理師だった男性がボランティアが進める調理を見ておれず, 席を立って自身で鍋を回し, 手際よく調理してくれた. 地域づくりを促進する介護予防の在り方は, こうした高齢者の無限の可能性や潜在的な能力を発見し, 地域に還元していく仕掛けや仕組みづくりが重要ではないだろうか.

　この他にもMさんは100歳で腰痛があり難聴もあるが, 通所型サービ

図表9　認知症カフェ

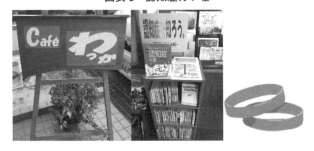

図表10　地域ねっとの集いの様子

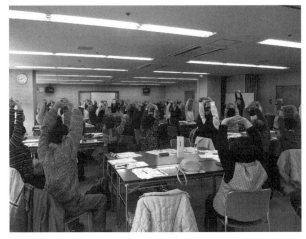

スBのひまわりの集い^{注4}に週に1回参加することを楽しみに過ごしている．福祉用具の貸与とひまわりの集いのみサービス利用しているだけで，後は自立している．洋裁が得意で同じひまわりの集いの参加者Iさん，95歳と互いに自身で仕立てたブラウスを褒め合ったりしている姿が微笑ましい．要支援1の認定を持っているが，ひまわりの集いの日は，70代の参加者と同じ量を食しながら，雨の日も雪の日も決して休むことなく参加している．

「会いたい人がいる」，「仲間と一緒に会話を楽しみながら，食事をする」ひまわりの集いは，生駒市健康づくり推進員連絡協議会が市の委託を受けて実施している通所型サービスであるが，住民が要支援者を対象に，活気あふれる教室を複数展開している^{注5}．

4 おわりに

総合事業を活用した介護予防と地域づくりとして，生駒市の取組みを中心に紹介してきた．すでに住民主体の介護予防教室が公表できるところだけでも150か所以上に上り，それぞれの活動をボランティア同士で知り合い，レクリエーションのネタ書やボランティアの高齢化について工夫していること，最新情報の共有などを目的にサロン交流会を「地域ねっとのつどい」と称して，2006（平成15）年度から実施している．企画も運営もボランティアで実施してくれており，地域のネットワークづくりにも寄与している．今年は脳トレやレクリエーションなどをボランティアの負担を少なく，展開できるようネタ本を作成し，各団体に配布している．

ケアプロナビというシステムを導入し，地域包括支援センターや介護支援専門員，遠方に住む家族や地域の核となる人達がどこにどのようなサロンや介護予防教室があるかを住所地から探したり，介護予防のカテゴリーから探すなどができるようになった．

地域包括支援センター職員は，こうした費用が社会保障充実分^{注6}をうまく活用してできることを知り，行政の主担当課とも話しをしていくことも大切な仕事である．

地域包括支援センターは高齢者の総合相談窓口としてさまざまなニーズをキャッチできる強みがある．介護予防ケアマネジメントの実態を踏まえ，今後も総合事業の運用と発展，地域づくりに積極的に関与し，地域包括ケアの構築に向けた取組みに強く関与いただきたい．

（田中　明美）

注4：住民主体のミニデイサービスで，レクリエーションや会食を提供．

注5：2019年12月の新型コロナウイルスの最初の発症から，世界規模で感染が拡大している中，生駒市においてもこうしたイベントやレクリエーション等については，感染予防対策を講じて行っている．

注6：社会保障の充実分として，在宅医療・介護連携推進事業，生活支援体制整備事業，認知症総合支援事業，地域ケア会議推進事業の費用が含まれる．

○ ● **参 考 文 献** ● ○

1）厚生労働省，『介護予防・日常生活支援総合事業のガイドラインについて』，平成27年6月5日老発0605第5号（平成30年4月1日一部改正）

2）田中明美・北原理宣　著，服部真治　編著：『地域でつくる！介護予防ケアマネジメントと通所型サービスC　―生駒市の実践から学ぶ総合事業の組み立て方―』，社会保健研究所（2017）

3）地域包括支援センター運営マニュアル検討委員会：『地域包括支援センター畝意マニュアル2訂』，長寿社会開発センター（2018年）

4）生駒市地域包括ケア推進課：「生駒市高齢者保健福祉計画・第8期介護保険事業計画」

7章 島しょ部の地域包括支援センターの実践事例

1 龍郷町の概要

　龍郷町は，奄美大島の北部に位置し，総面積 82.01 km². 亜熱帯の海洋性気候で，東シナ海と雄大な太平洋に囲まれており，山地と丘陵に対して平野が少ない町である．北東部においては農業が盛んで，北部は急傾斜地により各集落が分断されている．

　2006（平成 18）年の「平成の大合併」の際，隣接する名瀬市と笠利町の飛び地合併に，本町は挟まれる地理的条件となった．元来，医療機関や介護施設等は奄美市の中心街である名瀬に集中しており，サービス利用や専門職の連携において，隣接市町と連携を図りながら対応を進めてきたが，住民の流出入や町外サービス提供事業所の利用が増えたことで，より一層町を超えた広域的な保健医療福祉介護の体制づくりやネットワーク構築の必要性が増した．

　集落特有の言葉や風習など，現在でも多様な地域文化が残っており，人と人との繋がりがとても深く根付いている．本町は全 20 集落で形成されており，人口は，2018（平成 30）年 4 月現在 6,099 人，3,064 世帯，高齢化率は 32.8% である．1955（昭和 30）年には 8,841 人であったが約 2,800 人減少したことになる．ただその後，埋立て事業や道路等のインフラ整備公営住宅整備，民間住宅の増加により減少傾向に歯止めがかかり，島内における市町村の人口が減少していくなか，本町はほぼ横ばいで推移している．しかし，集落によって人口の増減に大きな違いが見られ，市街地と空港を結ぶ幹線道路である国道 58 号沿線の集落は，大型ショッピングセンターの進出や，民間による賃貸住宅の整備が進んでいるため，人口が増加しており，島内のベッドタウンとしての位置にある．これらの集落は，転入者やＩターン^{注1}者の増加により，新たな住民が集落の風習に慣れないなど，地域課題があり，東シナ海側に位置する北部の集落では，過疎化が進み，人口減少と高齢化が課題になっている．

注1：都市部出身者が地方に移住して就職すること．

2 直営型地域包括支援センターの経緯

　本町では，介護保険制度の開始により，在宅介護支援センターが居宅介護支援事業所の機能へシフトするなか，介護保険サービスばかりへ業務が偏らないように，在宅介護支援センター機能と居宅介護支援事業所機能は，別々に職員を配置し，地域のネットワークづくりに専念できる体制を条件に在宅介護支援センターを委託していた．そのため，当初から高齢者の全戸訪問や実態把握事業を開始することができた．

　2000（平成 12）年に委託の基幹型在宅介護支援センターが設置され，その頃から地域のネットワークづくりをどのような体制で組み立てていくか悩

みながら，基幹型在宅介護支援センターを中心に行政と在宅介護支援セン
ターが，定期的な会議を開催し，住民が安心して暮らせる仕組みについて検
討した．たとえば，記録用紙を医療・介護・保健を含む総合的視点での内容
への変更を検討したことなどである．町内で相談業務に関わる，保健師や看
護師等で統一した実態把握を展開することにより，情報の共有化を図ること
ができたと考える．

　2006（平成 18）年に，町直営の地域包括支援センターを開設するに当
たって，住民にとって相談機関が直営 1 か所になるために，十分な相談がで
きなくなるのではという不安や，センターの機能低下に繋がらないよう，高
齢者情報のスムーズな引き継ぎや，集落ごとの高齢者マップの作成を行っ
た．要援護者が集落でどのように生活しているか，まずは地域へ出向き，地
域の声を拾いながら集落単位でマップに記入し，少ないスタッフでも対応で
きる対策の検討を図り，ハイリスク者を漏らさず関われる体制づくりを強化
することに努めた．

　現在，地域包括支援センターの職員は，高齢者人口 3,000 人未満で 2 職種
という基準のもと，保健師 1 名，主任介護支援専門員 1 名，介護予防プラン
を担当する介護支援専門員 2 名，元気高齢者対策の看護師 2 名を配置し，介
護予防や家庭訪問・相談の強化を図り，地域の高齢者が要介護状態になって
も，いつでも地域に戻れるよう，また，いつでもプロの手が必要になれば，
介護サービスを手段として活用できる循環型の支援を目指している．

　開設当初は，100 件以上の介護予防プランを作成していたが，住民の意識
変化や地域体制の充実により，平均 20 件まで減少してきている．地域に密
着したケア体制をさらに強化するため，2015（平成 27）年度からは，生活
支援コーディネーター 2 名を配置し[注2]，計 8 名で活動を展開している．

注 2：龍郷町では，住民の世話焼きさんのなかから生活支援コーディネーターを選出している．

　振り返ると，開設時，準備もあまりできないままのスタートで，場所の検
討も十分にできないまま，役場の保健福祉課内に地域包括支援センターが設
置され，相談機関として危惧する面もあったが，高齢者福祉係・介護保険
係・国民健康保険係・障害者係・健康増進係の 5 係が，役場内の同じ課内に
集約されていることが良かったのか，横の連携が図りやすく共生型支援体制
として，介護プランの適正化等も含め，高齢者の総合相談窓口として機能し
ている．

❸ ここで暮らし続けたいと思える地域ネットワーク体制づくり

　地域包括支援センターを直営で運営し，介護予防事業，包括的・継続的ケ
アマネジメント支援事業等を進めていくなかで，本町における地域ネット
ワークの体制が，十分に機能していない現状に気づかされた．民生委員や区
長など役職のついた住民が，地域において 1 人でさまざまな対策に奮闘して
おり，行政も地域住民が「地域のために自分のこととして気づけるために」

何か仕掛けが必要であると考え，さまざまな施策を検討してきたが，なかなか地域に出ることができず，行き詰まっていた.

そのようなとき，2008（平成20）年にゲリラ豪雨の災害に見舞われた.昔からある支え合いの精神が，まだまだ残っている町ではあったが「高齢者が安心して暮らせるために何が必要なのか」住民自身がその気になって，地域ネットワークづくりができないかと考え，災害支援を通して，地域住民と行政が協働して活動できる組織として，「見守り応援隊」という，地域住民を巻き込んだネットワークづくりに取り組んだ.

集落で住民座談会を開き，ネットワークの講演会や，グループワークにより災害から見えてきた地域の課題を抽出し，集落地図[注3]を活用しながら「個人ができること」「集落ができること」「行政ができること」という支え合いの役割分担や，見守り連絡票を作成し，平常時・災害時にどのように，集落課題を解決していくか体制図を作成するうえで，集落でリーダー的に活躍する推進員として「見守り応援隊」と名付けた.この活動は，直接応援隊が見守りをすることではなく，身近な資源を発見して，共同して体制をつくっていくこと，集落の高齢者支援を考えていく住民として位置づけた.

7集落で事業を展開したが，災害を切り口にしたことや，行政が声掛けをして開催するので，行政主導の感覚となり，集落によってはなかなか軌道に乗らず，見直しの必要性を感じた頃，『支え合いマップ』の作成を通じて，住民の力を活かすことを提案している，住民流福祉総合研究所の木原孝久氏が来島され，これをきっかけに2011（平成23）年度より，マップづくりを通じた地域ネットワーク体制づくりに取り組むことになった.

まずは，無理がないように3集落をモデルにマップ作成を始めた.住民と地域包括支援センターの職員が集落をまわり，自分たちの住む地域にはどのような資源（人・物・住民の関係性など）があるのか，要援護者がどのような生活をしているかを確認し，「支援が必要な人を，自分たち住民がどのように見守ることができるか」，具体的な生活課題に対して「何が手助けできるのか」といったことを，マップづくりを通じて議論を重ねていった.

同時に，マップづくりのなかで挙がった課題は，地域ケア会議でも取り上げ，保健・医療・介護・障害福祉等の関係者で共有し，地域資源を理解・共有することでチームケア体制づくりに活かしていく，流れをつくることとした.これに具体的な事例検証等も加え，[注4]「わきゃシマどぅくさネット体制図」（図表1）を2011年度末に作成することができた.

作成した「わきゃシマどぅくさネットワーク図」は，細かな点まで情報を拾ったため膨大な図となったが，自助・互助・共助・公助の観点でわが町を整理したものである.

このネットワーク図を，介護保険事業計画第5期から，今年度作成した第8期まで，本町の目指す姿として掲げ，地域包括ケア体制づくりの推進を図っている.

注3：地域包括支援センターで地域の把握のために作成した地図で，集落ごとに高齢者の状況が地図上でわかるように作成した「高齢者マップ」のこと.

注4：「わきゃシマ」とは「わが島（集落）」，「どぅくさ」とは「元気」という意味があり，わが町を元気にしていくための，体制図という願いを込めている.

図表1　わきゃンマどぅくさネット

龍郷町高齢者・障害者地域包括ケア体制

自助・互助・共助・公助の役割分担により、地域包括ケアを支える

※地域包括ケア研究会報告書による定義

自助　自ら働いて、又は自らの年金収入等により、自らの生活を支え、自らの健康は自ら維持すること、自分たちでできること

互助　インフォーマルな相互扶助。例えば近隣の助け合いやボランティア等、お互いにできること

共助　社会保険のような制度化された互助共助 → システム化された互助、制度化された互助

公助　自助・互助・共助では対応できない困窮等の状況に対し、所得や生活水準・家庭状況等の需給要件を定めたうえで必要な生活保障を行う社会福祉等、生活保障の制度

社会福祉協議会〈共助〉〈公助〉
・シルバー人材センター
・ボランティアコーディネーター
・福祉活動の推進
・有償ボランティア（ふれあいサポート）
・地域福祉コーディネーター
・福祉サービス利用支援
・ファミリーサポートセンター
・スピーディに！連絡して！（発見から支援へ）
・在宅からの支援へ
・在宅看護の見守り

福祉サービス〈共助〉〈公助〉
・緊急通報サービス　・高齢者無料バス
・宅配給食サービス　・敬老祝い金
・福祉乾燥サービス　・介護入手金
・寝具乾燥サービス　・元気度アップポイント
・移送サービス

家族支援
・家族ヘルパー　・老人福祉センター
・定期家庭訪問　・各種介護教室
・権利擁護事業　・地域サロン（どぅくさ）会
・楽らく体操　・じゃっかり教室
・健康教室　・育児教室
・各種健診　・栄養教室
・介護支援専門員研修会　・男性料理教室

地域ケア会議
・個別ケア会議
・担当者検討会
・地域ケア検討会

地域包括支援センター（町役場関係課）
子育て世代包括支援センター
*総合相談窓口
（事務所も総合相談窓口）

〈共助〉
・ターミナルについて（見通し）
　・病状説明（見通し）
　・医療行為と家族について助言
・本人を中心とした一貫した支援の方向性（マネージメント）

介護保険・自立支援
・通所介護　・訪問リハビリ
・通所リハビリ　・福祉用具
・訪問介護　・住宅改修
・訪問看護　・短期入所
・訪問診療

介護施設
・地域密着型サービスグループホーム
・認知症高齢者
・小規模多機能サービス
・認知症キャラバンメイトの会

保健福祉課〈公助〉
ケースワーカー
・遺族年金・障害年金
・障害支援
・簡記支援

医療
チームケア
安心した相談窓口
在宅医　歯科医
薬局
・在宅医療連携支援センター
ケアマネ
・居宅介護事業所
認知症専門医
医療サービス事業所
・訪問医療療　・訪問リハビリ
・訪問看護　・訪問歯科診療

介護
・障害者サービス事業所
・障害者基幹相談支援センター
在宅　・施設

障害

地域づくり 見守り 自分たちのこととして！マップづくり〈組織力〉
スキルアップネットワーク

ボランティア
・児童ボランティア
・元気度アップ
・地域包括ポイント
"災害支援時等"（地域力）
・災害への備えかけ
・支援の連続性（継続性）

消防

地域に頼る・出す活動を（くん）
巡回している金融機関職員
ガス・水道・電気料金徴収員
新聞配達、農協協同組合
浄化槽業者等

交番

居場所をつくる
・地域の居場所・見守り・自分たちのことに！

〈自助〉 〈互助〉
地域住民

正しくの商店（寄り所）
買い物、話し相手。
区長、民生委員、世話焼きさん、
食生活改善推進員、認知症サポーター
健康づくり隊
地域の専門職（看護師・介護師）
母子保健推進員・介護経験者

・グラウンドゴルフ仲間
・趣味の仲間
・近所のお茶の大場

介護フェア（町福祉フェア）
シンポジウム
（なんぽなしのくらし）
（町民の発表の場）

Ｉターン窓口

地域（介助）〈適切な支援〉方面
・相談　・スキルネット

地域

本人　**主な介護者**

〈自助〉
・生きる力（目標）
・闇（その人らしさ）
・趣味・信仰
・困ったときのSOS
（悩み上手）
・わんノート
・キーパーソンの存在
・最後まで看たい
・経済力

〈互助〉
・経済的支援
・精神的の支え
・見通し（介護の）・連帯感
・本人と介護者の支え
・介護者へのねぎらい
・家族の結びつき・役割分担

家族　親族

・避難（災害）支援
・買い物
・見守り
・家族の支え

介護者へのねぎらい
家族の会（介護経験者を中心に）

「わきゃンマ」どぅくさネット

体制図の分類
：誰が、どこか
：ポイント
：継続してくしくみづくりや活動が必要なこと

図2　高齢者マップ（支え合いマットとは異なる地図）

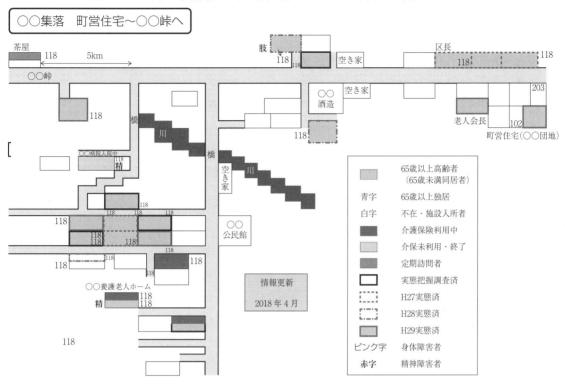

　ここで，自助・互助・共助・公助が同じ方向性をもって活動を進めるうえで，地域包括支援センターが現在進めている活動をもとに述べてみたい．

（1）総合相談機能の強化

　65歳以上の高齢者を訪問し，健康状態や困りごとなど，聞取り調査を行うことにより「高齢者台帳」を作成した．支援が必要な方や気になる高齢者を抽出し，看護師が早期から定期的に訪問することにより，介護予防事業へ繋げた．また，集落ごとに高齢者の状況が地図上でわかるように作成した「高齢者マップ」は，的確で迅速な対応ができるよう65歳以上の高齢者，独居高齢者，高齢者夫婦，要援護者，障害者などに色付けし，年に2回更新作業を行い，総合相談や家庭訪問に活用した．

　このように地域包括支援センターが，住民にとっての『地域の保健室』といった機能が発揮できるような活動を目指し，体制を整えていった．

　看護師や保健師の活動は，予防の視点をもち，地域を知って，その地域に即した支援を行うことが重要である．地域を歩いて家庭訪問を行い，住民の暮しや地域の生活課題を把握することで，住民が何でも相談できる関係性や環境整備に努めた．最近は，"生活困窮者"やいわゆる"ごみ屋敷""引きこもり""子育ての不安""虐待"など問題が多岐にわたり，あわせて一家で多くの問題を抱える"多問題世帯"が増加しており，母子の問題から高齢者や障害者を含めて複雑化している．

　このように，保健や福祉の問題だけでは解決できない諸問題に対しては，

関係機関との連携が必要となる．地域包括支援センターでは，さまざまな相談の窓口として機能を発揮しながら，ネットワークを構築することで，関係者の役割を整理する[注5]ミニ調整会議の開催，各ライフステージに合わせた担当者との調整など，相談窓口機能の強化や，多職種協働による迅速な地域ケア会議開催などの体制づくりの強化を図っている．相談や地域ケア会議では，高齢者台帳の基本情報をもとに，エコマップやジェノグラムを活用して，家族や地域の関係性などを確認しながら進めるが，介入する際は，高齢者マップが必需品として役立っている．また，緊急時や救急を想定し，消防の救急隊とも情報の共有を行い，このマップを活用してもらっている．

注5：地域ができること，専門機関・行政ができるといった項目に整理する．

（2）住民と共に築くネットワーク

　もともと奄美は，『結い』といった地域ネットワークは強く，見守り体制が普段の生活のなかで培われている．しかし，ここ数年その『結い』の精神が薄れてきており，見守り活動をするなかで，一歩踏みこんだ困りごとの解決となると，把握していないことも多く，後手対応に追われる事案が出てきた．

　もう一度，集落ごとの地域の資源発掘ができるのではと，支えあいマップ手法を使い，見直しを行った．そのことにより，もともと地域にある資源や，地域住民の生活活動のなかから，施設や介護サービスに頼るだけではない，支援のあり方が見えてきた．地域住民や関係機関・団体と一体となって『結い』を取り戻していく活動が必要になっている．

　小さな町なので，いろいろな声は聞こえてきて，中央で情報把握もできるが，集落に出向いて，集落を良く知っている方々とマップづくりをしている．地域のことは，そこで生活し，地域を良く知っている人でないと，見えないものも多いと思う．そのなかで，私たち地域包括支援センターは黒子として，住民の方が住民の力を発揮できるように，影で支える存在でありたいと努めている．

　地域を周り，住民のなかで声を拾い，住民自身が感じた課題を整理すると，まず一番に出たのが，「少し身体が動かなくなると，行く場所が制限される」と，"行き場所""居場所""活き場所"の場づくりの必要性が上がってきた．

　2016（平成28）年度から介護予防・日常生活支援総合事業を開始したが，本町では，2011年度から地域で『どぅくさ会』[注6]という介護予防の拠点を含むサロンづくりを始めていた．支え合いマップづくりのなかで見えてきた，支え合いの仕組みづくりのなかから，『世話焼きさん』というおせっかい好きな地域福祉推進員（欠かせない地域の資源）が見つかり，積極的に住民目線の活動を進めてくれていた．そのため，介護予防・日常生活支援総合事業の

注6：「どぅくさ」とは，方言で，元気という意味である．

図表3　地域で活動している世話焼きさん

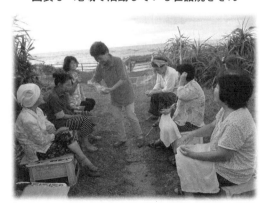

開始も慌てず，今ある資源をど
う組み合わせるか，どちらかと
いうと一般介護予防事業や，地
域のボランティア活動の調整に
力を注いだ．

2011（平成23）年度には15
名程度しかいなかった地域福祉
推進員が，現在では約230名に
なっている．「どうくさ会」の
自主運営へ向けて，2012（平成
24）年度から徐々に「どうくさ
会」の自主を進め，2017（平成
29）年度で20集落中18集落が
自主活動へ移行した．住民と一
緒に「ここで暮らし続けたいと
思える地域づくり」を目指し，
地域活動を展開していくために
は，地域包括支援センターと，
地域を繋ぐプチ専門家が必要と
考えている．

2015（平成27）年度から，介
護予防・日常生活支援総合事業

図表4　本町の生活支援事業の経緯

年度	経緯の概要
2008～2010年度	近隣福祉ネットワーク活動の充実・拡大 ・見守り応援隊養成（10集落） ・見守り応援隊全体会
2011～2012年度	地域支え合い活動の仕組みを協議・構築 ・支え合いマップづくり（3集落） ・地域福祉推進員養成 ・見守り応援隊・地域福祉推進員全体会 ・地域ケア会議の充実（検討の場）
2013～2014年度	地域支え合い活動の充実・拡大 ※生活支援コーディネーター（社会福祉協議会に配置） ・住民座談会・支え合いマップづくり（5集落） ・地域包括ケアシンポジウム開催 ・地域福祉推進員養成 ・見守り・支え合い推進・世話焼きセミナー開催 ・地域ケア会議（検討の場）
2015～2017年度	地域支え合い活動の充実・拡大 ※生活支援コーディネーター（地域包括支援センター直営） ・社会資源まとめ・困りごと調査・お店調査等 ・住民座談会・支え合いマップづくり（3集落） ・住民活動支援（サロンの推進・わんノート作成等） ・地域包括ケアシンポジウム開催 ・地域福祉推進員養成 ・見守り・支え合い推進・世話焼きセミナー開催 ・包括調整会議・地域ケア会議（検討の場）の再編成 ・ふれあいサポート養成（有償ヘルパー養成）

における2層の「生活支援コーディネーター」を，住民である地域福祉推進
員のなかから中学圏域単位での活動ができる方を選び，地域包括支援セン
ターに所属して活動している．

地域住民のなかから，コーディネート力を持っている住民を「生活支援
コーディネーター」として選出するにあたっては，長年マップづくりや見守
り応援隊として地域活動に携わり，地域住民からも人望のある“地域の身近
な人”から選出した．行政のなかで，住民が業務を担っており，さまざまな
活動の場で住民の立場での意見や，行政では気づかない地域目線の発想を展
開するので，とても大きな力になっている．地域住民も，保健師や看護師等
には言いにくいことでも，住民である地域福祉推進員には伝えやすいよう
で，地域の課題をしっかり把握して，調整する大きな資源の一つである．

一つ例を挙げると，ある集落で，地域のお店が住民の寄り合い所になって
おり，安否確認や困りごと相談の窓口として，機能しているという情報が
入った．他の地域においても，お店を活用した住民情報の発信の場や，住民
の行き場所として拡大できないかと考え，他の困りごとも含め，住民への困
りごと調査やお店調査を実施した．約62%の住民が調査に協力，意見を集
約することで，調査前から日頃の活動で感じていた「墓参りの問題」[注7]「独

注7：墓参りに行きたくて
も，体力の低下により，行け
なくなった高齢者の増加の問
題である．

居老人の夜間の不安」「お店のない集落が増加している」など，予想していたことの確認や，新たに出てきた課題として，集落によって課題に違いがあることもわかった．この結果を分析し，住民へ伝え，集落ごとの取組みを推進させた．

そのなかで，「地域で生活していくには，"支え上手""支えられ上手"になることが重要である．いい塩梅で両方が成立しないと"支え合い"は成立しない．（木原氏）」というアドバイスを受け，本町の地域ネットワークの目標として，なかなか人に世話になることの苦手な住民が多かったが，「人に頼める住民体制」を掲げ，活動した．

結果，住民に「困ったときに自分から頼むことができるか？」という質問をすると，全体の1割しか手を挙げなかったが，調査では全体で94%の高齢者が「頼める人がいる」との回答が得られた．また，「頼める人がいない（6%）」方の状況分析をしたことで，住民ニーズの把握方法や行政や関係者の役割，今後の取組みを検討することもできた．

このような活動を進めることで，地域での支え合い活動が徐々に，広がってきている．住民の意識の変化として，住民自身が自分を活かす場の確保として「どぅくさ会」を選択し，住民主導による活動のなかで，自分たちのサロンという意識が芽生え，住民同士で誘い合い，お互いでの困りごと解決にも繋がっている．

例として，集落ごとに住民が中心になって「どぅくさ会」の取組み内容を考えるが，そのとき「自分の集落は，『高齢になると食事が簡単なものになってしまう』『ひとりで食べるのはさみしい』という声が多いから，月に1回は『どぅくさ会』を食事会にしよう」と提案されると，世話焼きさんを中心に食事をつくり，皆で食事会を開催，来られない方や男性の一人暮らしの方など住民が決めた対象者に，温かい食事を届けたいと，正午に自宅まで届けている．無理をしないで，自分たちの集落でやれることを，住民自身が企画して互助の力を強めている．

住民のやる気を起こすことはなかなか難しいことで，まずは膝を交えて住民と語ることから始まり，地域にある資源，住民が持っている力や，何気なくやっている支え合いの精神が，住民福祉に繋がることを住民へ伝える作業が，とても重要であり，実践する際は「これはできない」と最初から諦めるのではなく，たくさんのアイデアを取り上げ，失敗しても実行してみることが必要である．その結果，近隣集落での情報交換の場，交流の場として，2014（平成26）年から年に1回のシンポジウムを開催，集落同士が切磋琢磨する仕掛けも，住民の考える場ができあがった．

4　各支援者における役割の明確化

2011（平成23）年，地域包括ケア体制づくりとして，支え合いマップづくり手法と同時に地域ケア会議に取り組んだが，地域包括支援センター職員

の発想だけでは地域ケア会議を活用していくための展開が難しかった．そこで，住民や関係機関の支援者の理解を得るために，参考になる取組みや協力機関等はないかと，近隣町村や島内を見回してみたが，それぞれの取組みに奮闘している時期で，なかなか協力者が見当たらなかった．そのため，島外から外部講師を招き，企画から入ってもらい，事業を展開した．

　町内の，自助・互助・共助・公助を明確化するために，住民支援に関わる関係機関（保健・医療・介護・障害等機関）が集まり，地域資源を理解・共有して，呼びかけにより集まった関係機関の専門職で，講演やグループワークなどで意識の共有を図り，本町の地域資源の確認を実施し，今後の地域包括ケア体制づくりのためのチームケア体制について検討した．

　事例検討から始めることとして，町内住民を担当している介護支援専門員に協力を得て，受け持ち事例を提出してもらった．町内のネットワークの状況（自助，互助，共助，公助）を検討するには，成功事例で事例検証をしていくと，事例提供者も負担がなく，楽しく検証でき，成功したネットワークが明確化された．多職種で開催し，個別課題から地域課題の整理をするチームの検討で，地域包括ケア検討会を立ち上げ開催した．これが今の地域ケア会議へと繋がっている．

　地域ケア会議は，2013（平成25）年度までは，随時開催していたが，2014年度からは月1回定例で開催した．地域ケア会議では個別事例検討も多かったが，個別事例の共通課題や地域の困りごとなど，地域課題についても検討された．介護支援専門員や介護保険事業所との連携により，地域ケア会議の進行デザイン[注8]の検討を行い，評価へ活用した．既存の会議と，地域ケア会議の機能分類は不十分であったが，地域包括ケア体制づくりを推進するうえで，地域への働きかけ（支え合いマップ[注9]作り・世話焼きさん研修会[注10]等）により，住民からの声を収集しながら，個別課題の検討から地域課題の整理を一つひとつ丁寧に実践した．

　2015（平成27）年度は，地域ケア会議の体制を再編成し，会議の構成員についても，地域課題に応じた専門職や地域住民の参加を推進した．

　2016（平成28）年度から新たに，随時開催していた「包括支援センター調整会議」を，月1回定例で開催し，リハビリテーション専門職や介護支援専門員等に参加してもらい，介護予防高齢者・要支援者等個別検討会を開催し，自立支援の視点から検討した．2018年からは，さらに歯科衛生士と管理栄養士，介護事業所の担当者をメンバーに入れ，町内の支援者が自立支援の理念を共有し，地域課題を抽出している．

　2017（平成29）年度からは，さまざまな場面でキャッチしたニーズを整理し，多職種・住民を交

注8：地域ケア会議の進行デザインとして，KJ法・マインド手法を活用し，白板の活用により見える化を図った．

注9：人々のふれ合いや助け合いの実態を住宅地図に載せていった地図（マップ）で，人々の繋がりや課題を「見える化」できる．

注10：普段から人のお世話をすることが好きな住民で，龍郷町では，この方々を抽出し，生活支援コーディネーターの3層として活動してもらっている．毎年世話焼きさんの研修会を開催している．

図表5　地域ケア会議（多職種調整会議）の様子

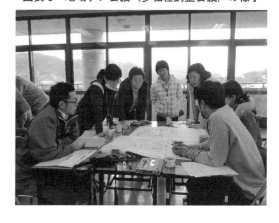

え，町全体の具体的な課題を明確にしながら次の【事例1】，【事例2】のような検討を行った．

【事例1】

　地域課題のなかから，一人暮らしの方や認知症の方など緊急連絡網が必要であると住民からの依頼があり，地域ネットワーク会議*により住民と一緒に連絡網を検討した．この連絡網については，町全体の課題であるということで，地域ケア会議において検討しながら作成し，町全体の必要な高齢者が，統一様式を活用している．毎月ケア会議を開催することで，チームワークが生まれ，地域包括ケアに向けての事業がスムーズに遂行できた．

*地域の集会場や自宅などで開催する会議である．

【事例2】

　認知症の事例検討のなかで，介護支援専門員より「『その人らしさ』を検討するうえで，認知症のある方へ支援する場合は迷いが出てしまう，暮らしのなかでの楽しみや以前の性格や社会性など，アセスメントして代弁者としてケアプランを作成するが，元気なうちから自己実現できるような方法が欲しい」と提案があった．

　地域ケア会議で検討し，本町独自の「わん*ノート」を作成した．町民が活用している．地域包括ケアシステムの「植木鉢」本人の選択と本人・家族の心構えの位置づけで普及している．

*「わん」とは，方言で「自分」を意味する．「わんノート」の意味は，「"オンリーワン・自分だけ"のノート」ということである．これは，地域ケア会議のメンバーで名付けた．中身は，エンデングノートや介護予防ノートなどの機能が入っている．意思決定を普及するために全高齢者へ普及中である．

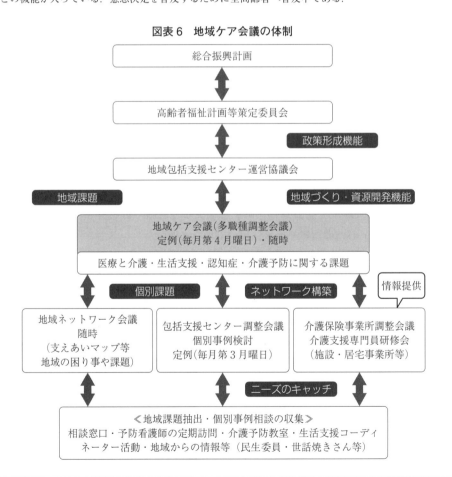

図表6　地域ケア会議の体制

---

5 取組みの成果

① 住民同士の支え合いが強まった

前述したように，町内の高齢者の94%が「近隣に頼める人がいる」と答えているように，これまでの取組みにより，住民や関係者など町にある社会資源を把握でき，顔が思い浮かぶ関係づくりに繋がった．また，住民自身が繋がりや絆に気づき，お互いに，地域課題の解決に取り組む[注11]地域が見られてきた．

② 情報共有することで住民が「我が事」になり意欲に繋がった．

ホームページ掲載や体制図の配布，また，年1回のシンポジウム『きむふうさ，わきゃしま龍郷・むんばなしのゆらい』[注12]の開催により，「龍郷に，こんなに自分たちを支える人や資源があることに気づき安心した」という声が聞かれ，住民の安心や自分たちの集落でもやってみようと言う波及効果に繋がり，見える化をすることで，住民のやる気を起こす方法にも繋がった．

③ 介護支援専門員と地域との繋がりが深まった

介護支援専門員が地域集落の社会資源を認識したことで，自助・互助のインフォーマルサービスを活用したケアプランが増えている．また，地域包括支援センターと連携を図りながら，介護支援専門員自身が地域においてネットワーク会議を開催し，新たな資源づくりに繋がっている．例えば，協力者の発掘や，家族機能の回復[注13]などである．また，町内の専門職（薬剤師や理学療法士等）へも地域包括ケアの理念が届きつつあり，共有できてきた．

また，町外介護支援専門員にも声をかけたことで，広域的な支援体制づくりやネットワーク構築に繋がった．

④ 地域ケア会議という多職種の意見を定期的に検討する場ができた

地域ケア会議の体制が年々整っており，メンバーも2018（平成30）年からは，国民健康保険の担当者や障害支援者などが加入し約20名となり，地域課題によって参加し検討をしている．この場から出た課題を，地域ケア会議で検討し第7期介護保険事業計画へ繋げた．地域ケア会議を定期的に開催し，多職種で顔の見える関係性が構築され，規範的統合を目指すことができた．

⑤ 結果として町の給付費と認定率が適正値まで下がった

自立支援に向けたケアマネジメント力の向上や，予防事業の効果が高まったことで，介護認定率は最高約27%（2003年）から14.3%（2018年4月）と適正値まで下がった．介護給付費については，2008（平成20）年に約5億円台になったが，その後横ばい状況で続き，2017（平成29）年度においても約5億3千万で推移している．元気高齢者の増加と町の地域包括ケアシステムへの住民の安心感が不必要な介護認定申請やサービス利

注11：高齢者寄り合い所の立ち上げ，地域サロンの自主開催，買い物支援や困りごとの支援などを行った．

注12：方言で，「心を強く持ち安心した自分たちの町龍郷，みんなで集まり語り合いましょう」という意味である．

注13：関わっていなかった家族への声掛けなどを行っている．

7章

用を減らし，適正化に繋がっているのではないかと考察している．

（満永　たまよ）

1 武蔵野市の概要

　武蔵野市は東京都の23区と多摩地区を結ぶ位置にあり，郊外型住宅都市として発展してきた．総人口は147,643人で，増加傾向にあり，世帯数は77,854世帯である．

　65歳以上の高齢者数は32,893人，75歳以上の高齢者数は17,583人で，高齢化率は22.3%，後期高齢化率は11.9%である．要介護認定者数は6,675人で，65歳以上の被保険者に占める要介護認定率は19.7%である（いずれも，2021（令和3）年1月1日現在）．

　地域包括支援センター数は，市直営の基幹型センター1か所と委託型のセンター6か所の計7か所で，第8期（2021年度～2023年度）の介護保険料（基準月額）は6,240円である．

2 武蔵野市における地域包括ケア

(1) 基本的な考え方

(a) 武蔵野市高齢者福祉総合条例の制定

　2000（平成12）年に「介護保険条例」とともに制定した「武蔵野市高齢者福祉総合条例」にもとづき，武蔵野市では，総合的な高齢者施策を進めてきた．この高齢者福祉総合条例を制定した背景には，「介護保険制度だけでは高齢者の生活の一部しか担えない」「高齢者の生活を支える総合的な"まちづくり"の目標が必要」との問題意識があった．高齢者福祉総合条例の「基本理念」（第2条）は，次の①～④の4点であるが，これらは，いずれも現在，国が進めている「地域包括ケアシステム」の理念と合致している．

> ① 高齢者の尊厳の尊重
> ② 高齢者が住み慣れた地域で安心していきいきと暮らせるまちづくりの推進
> ③ 自助・共助・公助にもとづく役割分担と社会資源の活用と保健・医療・福祉の連携の推進
> ④ 市民自ら健康で豊かな高齢期を迎えるための努力

〈出典：武蔵野市高齢者福祉総合条例第2条より抜粋．2000年3月22日条例第21号〉

(b) 武蔵野市ならではの地域共生社会の推進

　また，市がこれまで進めてきた「地域リハビリテーション」の理念は，現在，国が目標として掲げる「地域共生社会」との共通点がみられるため，これを発展させ，武蔵野市第六期長期計画（市の総合計画）の重点施策に「武蔵野市ならではの地域共生社会」を位置付けた．

図表1 高齢者福祉総合条例による総合的な施策体系

武蔵野市の地域包括ケアシステムは
高齢者福祉総合条例による総合的な施策体系を基礎としている

住宅	雇用	保健・医療

武蔵野市高齢者福祉総合条例
（2000年4月施行）

【居住継続支援事業】
○リバースモーゲージ
○シルバーピア
○小規模サービスハウス　　　○シルバー人材センター

【健康増進・社会参加促進施策】
○いきいきサロン（21か所）
○健康づくりや介護予防施策
　（地域健康クラブ，不老体操）
○社会参加促進，生きがい実現
　のための施策
　（老人クラブ，社会活動センター）

高齢者福祉サービスの利用に関する条例
日常生活支援事業などの利用料を規定

【介護関連施設】
○テンミリオンハウス事業（8か所）　○住宅改修・福祉用具相談支援センター
○日常生活支援事業
　（レスキューヘルパー，緊急ショート
　ステイ，食事サービス）
○認知症高齢者支援事業
　（相談，啓発，見守り支援事業等）

【軽度者向け高齢者施設】
○桜堤ケアハウス
○養護老人ホーム

【移送サービス事業】
○レモンキャブ事業
○コミュニティバス
　「ムーバス」

武蔵野市介護保険条例

【法定給付】
○通所介護（デイサービス）
○訪問介護（ホームヘルプ）
○短期入所（ショートステイ）
○介護老人福祉施設
　（特別養護老人ホーム）など

【サービス相談調整
専門員の設置】
○苦情対応への
　市独自の仕組み

【利用者保護】
○権利擁護センター
○成年後見利用支援センター

【人材確保・育成】
○地域包括ケア人材育成センター

【介護保険施設整備】
○吉祥寺ナーシングホーム
○ゆとりえ　○ケアコート武蔵野
○さくらえん　○親の家
○とらいふ武蔵野　○武蔵野館等

介護予防・生涯学習

交通体系

　すべての市民が，その年齢，状態，国籍にかかわらず，住み慣れた地域で，本人の意思に基づいて安心して生活が続けられるよう，保健，医療，福祉，教育等の地域生活に関わるあらゆる組織及び人が連携した，継続的かつ体系的な支援を行っていく．このことによって，高齢者，障害者をはじめ，すべての人が包摂され，一人ひとりの多様性が認められる，支え合いのまちづくりを推進する．

〈出典：武蔵野市第六期長期計画の重点施策「武蔵野市ならではの地域共生社会の推進」〉

（c）まちぐるみの支え合いの仕組みづくり

　「地域包括ケアシステム」を市民にわかりやすい言葉で「まちぐるみの支え合いの仕組みづくり」と言い換えたうえで，従来からの高齢者福祉総合条例にもとづく施策体系を基礎とした「武蔵野市ならではの地域共生社会の推進」の具体的な仕組みと考えて，推進している．

（2）推進体制

（a）武蔵野市の介護保険事業者支援および連携の仕組み

　介護サービス分野ごとに事業者連絡会等が組織されており，連絡会議の開催等の事務局支援を市が行っている．

　また，各分野の介護サービス事業者連絡会，医師会，歯科医師会，薬剤師会，柔道整復師会，理学療法士・作業療法士・言語聴覚士協議会や市の

図表2 武蔵野市介護保険事業者支援・連携図

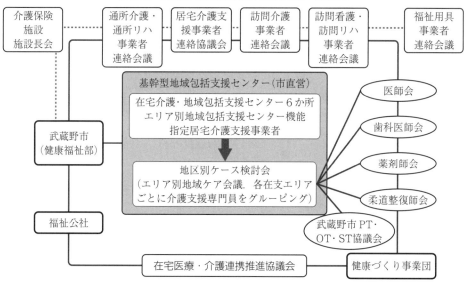

外郭団体等高齢者を支援する団体が連携する仕組みを市が構築している.

　さらに，介護支援専門員支援策として，市内6か所の在宅介護・地域包括支援センターエリアごとに，介護支援専門員をグルーピングし，個別ケース検討や研修等を行う「地区別ケース検討会」を毎月開催している.地区別ケース検討会の運営は各エリアのセンターが行うが，直営の基幹型センターは年間計画の策定や介護支援専門員の名簿管理等について後方支援を行っている.

（b）基幹型と各エリアのセンターによる重層的な相談支援体制

　要介護1以上のケアプラン作成や市独自福祉サービスの提供等を円滑に進めるため，老人福祉法にもとづく在宅介護支援センター機能と介護保険法にもとづく地域包括支援センター機能を統合して，「在宅介護・地域包括支援センター」として一体的な運営を行っている.在宅介護・地域包括支援センターの職員は，新規の要介護認定申請者宅を市の調査員と同行訪問して台帳を作成することで，担当エリアの要支援・要介護高齢者の実態を全件把握している.

　また，2009（平成21）年7月より，市役所に直営の基幹型地域包括支援センターを設置し，保健・医療・福祉の連携強化，虐待防止や権利擁護機能の充実を図った.指定介護予防支援事業所については基幹型センター1か所のみに設置することで，介護予防支援業務の効率化を図っている.

　基幹型センターは全市的な視点に立って，市内6か所の在宅介護・地域包括支援センターを後方支援する役割を担っており，介護，障害，子ども・子育て，生活困窮等の複合的な課題を抱えた相談については，市関係各課と連携して対応している.

図表3　小地域完結型の相談支援体制

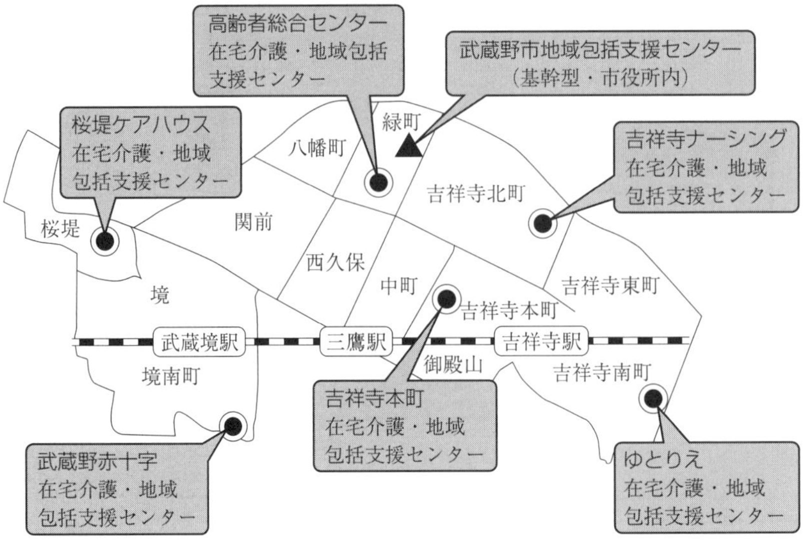

(c) 武蔵野市地域包括ケア推進協議会

　地域包括ケアを推進するため，学識経験者や介護サービス事業者，公募市民等からなる「武蔵野市地域包括ケア推進協議会」を設置し，①地域包括ケアの推進に関する事項，②地域包括支援センターの評価（「地域包括支援センター運営協議会」としての機能），③地域密着型サービスの指定・評価について審議している．

　地域包括支援センターの評価については，毎年度当初に「センターの運営方針および事業計画」を提示し，上半期と年間の2回に分けて計画にもとづく「業務報告」を行っている．また，評価指標の活用について，国が示す項目に市独自の重点取組み等の項目を追加し，よりきめ細かく実情に応じた評価ができるよう，工夫している．「運営方針および事業計画」や「業務報告」の作成は，基幹型センターが中心になって在宅介護・地域包括支援センターと連携しながら作成している．

3　地域包括支援センターの実践

(1) 特徴的な実践

(a) ケアプラン指導研修事業

　介護保険の要となる介護支援専門員への支援策として，「武蔵野市ケアマネジャーガイドライン」の作成，「地区別ケース検討会」の開催，体系的な研修の開催等を実践しているところであるが，ここでは地域包括支援センターが行う「ケアプラン指導研修事業」について紹介する．

　ケアプラン指導研修事業は，「地域包括支援センターによるケアマネジャー支援業務」の一環として実施している．

　介護支援専門員から提出されたケアプランをもとに，基幹型地域包括支

図表 4　ケアプラン指導研修事業の流れ

1	居宅介護支援事業所へ通知
2	介護支援専門員からの参加申込み
3	事例提出
4	ケアプラン指導研修評価会議で提出事例に対するケアプランへの指導，助言内容を集約
5	ケアプラン指導研修委員による介護支援専門員への伝達面接
6	ケアプラン指導研修について管理者へ報告
7	フォローアップ研修の実施

援センター，在宅介護・地域包括支援センターに所属する主任介護支援専門員，高齢者総合センター住宅改修・福祉用具相談支援センターに所属する専門職（作業療法士，理学療法士，コンチネンスアドバイザー）で構成するケアプラン指導研修委員が「ケアプランの質の向上」を目的とした評価会議を開催する．「利用者の活動や社会参加」「排泄ケアの改善」等の視点からケアマネジメントとその方向性を示している．また，ケアプラン指導研修修了者を対象に，フォローアップ研修を行っている．

　ケアプラン指導研修事業における介護支援専門員へのアンケート結果から，ケアマネジメントプロセスのなかで「アセスメント」から「ニーズの抽出」について最も負担に感じていることがわかっているが，研修実施後には負担に感じている内容として最も多かった「アセスメント」についての理解が進んだというアンケート結果になっており，一定の成果が出ていると感じている．

(b) 重層的な地域ケア会議の推進

　在宅介護・地域包括支援センターエリアごとのネットワーク構築，地域課題の把握，対応策の検討等のために，2014（平成 26）年度より「エリア別地域ケア会議（拡大地区別ケース検討会）」を実施している．基幹型センターが後方支援し，各エリアの地域課題として市レベルの地域ケア会議に引き上げ，市全体での課題解決に繋げるとともに，個別の課題解決に還元していく流れを目指している．2001（平成 13）年度より，地域の介護支援専門員を対象に月 1 回の「地区別ケース検討会」を開催し，医療・介護・福祉の関係者と共に事例検討等を実施してきた．これを民生児童委員等の市民にも拡大し，「エリア別地域ケア会議」として開催している．認知症，買い物支援，通いの場づくり等，地域ごとの課題をテーマに開催している．「高齢者が集まる場所がない」という地域課題から「いきいきサロン注1」の立上げに繋がったエリアもあった．また，全市的な課題の把握および対応等のため，市レベルの地域ケア会議も実施している．

　2016（平成 28）年度より，個別事例を通じた多職種協働による利用者支援を目的とした個別地域ケア会議を開始している．

注 1：週 1 回以上，おおむね 65 歳以上の高齢者の方を対象に，介護予防のための健康体操等を含むプログラム（2 時間程度）を行う通いの場である．地域住民団体やNPO 法人等が運営しており，市はその団体等に支援を行っている．高齢者の社会的孤立感の解消と健康寿命の延伸を図り，住み慣れた地域で在宅生活を送れるようにすることを目的とした武蔵野市独自の事業である（2016 年7 月から開始）．

図表5 第六期長期計画重点施策「武蔵野市ならではの地域共生社会の推進」にもとづく多職種・地域ケア会議の"重層的な仕組み"

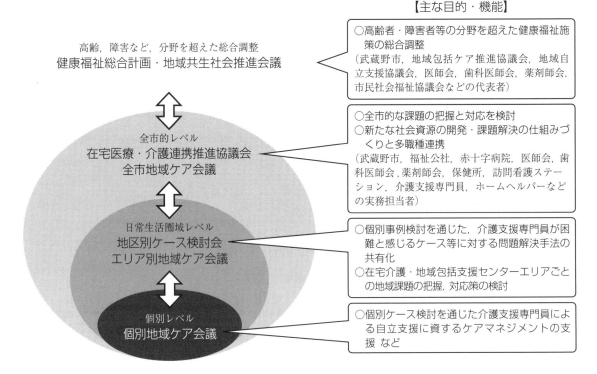

【主な目的・機能】

○高齢者・障害者等の分野を超えた健康福祉施策の総合調整
（武蔵野市，地域包括ケア推進協議会，地域自立支援協議会，医師会，歯科医師会，薬剤師会，市民社会福祉協議会などの代表者）

○全市的な課題の把握と対応を検討
○新たな社会資源の開発・課題解決の仕組みづくりと多職種連携
（武蔵野市，福祉公社，赤十字病院，医師会，歯科医師会，薬剤師会，保健所，訪問看護ステーション，介護支援専門員，ホームヘルパーなどの実務担当者）

○個別事例検討を通じた，介護支援専門員が困難と感じるケース等に対する問題解決手法の共有化
○在宅介護・地域包括支援センターエリアごとの地域課題の把握，対応策の検討

○個別ケース検討を通じた介護支援専門員による自立支援に資するケアマネジメントの支援 など

（c）介護予防・日常生活支援総合事業の取組み

a）介護サービスおよび介護予防・日常生活支援総合事業の利用手続き

　武蔵野市では，2015（平成27）年10月に総合事業を開始した．総合事業の導入に関して，厚生労働省のガイドラインでは，新規相談の段階で基本チェックリストと要介護認定の振り分けを行うことが示されたが，新規にサービス利用の相談を受け付けた場合，要介護認定申請を案内している．このことにより，申請者の要介護認定を受ける権利を保障するとともに，認定調査時に在宅介護・地域包括支援センターの職員が同行訪問および台帳作成を実施し，高齢者の実態と医師による医療情報を把握している．

　他方，要介護認定の更新時においては，これまでの認定期間中，「介護予防訪問介護・介護予防通所介護のみの利用」であった方には，サービス利用の意向を確認したうえで，基本チェックリストを実施し，総合事業の案内をしている．また，武蔵野市での総合事業の開始（2015年10月）と同時に，要支援者でサービス未利用者への更新の案内方法を変更し，サービスが必要な場合にのみ，要介護認定の更新申請をしていただくよう案内をしているところである．そのため，介護サービス未利用者について，在宅介護・地域包括支援センターが定期的に実態把握を行い，適切な介護予防事業等に繋げる仕組みを構築している．

図表6 武蔵野市における介護サービスおよび介護予防・日常生活支援総合事業の利用手続き

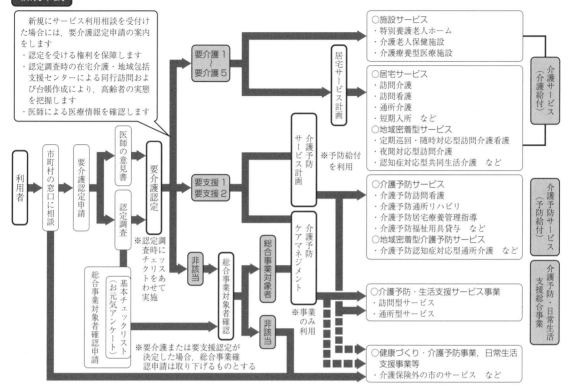

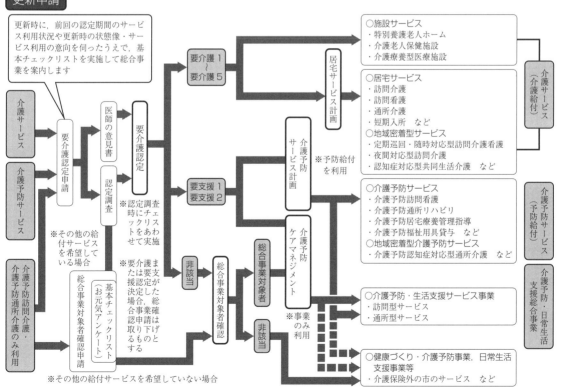

　これらの利用手続き等の流れについては，介護予防支援業務を担当している基幹型センターが中心となって，高齢者の実態把握を行っている在宅介護・地域包括支援センターや市の総合事業担当および要介護認定担当とワーキングチームを編成して検討を重ねた．

b) 介護予防ケアマネジメント

　総合事業のみを利用している場合における介護予防ケアマネジメントの武蔵野市独自様式を作成した．本人記入欄を設けることで，利用者のセルフマネジメントを促進している．

　利用者にとっては，自ら目標等を書き込み，自分のプランを見ることで，自立に向けた意識を持つことができるようになった．介護支援専門員やサービス提供事業者にとっても，利用者自らが記載した具体的な目標を共有することで，より効果的な支援を行うことができるようになった．

　また，従来の指定介護予防支援（予防給付）のケアプラン様式では見えにくかった個々の状況を把握できるようになった．

図表7　総合事業・介護予防サービス支援計画表

No.							
総合事業・介護予防サービス・支援計画表							
利用者名　　　　　　　　　　　様				計画作成（変更）日　　　年　　月　　日			

【健康状態について：主治医意見書，生活機能評価等を踏まえた留意点】

【お元気アンケート結果】

運動器の機能向上	栄養改善	口腔機能の向上	閉じこもり予防	物忘れ予防	うつ予防

現在の状況について	いずれかに○を付けて下さい		集計	できるようになると良いこと，目標，そのための取り組みなど	6か月後（評価日）		集計
運動・移動について				ご本人	（　　年　　月　　日）		
1　自宅内を転倒の不安なく歩くことができますか	はい	いいえ			1	はい	いいえ	
2　屋外を安全に歩くことができますか	はい	いいえ			2	はい	いいえ	
3　15分くらい続けて歩けますか	はい	いいえ			3	はい	いいえ	
4　階段などの段差を何もつかまらずのぼれますか	はい	いいえ			4	はい	いいえ	
5　交通機関を利用して出かけていますか	はい	いいえ	/5		5	はい	いいえ	/5
日常生活（家庭生活）について				サービス提供事業所			
6　食事の用意は自分でしていますか	はい	いいえ			6	はい	いいえ	
7　洗濯を自分でしていますか	はい	いいえ			7	はい	いいえ	
8　整理整とんや掃除を自分でしていますか	はい	いいえ			8	はい	いいえ	
9　日用品の買物を自分でしていますか	はい	いいえ		サービス提供事業所	9	はい	いいえ	
10　預貯金の出し入れや支払いを自分でしていますか	はい	いいえ	/5		10	はい	いいえ	/5
社会参加，対人関係・コミュニケーションについて							
11　1週間に1回以上外出していますか	はい	いいえ			11	はい	いいえ	
12　家族や友人と1日1回以上話をしていますか	はい	いいえ		ケアマネージャー	12	はい	いいえ	
13　趣味や楽しみで続けていることがありますか	はい	いいえ			13	はい	いいえ	
14　地域活動で何か参加していることはありますか	はい	いいえ			14	はい	いいえ	
15　テレビ・新聞など社会の出来事に関心がありますか	はい	いいえ	/5		15	はい	いいえ	/5
健康管理について				地域包括支援センター			
16　健康であると思いますか	はい	いいえ			16	はい	いいえ	
17　定期的に受診していますか	はい	いいえ			17	はい	いいえ	
18　トイレの失敗はありますか	はい	いいえ			18	はい	いいえ	
19　夜はよく眠れますか	はい	いいえ			19	はい	いいえ	
20　もの忘れが気になりますか	はい	いいえ	/5		20	はい	いいえ	/5
その他の事項について			計			計
21			/20	21		/20

○1枚でアセスメントから6か月後の評価まで対応
○ご本人欄を設け，利用者が自ら記入することで，主体的な目標設定とその達成（セルフマネジメント）を支援

【ご本人記入欄】総合事業・介護予防サービス・支援計画について，同意します
　　　　　　　　　　　　　　　　　　　年　　　月　　　日
　　氏名　　　　　　　　　　　　　　　　　　　印

c）介護予防・日常生活支援総合事業のサービス内容

　訪問型サービスは，国の基準による訪問型サービス（現行相当（みなし）サービス）と市の独自の基準による訪問型サービス（介護保険事業所に所属する有資格者が提供するサービス，市の独自の研修の修了者（武蔵野市認定ヘルパー）が提供するサービスの2種類）を設定した．

　また，通所型サービスは，国の基準による通所型サービス（現行相当（みなし）サービス）と市の独自の基準による通所型サービスを設定した．

　市の独自の基準によるサービスの単価等の設定にあたっては市と事業所との協議を行った．今後も十分なサービス供給の体制を維持できるよう，市において事業所に対する適切な支援を行いながら，円滑な制度運営を図る必要があると考えている．

d）「武蔵野市認定ヘルパー」制度

　「まちぐるみの支え合い」「軽度者に対するサービスの人材確保」を推進するため，武蔵野市認定ヘルパー制度を独自に創設した．市の独自の研修を実施し，修了者を「武蔵野市認定ヘルパー」に認定する制度．研修内容は3日間計18時間程度の講義（「介護保険制度の概要」「高齢者の心身」「接遇」「家事援助の知識と技術」等）と実習（同行訪問）で構成される．

　2025年までに武蔵野市では現在の1.31倍の介護職が必要であると見込まれるため，介護福祉士等の資格を持たない市民（高齢者，主婦等）

図表8　武蔵野市のサービス類型

国が示した介護予防・日常生活支援総合事業の類型		武蔵野市における実施主体
訪問	現行の予防訪問介護相当（予防給付からの移行）	介護予防訪問介護事業者
	訪問型サービスA（緩和した基準によるサービス）	介護予防訪問介護事業者，福祉公社，シルバー人材センター等（生活支援ヘルパーから移行）
	訪問型サービスB（住民主体によるサービス等）	（検討中）
	訪問型サービスC（短期集中予防サービス）	―
通所	現行の予防通所介護相当（予防給付からの移行）	介護予防通所介護事業者
	通所型サービスA（緩和した基準によるサービス）	介護予防通所介護事業者
	通所型サービスB（住民主体によるサービス等）	テンミリオンハウス，不老体操，地域健康クラブ，高齢者筋力向上教室，介護予防体操教室等の実施団体（NPO，市民団体など）
	通所型サービスC（専門職による短期集中機能訓練）	介護老人保険施設，クリニック，柔道整復師会と有料老人ホーム（協働）
ケアマネジメント	原則的なケアマネジメント	地域包括支援センター
	簡略化したケアマネジメント	―
	初回のみのケアマネジメント	―

「武蔵野市認定ヘルパー制度」を新設

介護保険の地域支援事業に位置付けないで，従来の一般財源による介護予防事業として位置付けた．

※武蔵野市健康福祉部高齢者支援課
　2015年10月1日新総合事業移行時現在

8章

でも「武蔵野市認定ヘルパー」として「緩和した基準による訪問型サービス」において家事援助の提供が可能とした.

　利用者数は,2017（平成29）年度には30人,2019（令和元）年度には63人と倍増している.高齢者の増加とともに要支援者等による家事援助の支援のニーズが高まる一方で,介護人材の不足がさらに進むことが予想されることから,今後,継続的な認定ヘルパーの養成が必要である.

（2）武蔵野市における包括的支援事業の実践

（a）市の重点的取組み事項

　老人福祉法にもとづく在宅介護支援センター機能と介護保険法にもとづく地域包括支援センター機能を統合して,「在宅介護・地域包括支援センター」として一体的な運営を行っているため,市独自福祉サービスの提供についても在宅介護・地域包括支援センターがアプローチ等を行っている.

　武蔵野市高齢者福祉計画・第7期介護保険事業計画で,重点的に取り組むこととした事項については,特に計画的な運営を図る必要があることから,アプローチ数や利用開始人数等の具体的な数値目標をセンターごとに設定し,地域包括支援センターが行う包括的支援事業とは分けて,その進捗状況を把握している.第8期も同様に進捗管理を行う予定である.

（b）地域包括支援センターの運営

　総合相談支援業務においては,基幹型センターは主に入院・入所等の方,関係課との連携対応が必要な場合の相談支援を行っている.一方,在宅介護・地域包括支援センターは,主に,在宅の方の相談支援を行っている.また,在宅介護・地域包括支援センターについては,要介護認定の新規申請者の実態把握や台帳作成を行っている.

　権利擁護業務については,成年後見等の相談や高齢者虐待防止に関する対応等に加えて,介護サービス事業者および介護支援専門員に対する虐待対応に関する研修の実施,高齢者および障害者虐待防止連絡会議の実施,見守り・孤立防止ネットワーク連絡協議会の開催等を行っている.研修や連絡会議等については,基幹型センターが市の関係課と連携して開催し,在宅介護・地域包括支援センターは基幹型と連携して研修等の内容を検討するとともに,そのネットワークを活用した個別支援に取り組んでいる.

　包括的・継続的ケアマネジメント業務については,ケアプラン指導研修事業や主任ケアマネジャー研修は,基幹型センターが中心になって在宅介護・地域包括支援センターと連携して実施している.一方,地区別ケース検討会については,在宅介護・地域包括支援センターが開催し,居宅介護支援事業所の主任介護支援専門員と連携して事例検討の指導を行っている.基幹型地域包括支援センターは地区別ケース検討会の開催支援を行っている.

介護予防ケアマネジメント業務については，武蔵野市の場合は基幹型センターが主に担当し，サービス担当者会議への出席等によって質の担保を図ることや，武蔵野市独自様式の評価を行うことが役割となっている．

(c) 在宅医療・介護連携推進事業

地域包括支援センターを所管する高齢者支援課と同じ健康福祉部内の地域支援課に「在宅医療・介護連携担当係長」の職を設置し，健康福祉部の各課や関係機関と連携しながら在宅医療・介護連携推進事業を進めている．

市においては，武蔵野市在宅医療・介護連携推進協議会の設置等，国の定める8事業を実施しているところであるが，基幹型センターや在宅介護・地域包括支援センターにおいては，武蔵野市医師会内に設置されている在宅医療介護連携支援室と連携・調整をしながら，入退院や在宅医療介護連携に関する相談に対応している．

(d) 生活支援体制整備事業

基幹型地域包括支援センターおよび各在宅介護・地域包括支援センターに生活支援コーディネーターを配置している．

在宅介護・地域包括支援センターの生活支援コーディネーターは「いきいきサロン注2」等の社会資源の立ち上げ支援やコーディネート等を行う．また，各地域での協議に参加し，地域課題を抽出して生活支援コーディネーター連絡会議に報告する．

基幹型センターの生活支援コーディネーターは，生活支援コーディネーター連絡会議を開催して各地域の課題を集約して，市の地域包括ケア推進協議会に報告する．

(e) 認知症総合支援事業

基幹型地域包括支援センターおよび各在宅介護・地域包括支援センターに認知症コーディネーター（認知症地域支援推進員）を配置し，認知症ケアに関する相談助言や相談後のコーディネート，専門医療機関の紹介，認知症サポーター養成講座の企画・運営等を行っている．

基幹型地域包括支援センターに配置された認知症コーディネーターは，武蔵野赤十字病院や医師会と連携した認知症初期集中支援チームの支援により，適切な医療・介護に繋げる役割を担っている．また，各在宅介護・地域包括支援センターの認知症コーディネーターは認知症初期集中支援チーム等の仕組みを活用し，認知症の早期発見・早期対応に取り組んでいる．

武蔵野市においては，認知症に関する施策については「相談事業の充実」，「在宅生活の支援」，「普及啓発の推進」の三本柱で推進しており，もの忘れ相談シート注3の活用促進，認知症見守り支援ヘルパー注4による支援，認知症サポーター養成講座の開催などを行っている．

注2：週1回以上，おおむね65歳以上の高齢者の方を対象に，介護予防のための健康体操等を含むプログラム（2時間程度）を行う通いの場である．地域住民団体やNPO法人等が運営しており，市はその団体等に支援を行っている．高齢者の社会的孤立感の解消と健康寿命の延伸を図り，住み慣れた地域で在宅生活を送れるようにすることを目的とした武蔵野市独自の事業である（2016年7月から開始）．

注3：認知症相談に対して，在宅相談機関・もの忘れ相談医・専門病院を繋ぐためのシート．このシートを活用することによって適切な医療とケア体制が構築され，できるだけ長く安定した在宅生活が継続できるようになることを目的としている．

注4：認知症高齢者を介護している家族の身体的・精神的負担の軽減を図るとともに，認知症高齢者の在宅生活の継続および生活の質の向上を図ることを目的として，見守りや外出支援など，介護保険の給付対象とならないサービスを行う市独自の事業である．

（f）地域ケア会議推進事業

　地域ケア会議推進事業については，**3** (1) (b) に記載のとおりである．

4　武蔵野市におけるセンターの強み

　武蔵野市においては，直営の基幹型地域包括支援センターを設置し，日々，さまざまな機関と連携しながら相談対応等を行っているため，市として現場のニーズや課題を把握しやすく，かつ，それを解決するための施策化が可能な体制になっている．

　各在宅介護・地域包括支援センターは，新規の要介護認定申請時に市の調査員に同行訪問することで，エリアの要支援・要介護高齢者の実態を全件把握している．また，地区別ケース検討会の開催を通じて，各エリアの介護支援専門員のこともよく知ることができる仕組みとなっている．さらに，老人福祉法にもとづく在宅介護支援センターを併設していることから，要介護1以上のケアプラン作成や市独自福祉サービスの提供等を円滑に進めることができる．

　武蔵野市においては，基幹型地域包括支援センターと在宅介護・地域包括支援センターによる重層的な相談支援体制が築かれていることによって，高齢者福祉総合条例にもとづく，総合的な高齢者施策を進めることができている．

（茅野　泰介）

○　● 参 考 文 献 ● ○

1）武蔵野市高齢者福祉計画・第8期介護保険事業計画（2021）

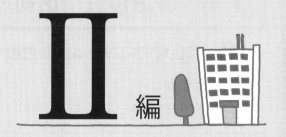

Ⅱ編

地域包括支援センターにおける
他機関との連携

　地域包括支援センターにおいては，令和3年4月の改正で，虐待防止，ハラスメント対策，感染症対策などへの対応が追加され，他機関との連携は必須となった．ここでは，地域包括ケアシステムの基本原理となる医療と介護の連携を求める integrated care の観点からは，急性期及び在宅医療機関との連携に関わる実践や自治体のマネジメント能力の向上を求める managed care の側面からは，地域の関係機関だけでなく，居住支援を巡って他の省庁との連携事例も紹介されている．

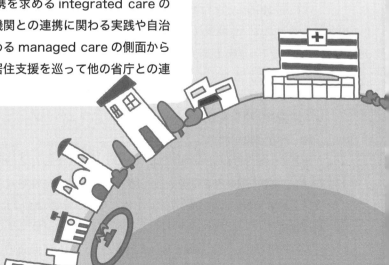

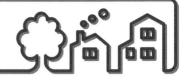

1章　自治体（市区町村）との連携

■1　市区町村における保険者機能

（1）はじめに

　国民共有の財産といえる「介護保険制度」が創設されてから，20年が経過している．わが国の介護保険制度は，制度開始時より一貫して市区町村が介護保険制度の保険者となり，各自治体が創意工夫をしながら制度運営を行っている．市区町村における保険者機能は，ますます重要となり，2017（平成29）年の「地域包括ケアシステムの強化のための介護保険法等の一部を改正する法律」においても，全市区町村が保険者機能を発揮し，自立支援・重度化防止に向けて取り組むことが明記された．

（2）これまでの保険者機能強化に関する研究

（a）介護保険の保険者機能強化に関する調査研究事業

　2013（平成25）年には，厚生労働省老人保健事業推進費等補助金事業において，三菱UFJリサーチ＆コンサルティング(株)が介護保険の保険者機能強化に関する調査研究事業を行った．

　この研究事業では，今まで現場の市区町村職員には，なかなか理解しづらいと指摘のあった「介護保険の保険者機能の具体的な内容」について，現場の実践を踏まえて「見える化」を行った．

　具体的には，保険者機能を取組みの進捗状況に応じて3段階に分けて提示した（**図表1**）．

　まず，第1段階は「地域を把握する」機能である．この段階では，2025年の地域（市区町村全域または日常生活圏域）において，認知症高齢者や，ひとり暮らし高齢者数，あるいは介護保険料の推計を行うことを提示した．地域包括ケアを推進するためには，まず基礎的なデータを把握する必要があると考えたためである．

　次に第2段階は「（地域の関係機関と）考え方を共有する」機能である．この段階では，地域包括支援センターや介護支援専門員等の専門職（団体），そして地域密着型サービス事業所等に介護保険者が取り組む地域包括ケアの基本方針を伝え，共有することを提示した．地域包括ケアは，当然のことながら市区町村だけで取り組むことは困難で現実的ではない．地域の関係団体や事業所等とチームを組み，取り組むためには，基本方針の伝達と共有が大切である．

　そして，第3段階は「実際に取り組む」機能である．この段階では，第1，第2段階の取組みを踏まえ，「医療介護連携」，「認知症対策」や「生活支援」施策において，市区町村が主体的な役割を果たすことを提示した．地域包括ケアに取り組むためには，多様なアクションが必要であるが，多くの市区町村において課題となっている事項について具体的に記載した．

図表1 保険者機能の具体的な内容

[第1段階]
地域を把握する
1. 将来像の把握
2. 現在の給付状況の把握
3. 事業計画の進捗状況の把握

[第2段階]
考え方を共有する
4. 地域密着型サービス事業所
5. 地域包括支援センター
6. 介護支援専門員およびその他の専門職

[第3段階]
実際に取り組む
7. 医療・介護の連携
8. 認知症対策
9. 介護予防・日常生活支援

総合的な保険者機能

【参考】介護保険の保険者機能強化に関する調査研究事業

平成25年度 厚生労働省老人保健事業推進費等補助金（老人保健健康増進等事業）
調査実施者：三菱UFJリサーチ＆コンサルティング株式会社

II編 他機関との連携

地域包括支援センターにおける

1章

[第1段階] 地域を把握する

中分類		小分類
1	2025年における地域(保険者・日常生活圏域)の姿を推計する	1-1 地域の課題の規模を把握するため，2025年までの認知症高齢者数や単身世帯数を日常生活圏域単位で推計する
		1-2 人口動態の自然増減による推計に加え，地域支援事業や，重度化予防など，保険者としての取組みの効果を勘案した要介護者数を日常生活圏域単位で推計する
		1-3 2025年に向けた保険料の推計を行う
2	介護保険給付の分析を行う	2-1 介護保険給付の状況の月次モニタリングを実施する
		2-2 給付状況について，他市町村との比較等を通じて，日常生活圏域単位のサービス利用特性を把握する
		2-3 給付状況の分析を通じて，サービス利用の特性を把握し，サービス利用の妥当性を評価する
3	介護保険事業計画の進捗状況を定期的に点検する	3-1 介護保険事業計画の進捗状況を定期的に点検し，運営協議会等に報告する
		3-2 目標に対して未達成であった場合に，具体的な対策を講ずる

[第2段階] 考え方を共有する

中分類		小分類
4	自治体(保険者)として，地域密着型サービス事業所に保険者の基本方針を伝え，共有する	4-1 地域内のすべての地域密着型（介護予防）サービス事業所に対して実地指導を行う
		4-2 地域内の地域密着型（介護予防）サービス事業所に対して保険者の方針を伝え，共有する機会を設ける
		4-3 地域内の地域密着型（介護予防）サービス事業所が実施するサービスに対する評価を行う
5	自治体(保険者)として，地域包括支援センターに保険者の基本方針を伝え，共有する	5-1 地域包括支援センターの運営方針を定め，地域包括支援センターに提示する
		5-2 地域包括支援センターの業務内容を点検し，その結果をもとに，改善に向けた取り組みを行う
6	自治体(保険者)として，介護支援専門員等の専門職に保険者の基本方針を伝え，共有する	6-1 管轄内の事業所に所属する介護支援専門員に対する評価を実施し，現状と課題（ケアプランの状況，介護支援専門員が抱えている課題）を把握する
		6-2 医療と介護の連携，多職種連携など，地域包括ケアシステムの構築に資する研修会を主催または企画実施し，その内容の評価を行う
		6-3 介護支援専門員から相談のあった「支援困難ケース」について，関連機関を集めたカンファレンスまたは地域ケア会議を開催し，問題解決を図る

[第3段階] 実際に取り組む

中分類		小分類
7	自治体(保険者)として，医療と介護の連携について主体的な役割を果たす	7-1 医療と介護の連携を推進するために，地域連携（クリティカル）パスを作成し，地域内で活用する
		7-2 在宅医療を推進するため，医療機関と協働した独自の施策，事業を実施する（在宅医療相談窓口など）
8	自治体(保険者)として，認知症対策について主体的な役割を果たす	8-1 認知症に関する市民の理解を促進するための取組みを行う（認知症サポーター養成，小中学校での認知症の学習など）
		8-2 認知症対策に関して，独自の取組みを行う（認知症高齢者の見守り事業，ネットワーク構成など）
9	自治体(保険者)として，地域におけるボランティアやNPO，住民による活動に対する支援に関して主体的な役割を果たす	9-1 介護予防に関して，保険者独自の取組みを行う（住民主体の介護予防教室の企画立案，実施など）
		9-2 生活支援に関して，介護保険サービス以外の地域資源を発見あるいは創出し，地域のなかで活用する独自の取組みを行う

〈出典：厚生労働省老健局〉

　本研究事業においては，東京都武蔵野市や埼玉県和光市など，地域包括ケア施策についての先進自治体の取組みを参考にするとともに，地域包括ケア担当の市町村職員が，わが街で実践的に取り組めるように具体的に介護保険者機能を提示したことが大きな特徴である．

（b）地域包括ケア研究会

　2015（平成27）年には，厚生労働省老人保健事業推進費等補助金事業により，三菱UFJリサーチ＆コンサルティング（株）が「地域包括ケア研究会」において，地域包括ケアシステム構築に向けた制度およびサービスのあり方に関する研究事業報告書を作成した．本研究会におけるメインテーマは「地域包括ケアシステムを構築するための地域マネジメント」である．

　まず，地域マネジメントは「地域の実態把握・課題分析を通じて，地域における共通の目標を設定し，関係者間で共有するとともに，その達成に向けた具体的な計画を作成・実行し，評価と計画の見直しを繰り返し行うことで，目標達成に向けた活動を継続的に改善する取組み」と定義した（**図表2**）．

　現段階では，多くの自治体が地域包括ケアシステムの構築について試行錯誤の状況であるが，地域の実情に応じて円滑に地域包括ケアシステムの構築を推進するために「地域マネジメント」が必要不可欠であると位置づけた．

（3）地域包括ケアシステムの強化のための介護保険法等の一部を改正する法律

　地域包括ケアシステムの強化のための介護保険法等の一部を改正する法律が2017（平成29）年5月26日に成立し，同年6月2日に公布された．この法律の大きな柱は二つあり，一つ目が「地域包括ケアシステムの深化・推進」であり，二つ目が「介護保険制度の持続可能性の確保」である．

　この法律のなかに，「自立支援・重度化防止に向けた保険者機能強化等の取組みの推進」が明記され，保険者機能強化のための財政的インセンティブの付与の規定も整備された．

　なお，本法律のなかには地域包括支援センターの機能強化の一環として，市区町村による地域包括支援センター評価の義務付けも行われた．

（4）平成30年度保険者機能強化推進交付金（市町村分）に係る評価指標

　地域包括ケアシステムの強化のための介護保険法等の一部を改正する法律（2017年法第52号）による改正後の介護保険法において，国は市区町村および都道府県に対し，自立支援・重度化防止等に関する取組みを支援するため，予算の範囲内において交付金を交付することとされた．

　その交付金について，厚生労働省老健局介護保険計画課は有識者等の検討を踏まえ，各都道府県に対して「平成30年度（2018年度）における保険者機能強化推進交付金（市町村分）について」を通知した．

図表 2　地域マネジメント

2040 年に向けた地域マネジメントの姿

■ 目的・定義・対象

● 地域マネジメントとは，保険者・市町村が，地域包括ケアシステム構築を目的とした工程管理に用いる手法

● 「地域の実態把握・課題分析を通じ，共通目標を設定し，関係者間で共有するとともに，その達成に向けた具体的計画を作成・実行し，評価と計画の見直しの繰り返し実施により，目標達成に向けた活動を継続的に改善する取組み」と定義

● 対象は，「葉っぱ間の連携の仕組みづくり」＝多職種連携／在宅医療・介護連携，「土」＝生活支援・介護予防，「植木鉢」＝住まいと住まい方，「皿」＝本人の選択と本人・家族の心構え

■ 実施主体とプロセス

● 主体は，介護保険行政に係る部分は保険者であり，それ以外の事項は市町村であるが，最終的責任者は市町村長や住民

● プロセスは，PDCA サイクルであり，計画（目標の設定），実施，評価，改善の流れの繰り返しにより，進捗を把握し，よりよい仕組みへと組み上げる

地域マネジメントにおける「場」の重要性

■ 市町村・保険者，地域の関係者から見た「場」

● 円滑に地域マネジメントを進めるには，関係者間の目的意識の共有が必要．市町村・保険者は，「目標達成に向かうための場」を，「参加者の考えやアイデアの表明」や「参加者全体としての意思決定」を目指す「場」として活用・運営すべき

● 地域の関係者は，こうした「場」に積極的に参加すべき

■ 行政の関わりの強弱

● 住民主体の取組みでは，行政が強く介入し管理するようなマネジメントは，適切ではなく，つかず離れずのスタンスで住民の議論と工夫を側面的に見守り，支援が必要なときは全力で応援するような姿勢が求められる

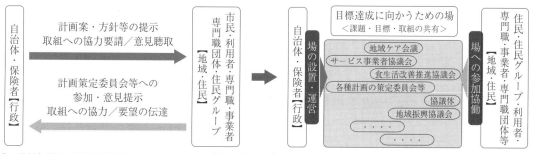

〈出典：地域包括ケア研究会報告書—2040 年に向けた挑戦—【概要版】地域包括ケアシステム構築に向けた制度及びサービスのあり方に関する研究事業　平成 28 年度厚生労働省老人保健健康増進等事業，2017〉

　その通知のなかで，保険者機能についての評価指標（平成 30 年度保険者機能強化推進交付金（市町村分）に係る評価指標）を示している．この評価指標は三つの柱から成り立っている．

　一つ目の柱は「PDCA サイクルの活用による保険者機能の強化に向けた体制等の構築」である．ここでは，地域包括ケア見える化システムを活用して他の保険者と比較する等，当該地域の介護保険事業の特徴を把握しているかなど八つの指標を提示している．

　二つ目の柱は「自立支援，重度化防止等に資する施策の推進」である．ここでは，

①　地域密着型サービスについて

②　介護支援専門員，介護サービス事業所について

図表3　地域包括ケアシステムの強化のための介護保険法等の一部を改正する法律のポイント

> 高齢者の自立支援と要介護状態の重度化防止，地域共生社会の実現を図るとともに，制度の持続可能性を確保することに配慮し，サービスを必要とする方に必要なサービスが提供されるようにする

I　地域包括ケアシステムの深化・推進

1　自立支援・重度化防止に向けた保険者機能の強化等の取組みの推進（介護保険法）
　全市町村が保険者機能を発揮し，自立支援・重度化防止に向けて取り組む仕組みの制度化
　　・国から提供されたデータを分析のうえ，介護保険事業（支援）計画を策定．計画に介護予防・重度化防止等の取組み内容と目標を記載
　　・都道府県による市町村に対する支援事業の創設
　　・財政的インセンティブの付与の規定の整備
　　（その他）
　　・地域包括支援センターの機能強化（市町村による評価の義務づけ等）
　　・居宅サービス事業者の指定等に対する保険者の関与強化（小規模多機能等を普及させる観点からの指定拒否の仕組み等の導入）
　　・認知症施策の推進（新オレンジプランの基本的な考え方（普及・啓発等の関連施策の総合的な推進）を制度上明確化）

2　医療・介護の連携の推進等（介護保険法，医療法）
　　① 「日常的な医学管理」や「看取り・ターミナル」等の機能と，「生活施設」としての機能とを兼ね備えた，新たな介護保険施設を創設
　　　　※ 現行の介護療養病床の経過措置期間については，6年間延長することとする．病院または診療所から新施設に転換した場合には，転換前の病院または診療所の名称を引き続き使用できることとする
　　② 医療・介護の連携等に関し，都道府県による市町村に対する必要な情報の提供その他の支援の規定を整備

3　地域共生社会の実現に向けた取組みの推進等（社会福祉法，介護保険法，障害者総合支援法，児童福祉法）
　　・市町村による地域住民と行政等との協働による包括的支援体制づくり，福祉分野の共通事項を記載した地域福祉計画の策定の努力義務化
　　・高齢者と障害児者が同一事業所でサービスを受けやすくするため，介護保険と障害福祉制度に新たに共生型サービスを位置付ける
　　（その他）
　　・有料老人ホームの入居者保護のための施策の強化（事業停止命令の創設，前払金の保全措置の義務の対象拡大等）
　　・障害者支援施設等を退所して介護保険施設等に入所した場合の保険者の見直し（障害者支援施設等に入所する前の市町村を保険者とする）

II　介護保険制度の持続可能性の確保

4　2割負担者のうち特に所得の高い層の負担割合を3割とする（介護保険法）

5　介護納付金への総報酬割の導入（介護保険法）
　　・各医療保険者が納付する介護納付金（40〜64歳の保険料）について，被用者保険間では『総報酬割』（報酬額に比例した負担）とする

※ 2018年4月1日施行（II5は2017年8月分の介護納付金から適用，II4は2018年8月1日施行）

〈出典：厚生労働省老健局，2017年5月26日成立，6月2日公布〉

③　地域包括支援センターについて
④　在宅医療・介護連携について
⑤　認知症総合支援について
⑥　介護予防/日常生活支援について
⑦　生活支援体制の整備について
⑧　要介護状態の維持・改善の状況等について

など46の指標を提示している．

　なかでも「地域包括支援センター」に関しては，①地域包括支援センターの体制に関すること，②ケアマネジメント支援に関すること，③地域ケア会議に関することの4区分，15項目の指標を示しており，保険者機能のなか

図表4 平成30年度（2018年度）保険者機能強化推進交付金（市町村分）に係る評価指標の地域包括支援センター関係分

	指標（案）	趣旨・考え方	配点	時点	留意点	報告様式への記載事項・提出資料（予定）
①	（地域包括支援センターの体制に関するもの）地域包括支援センターに対して、介護保険法施行規則に定める原則基準にもとづく3職種の配置を義務付けているか	地域包括支援センターにおいて、必要なサービスが提供される体制が確保されていることを評価するもの	10点	②平成30年度の取組みが対象（予定を含む）※「義務付けているか」なので、取組みとしておく	・市町村として地域包括支援センターに介護保険法施行規則に定める原則基準にもとづく3職種の配置を表す・直営実施の地域包括支援センターについては、介護保険法施行規則に定める原則基準において配置が定められているため、配置が、組織規則等により明示されていることをもって、その他の方法により基準を満たしている場合もあるので、指標を満たしている場合のものとする・基準を満たす条例への記載のみを対象とはしない	受託法人に示している委託契約書・委託方針書等。直営等の場合は、組織規則等の当該部分の抜粋
②	地域包括支援センターの3職種（準ずる者を含む）一人当たり高齢者（圏域内の65歳以上高齢者数／センター一人員）の状況が1,500人以下 ※小規模の担当圏域における地域包括支援センターについては配置基準が異なるため以下の指標における担当圏域における 第1号被保険者の数がおおむね2,000人以上3,000人未満：1,250人以下 第1号被保険者の数がおおむね1,000人以上2,000人未満：750人以下 第1号被保険者の数がおおむね1,000人未満：500人以下	地域包括支援センターの人員配置状況を評価するもの	10点	①平成30年4月末日時点における配置状況が対象	・市町村内に地域包括支援センターが複数ある場合には、平均値により判定・3職種の人員配置基準については、規則第140条の66に定める基準とする・市町村内に規模の異なる担当圏域が混在する場合、各地域包括支援センターの一人当たり高齢者数の合計が、各地域包括支援センターの担当圏域の規模ごとの基準を下回る場合には、配点に該当するものとする	・実際の数値を提出
③	地域包括支援センターが受けた介護サービスに関する相談について、地域包括支援センターから保険者に対して報告や協議を受ける仕組みを設けているか	・委託型の地域包括支援センターが多いため、地域包括支援センターと保険者との連携を評価するもの	10点	①平成30年度において取組みを設計しているか	・具体的には、たとえば定期的な報告の仕組みや、会議の開催といった仕組みを導入していることが対象を判定する ※実際に申請時点までに当該仕組みについて報告が行われたかどうかは問わない（例えば年度末に1回の報告といった仕組みのところもあり得るため）。しかし、実際に当該年度内に1度も具体的な報告や協議が行われるところとは言えない（翌年度の事後チェックを想定）	・どのような仕組みであるか簡潔に記載
④	介護サービス情報公表システム等において、管内の全地域包括支援センターの事業内容・運営状況に関する情報を公表しているか	・住民による地域包括支援センターの活用を促進するため、情報公表の取組みを評価するもの	10点	①平成30年度の取組みが対象	・具体的な公表項目は、名称および所在地、法人名、営業日および営業時間、担当区域、職員体制、事業の内容、活動実績等の情報公表システム以外で公表している場合を含む	・情報公表システム以外の場合は名称を記載
⑤	毎年度、地域包括支援センター運営協議会での議論を踏まえ、地域包括支援センターの運営内容の支援・指導、指導の内容を検討し改善しているか ア 運営協議会での議論を踏まえ、支援・指導の内容を検討している イ 運営協議会での議論を踏まえ、支援・指導の内容について改善を検討している	・地域包括支援センターの運営上の課題に対応するため、毎年度の実施・改善のサイクルを評価するもの	ア 10点 イ 5点	③平成30年度までは平成29年度の取組み状況が対象 ※基本的に平成30年度の実施状況が、平成30年度に実施しておらず、平成29年度には実施している場合はそれを対象とする	・保険者が実施することを想定。地域包括支援センターに委託であるか直営であるかを問わない	・アについては、改善点（対応状況等）を簡潔に記載。既存の文書（対応状況に関する運営協議会への報告書等）のpdf資料でも可・イについては、検討概要を簡潔に記載。既存の文書（市町村内の会議、打合せの議事概要等）の資料でも可

〈出典：厚生労働省老健局〉

図表4　平成30年度（2018年度）保険者機能強化推進交付金（市町村分）に係る評価指標の地域包括支援センター関係分（つづき）

	指標（案）	趣旨・考え方	配点	時点	留意点	報告様式への記載事項・提出資料（予定）
⑥	〈ケアマネジメント支援に関するもの〉地域包括支援センターと協議のうえ、地域包括支援センターが開催する介護支援専門員を対象にした研修会等の開催計画を作成しているか	適切に保険者と連携（協議）したうえで、計画的な介護支援専門員向け研修等の開催計画の作成を評価するもの	10点	① 平成30年度の開催計画の策定を評価	・地域包括支援センターとの協議のうえで開催計画が立てられていることを伴う指標であり、当該開催計画に盛り込まれる研修は、都道府県主催のものなのか、地域包括支援センター等共同開催する研修会等も含む。また、同様に、開催計画に盛り込まれるものについては、市町村が市民向け研修事業による自主的な研修や等々スキルアップ等を促進するために財政的支援を行う等具体的な取組みによるものも評価の対象とする	・開催計画を提示
⑦	介護支援専門員のニーズにもとづく多様な関係者・関係機関や地域における多様な社会資源などとの意見交換の場を設けているか	介護支援専門員のニーズにもとづく、介護支援専門員と医療機関等の関係者の連携を推進することを評価するもの	10点	① 平成30年度の取組みが対象	・介護支援専門員のニーズにとづく関係者との意見交換を通じた多対多の顔の見える関係の有無を問うものであり、在宅医療・介護連携推進事業等の枠組みで実施するものであっても差し支えない。したがって、介護支援専門員のニーズについて、介護支援専門員のためのものであり、都道府県主催のものであれば、地域ケア会議は含まない。ただし、上記の趣旨から、地域ケア会議は対象としない	・開催日時および出席した関係者・関係機関の概要を記載
⑧	管内の各地域包括支援センターが受けた相談事例の内容について、経年的に件数を把握しているか	介護支援専門員からの相談にもとづき、適切に地域課題を解決して、いくことを促進するため、まずは相談事例の内容整理や把握の状況を評価するもの	10点	① 平成30年度の状況が対象	・相談内容の「整理」「分類」と「経年的（おおむね3年程度）件数把握」管内すべての地域包括支援センターについて行っている場合に対象とする	・「過去○年について、○○×××という整理をしているか」等、どのように整理をしているか概要がわかるものを提示
⑨	〈地域ケア会議に関するもの〉地域ケア会議について、地域ケア会議が発揮すべき機能、構成員、スケジュールを盛り込んだ開催計画を策定しているか	地域ケア会議の機能（①個別課題の解決、②地域包括支援ネットワークの構築、③地域課題の発見、④地域づくり・資源開発、⑤政策の形成）を踏まえ、当該地域の地域ケア推進会議およびを個別的に、構成員、開催頻度を盛り込んだ開催計画を策定することを評価するもの	10点	① 平成30年度の開催計画の策定を評価	・地域ケア会議のみでなく地域ケア個別会議も対象。なお、開催頻度の多寡については問われないが、五つの機能について、計画上で何らかの内容が盛り込まれている必要がある	・機能、構成員、開催頻度を記載した開催計画を提示
⑩	地域ケア会議において多職種と連携して、自立支援・重度化防止等に資する観点から個別事例の検討を行い、対応策を講じているか	地域ケア会議において、多職種連携し、対応策の検討・対応策を講じ、実施を評価するもの	10点	① 平成30年度の取組みが対象	・地域ケア会議として位置づけられているものが対象・多職種の活かしていること、対応策としての助言等を活かしていること・個別事例に対しての対応策が記載されている部分の提示（いくつかの事例を・課題の明確化・長期・短期目標の確認・優先順位の確認・支援や対応者や対応方法の決定　等	・地域ケア会議の会議録・会議メモ等のうち、個別事例に対しての対応策をピックアップすること当該地域ケア会議に出席した職種等を記載

〈出典：厚生労働省老健局〉

図表 4 平成 30 年度（2018 年度）保険者機能強化推進交付金（市町村分）に係る評価指標の地域包括支援センター関係分（つづき）

	指標（案）	提言・考え方	配点	時点	留意点	報告様式への記載事項・提出資料（予定）
⑪	個別事例の検討等を行う地域ケア会議等において開催される地域課題の検討の程度か（個別事例の検討件数割合に係る個別ケースの上位）ア 個別事例の検討件数/受給者数の上位（全保険者の上位3割）イ 個別ケースの検討件数/受給者数の上位（全保険者の上位5割）	当該保険者において開催される地域ケア会議等での個別ケースの検討割合はどの程度か（個別ケースの検討を評価するもの）	ア 10点 イ 5点	平成30年4月から平成30年9月末までに開催された地域ケア会議において検討された個別事例が対象	・「個別事例の検討件数」は、平成30年4月から平成30年9月末までに開催された地域ケア会議において個別事例の延べ件数とする。「受給者数」は平成30年9月末日現在の受給者数とする・実績把握後、保険者の規模により評価に差異が生じる場合は、規模別に上位3割、5割を決定することとする	・実際の数値を提出
⑫	生活援助の訪問回数の多いケアプラン（生活援助中心型）の地域ケア会議等での検証について、実施体制を確保しているか	当該保険者が開催する地域ケア会議等において、平成30年度介護報酬改定によりケアマネジャーに届出が義務付けられた生活援助中心のケアプランを検証することになるが、その実施体制を確保しているかを評価するもの	10点	平成30年9月末の状況	・当該保険者の介護支援専門員の届出件数見込み数に対して、地域ケア会議等（ケアプラン点検を含む）における検証の実施体制を確保しているかを評価していく予定・平成31年度以降は検証実績で評価していく予定	・地域ケア会議等における検証の実施計画を提出
⑬	地域ケア会議で検討した個別事例について、フォローアップをしているか等	個別事例の検討を行ったのち、その後の変化等をモニタリングするルールや仕組みを構築し、かつ実行しているもの。	10点	① 平成30年9月末の取組みが対象	・個別事例の検討において、⑩に記載されたような何らかの対応策を構築するのについて、フォローアップのルールの有無を問う指標である。	・ルールや仕組みの概要および具体的な実行内容について簡潔に記載・平成30年9月末までに地域ケア会議で検討した個別事例について、フォローアップが必要とされた事例の件数およびフォローアップ実施件数（またはフォローアップの予定）
⑭	地域ケア会議における検討が、地域課題の解決に繋がる仕組みとなっていることを評価するもの	複数の個別事例から地域課題を明らかにし、これを解決するための政策を市町村へ提言しているか ア 複数の個別事例から地域課題を明らかにし、これを解決するための政策を市町村に提言している イ 複数の個別事例から地域課題を明らかにしているが、解決するための政策を市町村に提言してはいない	ア 10点 イ 5点	平成30年度または平成29年度の取組み状況が対象※基本的に平成30年度の実施状況を対象とするが、多くの自治体では平成30年度はまだ時期的に実施していないことが想定されるため、実施に実施していない場合に限らず平成29年度に実施している場合を対象とする		・アについては、提言された政策の概要を簡潔に記載・イについては、明らかにされた地域課題の概要を簡潔に一つ記載
⑮	地域ケア会議の議事録や決定事項を構成員全員が共有するための仕組みを構築しているか	多職種による課題共有を評価するもの	10点	平成30年度の状況が対象	・平成30年度の状況が対象とする	・仕組みの概要を簡潔に記載

〈出典：厚生労働省老健局〉

Ⅱ編 地域包括支援センターにおける他機関との連携

1章

で「地域包括支援センターに関する施策」の重要性が理解できる．

　三つ目の柱は「介護保険運営の安定化に資する施策の推進」である．ここでは，①介護給付の適正化，②介護人材の確保など七つの指標を提示している．

　これらの保険者機能に係る指標は，市区町村が地域包括ケアシステムの構築を進めるため，介護保険者機能を具体化して「見える化」したものである．制度上は「保険者機能強化推進交付金」のための点数を表示し，自治体にとって各都道府県内における位置や，全国における位置も「見える化」できる．しかし，全国における自治体の順位などを確認することだけが，この制度の本旨ではなく，保険者機能を客観的に理解し，地域の実情に応じた「地域包括ケアシステム」の構築を各市区町村が積極的に推進するための道標として活用されることが肝要である．

2　市区町村における保険者責任

(1)　地域包括支援センターの現状

　地域包括支援センターは，市区町村が設置主体となり，保健師・社会福祉士・主任介護支援専門員等を配置して，3職種のチームアプローチにより，住民の健康の保持および生活の安定のために必要な援助を行うことで，その保健医療の向上および福祉の増進を包括的に支援する施設であり，2006（平成18）年から制度化された．

　主な業務は，介護予防支援および包括的支援事業（①介護予防ケアマネジメント業務，②総合相談支援業務，③権利擁護業務，④包括的・継続的ケアマネジメント支援業務）で，制度横断的な連携ネットワークを構築して実施する．

　現在，全国で地域包括支援センター（ブランチ，サブセンターを含む）は，7千か所を超え，市区町村による直営方式は約3割，社会福祉法人等に委託する委託方式は約7割というのが現状である．

(2)　地域包括ケアシステム構築の責任主体は市区町村

　「地域包括ケアシステム」については，地域包括ケア研究会（座長：田中滋慶応大学名誉教授）において，高齢者のニーズに応じた住宅が提供されることを基本としたうえで，「生活上の安全・安心・健康を確保するために，医療や介護，予防のみならず，福祉サービスを含めたさまざまな生活支援サービスが日常生活の場（日常生活圏域）で適切に提供できるような地域での体制」と初めて定義された．

　その後，この地域包括ケア研究会の議論等を踏まえ，政府では「持続可能な社会保障の確立を図るための改革の推進に関する法律」（2013（平成25）年12月13日法律第112号）において，「地域の実情に応じて高齢者が可能な限り住み慣れた地域で，その有する能力に応じ自立した日常生活を営むことができるよう，医療，介護，介護予防[注1]，住まいおよび自立した日常生

注1：要介護状態もしくは要支援状態となることの予防または要介護状態もしくは要支援状態の軽減もしくは悪化の防止をいう．

活の支援が包括的に確保される体制をいう」と定義された.

この法律を踏まえ,改正介護保険法では,市区町村の責務を次のように定めた.

> 国および地方公共団体は,被保険者が可能な限り住み慣れた地域でその有する能力に応じ自立した日常生活を営むことができるよう,保険給付に係る保健医療サービスおよび福祉サービスに関する施策,要介護状態等となることの予防または要介護状態等の軽減もしくは悪化の防止のための施策ならびに地域における自立した日常生活の支援のための施策を,医療および居住に関する施策との有機的な連携を図りつつ包括的に推進するよう努めなければならない
>
> (介護保険法第5条第3項)

地域包括ケアシステムの整備は,それぞれの地域の実情に応じて進めるべきであり,地域によっては医師会が中心となったり,社会福祉法人等が中心となる取組みもあるが,いずれにしても,住民の暮らしに責任をもつ市区町村がシステム構築の主体として責任をもつというのが肝要である.

その地域包括ケアシステム構築のための,最前線の重要機関が地域包括支援センターである.この地域包括支援センターを直営で運営を行うか,委託で運営を行うかは市区町村自身が決めることである.最前線の相談支援から,現場からの適切な政策提案(できれば政策実行)を担う地域包括支援センターが原則として市区町村が直営で行うのが望ましいと考える.ただ,委託で運営する場合であっても,委託しているセンターの支援や取りまとめ,そしてセンターからの政策提案に対するアクションを市区町村が行うことが重要であり,市区町村が責任を果たさないと地域包括ケアシステムの構築が困難となる.

(3) 地域包括支援センターの役割

2 (1)で述べたとおり,地域包括支援センターの主な業務は,介護予防支援および包括的支援事業で,制度横断的な連携ネットワークを構築して実施するものとされている.

さらに,地域包括支援センターは,前述の専門的業務のほか,市区町村と協働で,①個別課題の解決,②地域包括支援ネットワークの構築,③地域課題の発見,④地域づくり・資源開発,⑤政策の形成などの役割を果たすことが求められる.

つまり,このセンターでは一人ひとりの高齢者の個別課題の解決だけではなく,地域課題の発見・解決まで積極的に関与していく必要があり,市区町村では専門機関であるセンターの提案を尊重し,高齢者の介護・福祉政策等を実施していくべきである.

(4) 岐阜県大垣市の取組み

岐阜県大垣市[注2]では,地域包括ケアシステムの構築を最重要施策として実施しているが,最新の現場の課題を把握している地域包括支援センターを

注2:総人口:161,628人
高齢率:26.7%(43,196人)
地域包括支援センター:4ヶ所

図表5　個別課題解決から地域包括ケアシステム実現までのイメージ

○ 地域包括支援センター（または市町村）は，多職種協働による個別ケースのケアマネジメント支援のための実務者レベルの地域ケア会議を開催するとともに，必要に応じて，そこで蓄積された最適な手法や地域課題を関係者と共有するための地域ケア会議を開催する

○ 市町村は，地域包括支援センター等で把握された有効な支援方法を普遍化し，地域課題を解決していくために，代表者レベルの地域ケア会議を開催する．ここでは，需要に見合ったサービス資源の開発を行うとともに，保健・医療・福祉等の専門機関や住民組織・民間企業等によるネットワークを連結させて，地域包括ケアの社会基盤整備を行う

○ 市町村は，これらを社会資源として介護保険事業計画に位置づけ，PDCA サイクルによって地域包括ケアシステムの実現へと繋げる

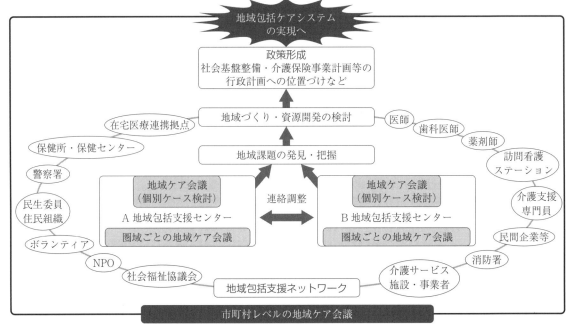

〈出典：厚生労働省老健局〉

中心に各種事業を展開している．以下にその特徴を記す．

（a）地域包括支援センターの機能強化[注3]

　　大垣市役所の高齢介護課内に大垣市地域包括支援センター（基幹型＋地域型）を配置し，地域包括ケアシステムについて，現場対応と政策構築の両面から主体的に関わっている．専門職の配置としては社会福祉士（4名．管理者含む），保健師1名，主任介護支援専門員1名，介護支援専門員1名である．

（b）行政と関係機関が協働で「地域包括ケアシステム」を構築

　　行政と，関係機関〜医師会，歯科医師会，社会福祉協議会，介護サービス事業者連絡会等が協働でさまざまなミッション（医療介護連携，認知症支援，生活支援，総合事業等）に取り組んでいる．そのためにも，顔の見える関係づくりを重視している．

（c）住民が主体となり，地域で活躍できるように，行政は黒子の応援者

　　地域包括ケアシステムの本質は，「地域まるごとケア」の実施である．重度の要介護高齢者は，医師，歯科医師，社会福祉士，介護福祉士，看護

注3：基幹型の地域包括支援センターを市が運営していること．

図表6　大垣市の地域包括ケアシステム構築の特徴①

① 地域包括支援センターの機能強化（基幹型の地域包括支援センターを市が運営していること）

② 行政と関係機関が協働で「地域包括ケアシステム」を構築していること

大垣市医師会
（在宅医療・介護連携事業を委託）

大垣歯科医師会・大垣薬剤師会

大垣市社会福祉協議会
地区社会福祉協議会

大垣市介護サービス
事業者連絡会

NPO法人等の地域団体

認知症初期集中支援チーム
（市社会福祉協議会に委託）
認知症地域支援推進員
（市高齢介護課に配置）

政策提案・政策形成

生活支援コーディネーター
（大垣市社会福祉協議会に委託）

（地域型・地域包括支援センター）
市社会福祉協議会

（地域型・地域包括支援センター）
市社会福祉事業団

地域ケア会議
（地域包括支援センターと市で実施）

（基幹型・地域包括支援センター）
大垣市地域包括支援センター（高齢介護内）

認知症疾患医療センター等
関係機関

包括的支援業務
介護予防ケアマネジメント

介護予防の推進

総合相談・権利擁護

大垣市（福祉部）
運営方針の策定・地域包括支援センターの支援，地域ケア会議の実施等

【内容①】
大垣市役所の高齢介護課内に，大垣市地域包括支援センター（基幹型＋地域型）を配置し，地域包括ケアシステムについて，現場対応と政策構築の両面から主体的に関わっています

【内容②】
行政と，関係機関～医師会，歯科医師会，社会福祉協議会，介護サービス事業者連絡会等が協働で，さまざまなミッション（医療介護連携，認知症支援，生活支援，総合事業等）に取り組んでいます

1章

〈出典：大垣市高齢福祉課〉

図表7　大垣市の地域包括ケアシステム構築の特徴②

③ 住民が主体となり，地域で活躍していただけるように，行政は黒子の応援者

【内容③】
　地域包括ケアは，「地域まるごとケア」です．重度の要介護高齢者は，医師，歯科医師，介護福祉士，介護支援専門員など専門職が責任をもつべきですが，生活支援サービス等は，地区社会福祉協議会やNPO法人が活躍していただける環境を行政が整える役割があると考え実行しています

【事例1】
地域に根づいた「地区社会福祉協議会」の活動
※地区社会福祉協議会とは
　　原則，小学校区域ごとにある地区組織
※地区社会福祉協議会活動の一例
　● あんしん見守りネットワーク事業
　　・消門，点灯，新聞受け等の確認
　　・災害時の避難方法の確認
　　・週に一回程度の訪問，安否確認の合図を決めておく等
　● 地域交流拠点の整備，運営

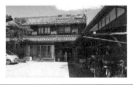

【事例2】
NPO法人・校舎のない学校のプロジェクト
「ライフサポート事業」
　※ライフサポート事業とは，高齢者等のさまざまなニーズに対して，インフォーマルサービスとして，そのニーズに対応する地域住民の相互扶助活動（主に生活支援サービスの実施）

（具体的な内容）
家事（掃除，洗濯，調理等），話し相手，安否確認，車椅子での散歩や病院の付き添い等，外出同行　など

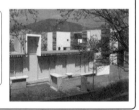

〈出典：大垣市高齢福祉課〉

師，介護支援専門員など専門職が責任をもつべきだが，生活支援サービス等は，地区社会福祉協議会や NPO 法人が活躍していただける環境を行政が整える役割があると考え，実行している．

❸ 今後の地域包括支援センターの役割

今後，今まで以上に少子高齢社会が進むなか，「地域包括支援センター」の役割はますます増大し，地域において必要不可欠な高齢者の総合相談機関となっていくだろう．

また，「地域包括支援センター」の活動地域のなかには，高齢者のみならず，さまざまな生活課題をもった障害を持った方々，子ども，生活困窮のおそれのある方々等が生活している．同一世帯のなかに，認知症の高齢者と知的障害の子どもがいるケースは，現場の地域包括支援センター職員にとっては，多かれ少なかれ経験しているのが現状である．

2018（平成30）年4月施行の改正社会福祉法においても，次の①②のように定められている．

---

① 複合化・複雑化した課題を抱える個人や世帯に対する適切な支援・対応を行うため，地域包括支援センターや地域子育て支援拠点，障害者相談支援事業所など福祉の各分野における相談支援事業者が，自らが解決に資する支援を行うことが困難な地域生活課題を把握した場合には必要に応じて適切な支援関係機関に繋ぐことを努力義務とする．
〈出典：社会福祉法第 106 条の 2 より抜粋〉
② 市町村は，地域住民等および支援関係機関による，地域福祉の推進のための相互の協力が円滑に行われ，地域生活課題の解決に資する支援が包括的に提供される体制を整備するよう努めるものとする．
〈出典：社会福祉法第 106 条の 3 より抜粋〉

各市区町村における福祉の総合相談は，地域の実情に応じて構築していくことが原則ではあるが，すでに全国的に展開し，現場において相談実績のある「地域包括支援センター」が中心となって，高齢者，障害者，子ども等の相談をファミリーサポートしていく体制づくりが求められている．そのためには，我々現場の職員が地域の関係者との連携を図りながら，相談支援機能のさらなる高度化に努めるとともに，一つひとつのケースを大切にし，課題解決を図る不断の努力が必要である．

(篠田　浩)

○ ● 参 考 文 献 ● ○

1）三菱 UFJ リサーチ＆コンサルティング（株）：「介護保険の保険者機能強化に関する調査研究報告書」，平成 25 年度厚生労働省老人保健事業推進費等補助金　老人保健健康増進事業，2014年，https://www.murc.jp/uploads/2014/05/koukai_140513_c1.pdf
2）三菱 UFJ リサーチ＆コンサルティング（株）「〈地域包括ケア研究会〉―2040 年に向けた挑戦―」（地域包括ケアシステム構築に向けた制度及びサービスのあり方に関する研究事業），平

成 28 年度厚生労働省老人保健健康増進等事業，2017 年，https://www.murc.jp/sp/1509/hou katsu/houkatsu_01/h28_03.pdf

3）厚生労働省老健局：地域包括ケアシステムの強化のための介護保険法等の一部を改正する法律（平成 29 年法律第 52 号）のポイント，https://www.mhlw.go.jp/file/06-Seisakujouhou-12300000-Roukenkyoku/k2017.pdf

4）厚生労働省老健局介護保険計画課：平成 30 年度における保険者機能強化推進交付金（市町村分）について，2018 年，https://www.wam.go.jp/gyoseiShiryou-files/documents/2018/0302100443986/ksVol.622.pdf

5）厚生労働省：「地域ケア会議」を活用した個別課題解決から地域包括ケアシステム実現までのイメージ，2013 年，https://www.jacsw.or.jp/08_iinkai/chiiki/files/2013/20130214_chiiki_care.pdf

Ⅱ編

地域包括支援センターにおける
他機関との連携

1章

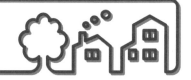

2章 認知症支援機関との連携

1 はじめに

　2025年を目途に地域包括ケアシステム構築の必要性が謳われている[1]が，医療・介護サービス，生活支援が一体的に提供される構想のなかでも，生活支援に関しては，地域において生活する高齢者の生活しづらさを直接的に解消することに大きな役割が期待されている．

　しかし，地域住民の関係性や互助活動は減退している傾向がみられている．その状況のなかで，大牟田市にある白川校区では，地域住民の互助機能を再構築し，住民とともに医療ソーシャルワーカーとして，退院支援を展開することによって，多くの患者が退院し，自宅での暮らしの継続を果たしている事例が増加している．

　その背景にはさまざまな要因があるが，キーポイントとなるのは，大牟田市が2002（平成14）年度より進めていた官民協働による大牟田市認知症ケアコミュニティ推進事業が大きなきっかけである．

　本章では，認知症になっても安心して大牟田市において生活し続けることができるように行政，サービス事業所，住民が協働しながら進める地域づくりから，地域共生社会へと徐々に取組みを広げている実践を整理し，考察したい．

2 大牟田市の概要

　対象エリアの自治体は，福岡県大牟田市にある白川小学校校区である．大牟田市は主に石炭産業で栄え，人口増加のピークは1960（昭和35）年の205,766人となっている．その後，炭鉱閉山にともない，人口は[2]115,803人（2018年4月1日現在）とピーク時の約半数となっている．現在も年間1,300人程度人口が減少している．高齢化率は1万人以上の都市のなかで，全国第3位となっており，年間約1%ずつ上昇し，2018（平成30）年4月現在では35.4%となっている．2004（平成16）年より前期高齢者数を後期高齢者数が上回り，現在も上昇傾向である．世帯数は56,756世帯となっており，高齢者が生活している世帯は52%，高齢者のみの世帯は25%となっている．生活保護率は37%と全国平均を若干上回っている．

　実践エリアは白川小学校校区であり，世帯数は3,389世帯，校区人口は6,825人となっている．高齢化率はほぼ自治体と同じ状況である．白川校区の生活環境については，校区内には大型ショッピングモールがあり，周辺の商店街はほとんどが閉店している．大型ショッピングモールに移動する手段としては，バス，タクシーはあるものの，バスに関しては，路線も縮小し，主要幹線道路まで徒歩で移動できなければ，買い物は難しい状況である．この白川校区に限らず，買い物に困っている高齢者が多いという．

3 実践校区の住民組織

白川小学校校区にある地縁組織の種別は「校区自治会」「校区民生児童委員」「校区社会福祉協議会」「校区老人会」があり，2011（平成 23）年に消防団，PTA を加え再編される校区まちづくり協議会が運営されている．この再編により[3]地縁組織の加入率は 50% 程度となっているが，再編される前の校区自治会に加入している住民は 1960（昭和 35）年の 80% をピークに減少し，29% まで減少していた．ただし，白川校区に至っては，まちづくり協議会の組織率は変わらず 30% を割り込んでいる状況である．

民生委員に関しては，校区内には 15 名の民生委員が活動しているが，民生委員からのヒアリングによると，民生委員の委員交代時には次に任せることができる人材がいない，後任者探しが大変であるという状態であることがわかった．

校区の社会福祉協議会であるが，社会福祉協議会の活動の一つに位置付けられるサロンの運営状況と福祉委員について簡潔に述べる．大牟田市内には大牟田市社会福祉協議会に位置付けられているサロンが 100 か所以上ある．白川校区では 7 か所となっており，住民の介護予防等に力を入れているが，運営している責任者が高齢化していることもあり，運営は不安定である．また，公民館（自治会）にて開催されるサロンが多く，公民館員でないと参加しづらいなど，誰もが参加しやすいサロンの運営はなされていない．福祉委員は，民生委員の活動を後方支援する目的として運用が図られているが，民生委員同様に後任者不足もあり，運用については整理しなければならないものも多かった．

このように，住民が住民を支え合う互助機能は 2000（平成 12）年初頭から，かなり衰退していた．また，自治会，民生児童委員，社会福祉協議会は校区住民が安心して暮らせるまちづくりを目指していたものの，3 団体がコミュニケーションを図ることなく，それぞれの方法で活動を展開していた．

自治会等が主催する催しや啓発研修等も，住民の参加は多くとも 30 名程度で推移していた．筆者についても，地域づくりを行う前に，退院支援時，民生委員に見守りをお願いしたところ「そのような高齢者をたくさん支援している」「もうこれ以上の支援は難しい」という言葉が返ってきたことは，2004（平成 16）年時の地域の状況を如実に表している出来事の一つであった．

4 住民協働前の退院支援時の課題や現状

白川校区の住民協働のきっかけは，筆者の退院支援がきっかけであった．白川小学校区にある筆者が勤務する医療機関では，入院している患者の平均年齢が 85 歳と非常に高い．入院生活を送るなかで，院内リハビリテーションは実施されるものの，全体的な活動量は低下し，退院の指示が医師から出た段階では，一定量の生活支援サービスが必要となる．

　大牟田市の概要でも説明したとおり，自宅に帰れば多くの高齢者は独居であり，不安を抱えている別居家族はそのまま長期入院を望んでいる状態であった．患者自身は「自宅に帰りたい」と望んでいても，家族はその意見とは対極の長期入院を望んでいる事例ばかりであった．何とか本人の希望を実現しようと介護保険制度を説明するも，毎日，訪問介護が来てくれるわけではないと理解すると，本人の希望は叶わず，そのまま医療機関で本人が死亡する事例が多くあった．その他にも，入院加療中に「認知症」が出現し，ますます退院が困難な状況になる事例もあった．

　しかし，医療機関は，そもそも加療を行う場所であるため，生活環境に少しでも近い介護保険施設等に入居の相談に行ってもどこも満床の状態であった．この時期，患者の「自宅に帰りたい」を実現するために，介護保険制度等の公的サービスに頼るほかないのか，医療機関におけるメディカルソーシャルワーカーの役割とは何かと疑問を持ち始めるようになった．

5　大牟田市認知症ケアコミュニティ推進事業

　大牟田市では官民協働により「認知症になっても安心して暮らせるまちづくり」を目指し，2002（平成14）年度から大牟田市[4]「認知症ケアコミュニティ推進事業」を展開してきた．この事業は，住民協働における活動の必要性，重要性を認識できた事業であるが，認知症コーディネーター養成研修（人材育成），もの忘れ予防相談検診（早期発見）小中学校の絵本教室（理解啓発），認知症SOSネットワーク模擬訓練（地域づくり）以上の四つの事業が柱となっていた．

（1）認知症コーディネーター養成研修

　一つ目の人材育成である「認知症コーディネーター養成研修」に関しては，2年間に400時間以上の研修プログラムを構成し，主に大牟田市において従事する医療，介護機関の経験年数5年以上の者に受講してもらい，本人本位の認知症支援の牽引役，まちづくり推進者の育成を目的とした．2年間の研修を受けた受講生は，認知症コーディネーター修了生と称し，所属事業所内において実践を行うにとどまらず，地域においても認知症の理解を浸透させる取組みを実践している．

　筆者自身も研修を修了し，現在，コアメンバーとして活動しているが，この研修にて大きな感銘を受けたのは「人間観」の醸成であった．たとえば，「認知症」の人と症状にフォーカスしがちであるが，認知症の「人」であると，徹底した本人理解を追求し，広義の意味での権利擁護の意識を学び，実践と考察を繰り返しながら，専門職に必要な対人および地域支援の技術，知識，価値観を獲得することができる研修であった．

（2）もの忘れ予防相談検診

　二つ目の「もの忘れ予防相談検診」は，大牟田市内には地域密着型施設（グループホーム，小規模多機能型居宅介護）に介護予防・地域交流拠点と

して地域交流施設が併設され，2018（平成30）年4月時点では45か所が整備された．

この地域交流施設は，地域密着型施設が運営している，地域住民の誰もが利用できる地域に開かれた施設である．この交流施設を利用し，地域における介護予防の増進を図るための会議や介護予防体操が実施されている．

もの忘れ予防相談検診も主に地域交流施設において実施されタッチパネルによる簡易検査を実施し，ボーダーラインを下回れば二次検診において専門医の問診に繋ぎ，同意が取れた対象者に限り主治医へ検査の報告を実施している．医療機関に繋がりにくい対象者に関しては，受診の動機付けとして重要な機能を果たしている．

（3）絵本教室

三つ目の「絵本教室」では，大牟田市内の全小学校，一部中学校において行われている活動である．教育現場において，子どもたちが認知症を理解し，認知症に対する接し方を学ぶことを目的に，総合的な学習の時間を利用し実施している．認知症高齢者の行動心理症状のなかには，「徘徊」症状が出現するケースは少なくない．徘徊行動に関しては本人なりの理由があり，どういった気持ちで歩いているか，子どもながらどのような関わりが持てるか考察を深める機会となっている[注1]．実際に子どもたちが道に迷った高齢者を保護するという事例もマスコミに取り上げられている．現在は，高校，大学等でも実施されており，教育現場においても少しずつ認知症の理解が広がり始めている．

（4）認知症 SOS ネットワーク模擬訓練

四つ目の「認知症 SOS ネットワーク模擬訓練（以下「模擬訓練」）」であるが，この活動は地域づくりのきっかけとなった．模擬訓練は認知症になっても安心して暮らせる町をつくるために，大牟田市に住む住民に対して認知症の理解と見守りの重要性を啓発し，日常的な声かけ・見守りの意識を高めるとともに，行方不明発生時に対応する SOS ネットワークを構築することを目的にしている．各小学校校区において実行委員会が組織されている．主な委員は自治会，民生委員，校区社会福祉協議会の地縁組織に加え，地域の介護医療機関，認知症コーディネーター修了生，地域包括支援センターを含む行政職員にて構成され，実行委員事務局を介護，医療機関が務めていることが特徴の一つである．

また，認知症 SOS ネットワーク模擬訓練はそれぞれの地域性に合わせた訓練内容を実施しており，「声かけの訓練」，「連絡体制の構築」，「啓発」と大きくわけ三つのパターンに分類される．

（a）声掛けの訓練

声掛けの訓練の内容は，事前に行方不明の情報を住民に周知し，道に迷っている素振りや不安な素振りを見せている行方不明者役を発見した場合はどのように声をかけ，どこに連絡をするのか発見から保護までの一連

注1：当事者の尊厳を守る観点において徘徊という言葉は大牟田市ではなるべく使用しないようにしているが，本章では医学的な症状を表す表現として使用する．

の流れを確認することが目的である.

(b) 連絡体制の構築

　連絡体制の構築は, 行方不明情報が発信された場合や発見された場合に情報を流すことが必要になるが, そのルートを確保もしくは既存のルートを使用するのであれば, 連絡漏れはないか. 行方不明発生から発見, 保護されたことまでおよそどれほどの時間を要したかの検証を目的とする訓練を実施している.

(c) 啓発

　啓発に関しては, 認知症や模擬訓練が実施されていることを知らない市民に対して周知を行い, 模擬訓練実施前に認知症サポーター養成講座も併せて実施している.

　白川校区では, 啓発と声かけ訓練を行いながら, 2015 (平成 27) 年頃より情報伝達にも力を入れて実施している. 毎年, 多くの自治体から視察者が訪れ, 年々視察者は増加している状況で, 視察後, 視察者が各々の自治体に持ち帰り, 地域の特性に合わせた模擬訓練を行っている.

6 　白川校区における SOS ネットワーク模擬訓練の経緯

　白川校区では, 2007 (平成 19) 年より白川校区認知症 SOS ネットワーク模擬訓練を実施した. 校区住民は当時 7,500 名, 世帯数は 3,380 世帯であった. 実施前に広報や案内を全世帯に実施したところ, 参加者は 9 名であり, その多くは民生委員であった. 予想以上に少ない参加者であったことを今でも憶えている. その後, 住民と対話しながら模擬訓練を実施していかなければ, 実効性の高い仕組みにはならないと考え, 住民組織に参加を呼び掛け地域ふれあいフォーラムを実施した. フォーラムでは, 行政に対する不満が意見として出されたが, 意見交換を重ねながら, 住民組織が同じ目的を達成するためにそれぞれが活動している, ということを理解し合い徐々にではあるが, 連帯感ができ上がりつつあった.

　2008 (平成 20) 年に第 2 回模擬訓練を実施し 90 名の参加があったものの, 住民自らが「大丈夫ですか？どうされました？」という声かけがなされたのは 11 件程度のものであり, 2007 年度と実績は変わらないものであった. どのようにすれば住民が集まるか, 啓発が行き届くか住民や医療機関, 行政等が意見交換を重ねることで徐々に連帯感や活動の方針が明確なものとなっていた.

　大きな転機は 4 回目の地域ふれあいフォーラムであった. これまで, 自治会や民生委員, 校区社会福祉協議会がイベントを行っても 30〜40 名程度であった参加者は, 3 団体が共催することで 250 名程度の住民が集まりフォーラムを開催することができた. その経過を踏まえながら実施した第 3 回認知症 SOS ネットワーク模擬訓練では 200 名以上の住民が開会式に出席し, 声かけ件数も 360 件 (住民自ら声かけ 240 件) と大きな変化がみられた. ま

た，行方不明者役を 2007 年には 1 名，2008 年には 6 名，2009 年には 20 名と大幅に増員し啓発も幅広く実施することができた．

　住民の認知症に対する変化もその頃より見られ始めた．行方不明者役を依頼する際，民生委員にお願いをしたのだが，反応は「なぜ，私がボケ老人の真似事をしなければならないのか」という批判であった．2008 年に同じような批判がありながら，民生委員が行方不明者役を依頼し，地域を歩いてもらったところ，前述のように声をかけてくれる人はほとんどいなかった．これまで，民生委員として長年，地域を支えてきた自負があった民生委員であっても，気に掛けられず，他人に無関心になっているのか，民生委員にも大きな衝撃であった．

　2009（平成 21）年の模擬訓練実行委員会の会議において，その経験をした民生委員が「一人で歩き，声をかけられないことがどれほど寂しく悲しいかよくわかった．ましてや認知症の高齢者になると不安な気持ちは計り知れない．この思いは実際に体験しないとわからない」と発言し，その言葉に感銘を受けた住民が次々と行方不明者役に立候補することとなった．このことは，少しずつではあるが，認知症が他人事から自分事への変化を表していることであると考えている．

図表 1　参加者数の推移

年度	H19	H20	H21	H22	H23	H24	H25	H26	H27	H28
徘徊役	1 名	6 名	20 名	26 名	26 名	26 名	26 名	50 名	26 名	13 名
参加者	9 名	87 名	240 名	165 名	167 名	162 名	185 名	232 名	192 名	202 名
声かけ	1 件	35 件	361 件	247 件	268 件	317 件	299 件	492 件	304 件	151 件

〈出典：認知症 SOS ネットワーク模擬訓練参加者等推移より〉

　これまで，住民活動に関しては，地域の住民組織がそれぞれ集いながら，話し合いながら，地域活動を実施していた．しかしながら，その活動は任意のものであり，活動資金，ボランティア保険等にも加入していなかった状況であった．そこで，活動を継続的なものにするため，「財源の確保」「契約の責任」「活動の継続性」の 3 点から特定非営利活動法人として，2009 年に NPO 法人しらかわの会として法人化することとなった．活動内容は主に**図表 2** の通り，五つに分類される．

　そもそも，この活動のきっかけは「家に帰りたい」と思っている高齢者を一人でも多く帰すことが始まりであった．地域活動を展開するようになり，退院支援の場面でもポジティブな変化がみられるようになった．

図表2 「NPO法人しらかわの会」の活動計画

基本目的

高齢者，障害者などの世帯を対象に個別訪問を実施し，家事支援および生活相談に応じて自宅で安心して生活できるように支援する．また，安心して住める町づくりを目指すため，環境整備や安全確保を重点に地域の活性化に寄与する．

事業名	具体的内容	実施予定
・日常生活支援事業	・戸別訪問による買い物，付き添い，清掃，庭木の手入れ，相談支援など ・サロン事業	随時
・環境美化部会	・堂面川河川敷清掃 ・地域内の清掃活動	1回/年 1回/年
・安心，安全部会	・防犯灯および危険個所点検 ・地域広報誌発行	2回/年 随時
・こども部会	・通学路点検 ・学校諸行事の支援 ・こどもの居場所づくり ・障害児の登下校支援	2回/年 随時
・自治体および他団体の支援事業	・認知症SOSネットワーク模擬訓練 ・白川まつり	1回/年 1回/年

【事例1】

　対象者は80歳代女性，主病名はパーキンソン病，アルツハイマー型認知症であり，長年，白川校区にて生活していた．退院支援時のキーパーソンは別居の長男であり，市外にて生活している．

　入院のきっかけは，自宅での転倒による骨折受傷であり，回復期リハビリテーション病院にて加療，リハビリを受けるも身体機能は向上せず，白川病院へ転院となっている事例である．

　本人の意向は「自宅に帰りたい」，長男の意向は「長期的な入院，もしくは施設入所」をそれぞれ希望していた．

　筆者が家族と面談した際は「転倒して骨折し入院しているのだから，自宅でも転倒を繰り返すのではないか．不安なため退院はさせたくない」と自宅退院に向けては否定的であった．否定的であるものの，医療機関としても漫然とリハビリを実施するわけにはいかないため，本人のリハビリの目標を設定するために，家族にも立ち会ってもらい，退院前訪問指導を実施した．訪問時，移動動作が困難な場面を見ながら家族としても，自宅ではない場所への退院を固めつつあった．

　これまで医療機関や介護事業所等のケアマネジャーが家族を説得しても意向が変わることはなかったが，この場面に地域が介入することで大きな変化がみられた．自宅に到着すると，すぐに近隣の住民が声をかけ「もう，退院できるの？よかったねー」「退院日はいつなの？」等本人に声をかけ始めた．その様子を見て，長男が「実は，また家で転倒を繰り返すと思うし，買い物やゴミ出し等も介護保険ではすべてを補えないので，入院か施設へ入所してもらおうと考えている」と家族の意向を伝えたところ，住民が「なぜ，施設に入所するの？本人も家に帰りたいと言ってるじゃないの．ゴミ出しだったら，私がついでに出してあげるし，毎日，誰かが見に来ないと不安であれば，私たちが交代で見てあげるから」などと生活支援を名乗り出る住民が多く集まり，支援を申し出てくれた．

　住民の後押しもあり，家族がそれに納得する形で，本人は自宅に帰ることとなった．役割分担は，専門的な介護に関しては，小規模多機能型居宅介護事業所，急変時の対応は医療機関，日常的な見守りや声かけ，ゴミ出しといった生活支援に関しては，地域住民が担うこととなった．いつしか，住民が本人のところに通い続ける間に，本人を取り囲むサロンのような形となり，最期まで本人の希望する形で人生を終えることに繋がった．

　本人の思いの実現は，医療機関，介護事業所，地域どの分野も欠かすことのできない資源であり，特に地域住民の関わりに関しては暮らしの継続という観点で果たした役割は非常に大きかったと感じる．

【事例2】
　もう一つの事例では，アパートにて生活をしていた高齢者（Aとする）とその近隣にて生活をしていた知的障害の女性（Bとする）の事例である．それぞれ医療機関に入院しており，A氏は入院前に自宅アパートにて生活をしていたが，長女からの経済的虐待および介護の放棄放任を受けていた．入院のきっかけは転倒による大腿部骨折であった．
　B氏はアパート付近の老朽化した一軒家にひとりで生活をしていた．主に身の回りの世話をしてくれる知人はいたが，買い物のお礼にお金を渡していることもあり，経済的にも困窮しており，入院時は低栄養状態にて入院となっていた．
　それぞれの退院先の希望に関しては，A氏は自宅への退院を希望しており，B氏も自宅への退院を希望していた．B氏の自宅退院に関しては，老朽化の状態から自宅に帰すことが困難であることから，再度，話しを聞くと「住んでいた地域に帰りたい」ということがわかった．そのため，退院支援の際に2人でのシェアルームを提案した．本人たちはその提案を受け入れ，退院先として，これまでA氏が生活していたアパートに帰ることをアパート大家に相談した．
　そのアパートの大家はNPO法人しらかわの会の会員であったが，退院先として受け入れてくれるか多少の不安があった．その大家から「帰ってくるなら，みんなの協力が必要だと思う．一度顔合わせのために食事会をしないか」という申し出があった．退院日に民生委員を含めたアパートの全住民で退院記念を祝うことができた．食事会のなかで，住民は本人とさまざまな会話をするも，認知症のために会話を忘れるA氏を見ながら，認知症とはどのようなものであるか，どのようなサポートが必要かを理解してもらうことができた．
　A氏は薄暗くなると，不安な気持ちが大きくなり，外に出てしまう傾向があった．同居するB氏も落ち着いてもらうように話しをするが，ときには混乱する時間が長く続く日もあった．それを受けて，住民側からの提案でA氏が出ていくことを見守れるように，玄関にあるインターホンを室内に設置し，出ていくときには呼び鈴がなるように試みた．その後，A氏が混乱して外に出ていこうとする際は，B氏だけでなく，大家も話しを聞いたり，大家でも難しいときには，介護事業所に連絡を入れて職員に来てもらい，ゆっくり話しを聞いてもらうなどの対応を行うことができた．

　その他にもさまざまな事例があるが，住民と協働することで認知症の支援や自宅に帰ることができる入院患者が増加することに繋がった．

7　多様な分野との連携

　筆者が地域包括支援センターに出向していた際は，多くの総合相談を受け，相談援助を行った．

　当時は相談が寄せられ，その相談に対して課題は何かを考え，その課題に対する解決策を提案していた．一つの課題が解決すると，また新たな相談が寄せられ，その課題に対応する．いわば，対症療法の関わりしかできていなかったように思う．

　住民の問題の根本を解決するためには，福祉分野だけの関わりだけでなく，多くの関係者と協働しなければ，課題解決は図れないのではないかと感じ始めていた．

　認知症に関して商業者からヒアリングをしたところ，買い物をする消費者のなかに「変わった人だな」「同じ商品を何度も同じ日に買っていくな」など，疑問に思っていたことがあったという．また，商業者は別の悩みとして，大型ショッピングセンターの進出にともない，経営の悪化が多くの商店で起きており，頭を悩ませていた．

　高齢者に関しても，認知症の症状が出現すれば買い物がしづらくなる，そうでない高齢者も買い物に行くための手段がないなどの困りごとが起きてい

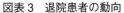

図表3　退院患者の動向

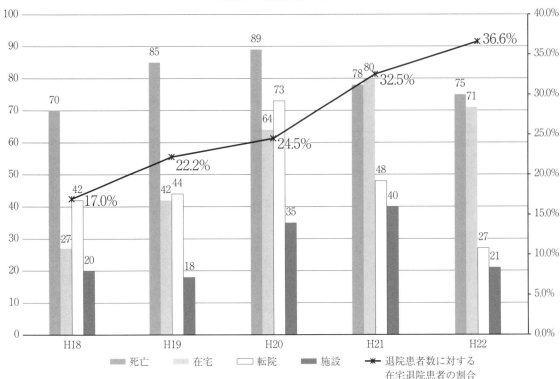

た．そこで，両者の「困っている」ことをマッチングさせて出張商店街ができないかと商業者側と協議を行った．地域交流施設で実施したところ，多くの高齢者が買い物をすることができ，商店側も売り上げが増え，商品および店舗のアピールに繋がることとなり，現在では，大牟田市内の多くの地域交流施設で実施されている．

　また，出張商店街が効果的に働いたのは，買い物ニーズの解消だけではなかった．出張商店街にて買い物をする客のなかには，グループホームの入居者やデイサービスを利用している認知症高齢者等の消費者が多い．そのため，会計時に小銭があるにもかかわらず，1万円を出す高齢者や再度同じ物を何個も買う高齢者を見て，このような行動も認知症から起こるものであると理解し，「認知症になっても安心して買い物が地域でできるように何か取り組めないか」と考え，商店街を挙げて認知症サポーター養成講座を受講し，「認知症サポーターがいる商店街マップ」を作成して，誰もが買い物しやすい環境に配慮してきた．

　このような取組みを実施するなかで，「困っていることや自身が活動する領域での困りごとは他分野から見るともったいない資源であるといったケースは多くあるのではないか」，「さまざまな分野の壁を越えて大牟田市がよりよいまちになるためには対話が必要ではないか」と考え，「大牟田ひととまちづくり協議会」を発足させた．参加者は医療福祉関係者，商業関係者，保

育関係者，行政，元アナウンサー，神社仏閣関係者など多種多様な人が集まり，ワークショップを実施し，あったらいいなと思うこと，もったいないなと思うことなどを自由に出し合いながら関係性を構築した．

振り返ると，「大牟田市に住む人の生活をよりよいものにしたい」，「安心して生活し続けることができるまちを目指している人は福祉関係者だけではない」ということが理解できたことや，今後協働できる仲間に出会えたことは大きな収穫であった．

8　地域共生社会への動き出し

地域包括支援センターでの勤務を経て，2016（平成28）年10月から医療ソーシャルワーカーの業務に従事しながら，厚生労働省の補助事業である多機関協働による包括的支援体制構築事業を実施している．

期待される役割[5]は，『福祉ニーズの多様化・複雑化を踏まえ，単独の相談機関では十分に対応できない，いわゆる「制度の狭間」の課題の解決を図る観点から，複合的な課題を抱える者などに対する包括的な支援システムを構築するとともに，高齢者などのボランティア等と協働し，地域に必要とされる社会資源を創出する取組みをモデル的に実施する』とされている．

大牟田市においては，包括的な支援システムの構築に関しては，大牟田市権利擁護連絡会を2017（平成29）年度より運用開始している．高齢者，障害者，児童，教育機関，弁護士，消費生活センター，警察署等，さまざまな機関が集い，事例検討や専門職が不足していると感じる資源などをワークショップ形式で話し合い，課題を抽出していた．しかしながら，課題の積み残しが多くあり，改めて専門機関のネットワークでは解決できないことが多くある．その地域における相談支援機関の包括化を図り，課題を受け止めたとしても，その課題を解決するツールやネットワークを持ち合わせていないことが多かった．

たとえば，障害者，高齢者ではないが，身寄りも家もなくて困っているなどの相談に対しては，福祉関係者で解決することはできないことが多い．現在はそのような相談の解決に苦慮している．しかし，地域包括支援センターにて従事していた際は，弁護士，建築士，不動産仲介業者等の専門職と連携し，身元・連帯保証を行うNPO法人を立ち上げるなどして解決を図っていた．このように，社会課題をさまざまなステークホルダーと共有し，具体的にアクションを起こすことによってさまざまな資源や仕組みができることを経験してきた．

9　産業分野との連携

寄せられるさまざまな社会課題の解決のため，大牟田市にある企業に声をかけ，フォーラムを開催した．参加者は，大手配送業者，地場産業，農家，ケーキ屋等に加え，地域包括支援センター，居宅介護支援事業所，小規模多

機能，デイサービス等の福祉関係者60名ほどが集まり，意見交換を実施した．

　意見交換では，企業側の困りごととして，人手不足が主に挙げられ，福祉関係者からは，利用者から「働きたい」や「人の役に立ちたい」という意見が聞かれるということが挙げられた．企業と福祉のマッチングを行い，人手不足の解消，福祉サービスのあり方という社会課題の解決を図る方法を考えるために，取組みを始めた．

【事例3】

　具体的な事例では，大手自動車販売店の困りごととして，営業職が営業前に1時間程度洗車してから営業回りをしており，洗車の作業がなければ，従業員の負担も軽減され，営業に力を入れることができると考えていた．

　一方，デイサービスを利用していた男性の場合，家族に「デイサービスに行ってほしい」といわれ利用はしているが，リハビリ以外の時間はやることがなく，時間を持てあますことが多いという状況であった．

　そこで自動車販売店，デイサービス運営者，筆者との3者で具体的なアクションプランを描き，洗車をデイサービスの利用時間中に請負い，自動車販売店が謝礼として金銭を対価として支払うという提案がなされ，デイサービスの利用者が展示車を洗車することとなった．

　このことで販売店側の負担は軽減されることになった．また，「認知症の高齢者でもこんなに働くことができるんだな」という言葉もあり，福祉関係者からの言葉では伝わらなかったことが，働く機会を通じて受け入れられるようになった．

　さらに，利用者からは「孫にお小遣いをあげた」「妻に好きなパンを買ってあげた」，介護事業所からも「施設でリハビリするよりも意欲的になり，主体的にデイサービスに見えられるようになった」といった話しを聞くことができ，双方にとって有用な事業を展開できている．

🔟　おわりに

　これまで，支える・支えられる形としてサービスの提供をしていたが，これから大牟田市では，人口減少を迎え，生産年齢人口も20年後には半数になってしまう．これまでの福祉のあり様では，人々の暮らしは支えることはできないだろう．

　また，高齢化の進行により，社会保障給付費の増加は止めることができない．そうなると，高齢者に対する見方や評価はネガティブなものとなってしまう．そのようにならないためにも，高齢者であっても障害をもっていても，活躍して互いに認め合うことができる機会を多く創出することが，筆者を含め，我々，福祉関係者に課されている役割ではないかと感じる．

　地域包括支援センターの四つの業務のなかに権利擁護業務があるが，権利擁護とは，高齢者虐待防止法に則り，成年後見制度や日常生活自立支援事業などの制度に繋ぐだけなのだろうか．あるいは措置対応をすることだろうか．いや，本来，もっている高齢者の能力を発揮できる場所や機会を開拓し，自己実現を図ることもまた権利擁護の一つと考える．まだ十分ではないが，このような取組みは継続することが重要だと感じるため，歩みを止めずに活動を継続したい．

（猿渡　進平）

○ ● 参 考 資 料 ● ○

1) 厚生労働省：「地域包括ケアシステムの構築について」，http://www.mhlw.go.jp/stf/sei-sakunitsuite/bunya/hukushi_kaigo/kaigo_koureisha/chiiki-houkatsu/

2) 福岡県大牟田市「高齢化統計資料」，http://www.city.omuta.lg.jp/hpkiji/pub/detail.aspx?c_id=5&type=top&id=4010

3) 大牟田市校区まちづくり協議会の設立状況について，「大牟田市役所地域コミュニティ課資料」

4) 大牟田市地域認知症ケアコミュニティ推進事業，https://www.chiikinogennki.soumu.go.jp/ji-rei/fukuoka/40202/2014-0310-1908-12.html

5) 厚生労働省：「多機関協働による包括的支援体制構築事業」のイメージ参考資料2，平成28年，http://www.mhlw.go.jp/file/05-Shingikai-12201000-Shakaiengokyokushougaihoken-fukushibu-Kikakuka/0000117431.pdf

Ⅱ編

地域包括支援センターにおける
他機関との連携

2章

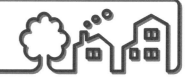

3章　在宅医療と医療介護連携

1　在宅医療の歴史

（1）往診医療から病院医療へ

　医師が自ら自宅に出向いて患者を診療する「往診」は，古くから行われている．実際に1970年代まで，往診は地域医療における重要な役割を担っていた．現在でも診療所の案内板に記載された「往診応需」という文言を目にすることがあるが，これは往診が日常的に行われた名残りともいえる．当時，高齢者の大部分が，自宅で看取られていたのは，家族が看病して，医師が往診して，死亡診断を行っていたからである．

　わが国では，1961（昭和36）年に国民皆保険制度が実現した．経済の高度成長期に入り，全国あまねく病院などの医療施設が整備された．モータリゼーションとも相まって，どこに居住していても，手軽に医療機関に受診できる環境となる．さらに，経済的負担も軽く老人医療費無料化を政策に掲げる都道府県が増加した．

　また，一県一医大構想[注1]の閣議決定後，医師の養成数が倍増した1980年代になると学会認定専門医制度が発足する．医師の多くが，臓器別，疾病別の専門医を目指した．科学技術の進歩と相まって，MRIなどの補助診断装置等が開発されると，より高度な設備の整った病院で，専門医が行う先進的医療に対する信頼はゆるぎないものとなる．高齢者の生活課題を解決する福祉施策の貧困さを病院医療が補う，いわゆる「社会的入院」[注2]が容認され，むしろ歓迎する風潮すら生まれる．

　このような社会背景のなかで，高齢者が入院して，しっかりとした医療を提供されながら，病院で命を閉じることに，誰も疑問を感じることがなくなっていったのである．

（2）病院死への疑問

　病院医療への信頼が高まるなかで，病院死率が在宅死率を上回った1976（昭和51）年には，奇しくも高度な医療が果たして高齢者を幸せにするのかと，日本安楽死協会（現 日本尊厳死協会）が組織された．

　1980年代になると，近代ホスピス運動の創始者，シシリー・ソンダース（英国）の活動が日本に紹介され，ホスピス運動が始まる．1990年代には，おびただしい数の「寝たきり老人」の存在が，日本特有の現象であると大熊由紀子氏（ジャーナリスト）によって紹介された．また，山崎章郎氏（医師）が，延命的治療の果てに病院で命を閉じることを疑問視し，「病院で死ぬということ（主婦の友社，1990年10月）」と題した書籍を出版した．これが大きな反響を呼び，映画化されるなどした．入院により病や老いと闘い続け，人生の終焉を迎えることが当然と受け止められる時代にあっても，高齢者やがん患者における終末期医療への国民の意識は，徐々にではあるが変

注1：無医大県解消構想とも呼ばれ，第二次田中角栄内閣で1973年閣議決定された．1969年　医学部定員は4,040人だったが，その後，15の県に医学部を設置し，1976年には，定員が8,020人にまで拡充した．2018年の医学部の定員は9,419人となっている．

注2：医学的観点からは，入院治療が必要のない症例が入院を継続する状況．特に精神障害者の場合は，事態は深刻であり，人生の大部分を病院で暮らすことも珍しくない．

化していく．在宅医療の普及を訴えるさまざまな草の根的な活動が始まったのも，この時代である．

(3) 在宅医療への制度からの牽引

日本社会の高齢化は世界に類をみない規模とスピードで進展した．高齢社会となったのは1996（平成8）年で，わずか12年後の2006（平成18）年には超高齢社会[注3]に突入している．現在高齢化率は28%を超え，世界一である．さらに深刻なのは少子化で，高齢化のスピードに拍車をかけている．

第二次医療法改正で制度上医療の場として居宅が位置付けられ，訪問診療という概念が登場したのは1992（平成4）年で，この年が日本の在宅医療元年である．2000（平成12）年には高齢者の在宅療養を社会全体で支えようと介護保険制度が施行され，その後も法制度から積極的に在宅医療推進が図られている．

2006（平成18）年には障害者自立支援法（現障害者総合支援法）により，在宅福祉サービスの充実が掲げられた．脱施設化を目指し，集団的処遇から個別処遇へと介護保険制度同様，住み慣れた地域での療養生活の重要性が示された．2007（平成19）年に施行された，がん対策基本法では，「第3章 第2節 がん医療の均てん化 第16条」に，国および地方公共団体の義務として，がん患者の生活の質を担保した在宅緩和ケアの提供体制の整備が盛り込まれている．

都道府県には5疾病・5事業と在宅医療を医療計画に盛り込むよう通達がなされ，市町村には地域居住の継続を目指した地域包括ケアシステム構築が最優先課題となっている．2014（平成26）年には，医療・介護総合確保推進法として19本の関連法案が一括で審議され，可決されている．

2018（平成30）年度の第7期介護保険事業計画では，団塊世代が75歳となる2025年を見据え，医療機能の分化・連携および地域包括ケアシステム構築推進と，都道府県で策定する「地域医療構想」[注4]との一体的な計画を目指すところが大きな特徴となった．

2021（令和3）年度には第8期介護保険事業計画が開始される．サービスの必要量を推計して「見える化」する作業が特徴でもある．

現在，人口が減少するなかで，一層進展する超高齢社会の課題解決方法として，地域包括ケアシステム構築が基礎自治体の喫緊の課題となり，在宅医療への期待は急速に高まりつつある．

② 在宅医療の概念

(1) 往診と訪問診療の違い

在宅医療は往診なくして成立しないが，基本は訪問診療にある．訪問診療とは，入院患者に対する病棟回診の役割を担うものである．患者の病態に変化がなくとも，療養計画にもとづき，定期的に患家に往診することから訪問診療と呼ばれている．従来の往診医療とは，患者の病態が変化したときに，

注3:
高齢化社会
　人口に占める高齢者（65歳以上）の割合が7%を超えている状態．日本では1970年に突入した．
高齢社会
　1970年に高齢化社会となったが，その後も高齢者人口は増え続け，1996年には高齢化率が14%を超え高齢社会を迎えるに至った．
超高齢社会
　少子高齢化がさらに進み，2006年，高齢化率が21%を超えたことから超高齢社会に突入しているという状況である．

注4：都道府県が，医療介護総合確保推進法の成立・公布を受け，地域における医療・介護を総合的に確保するための基本方策を策定することとなった．地域包括ケアシステムを構築する市区町村と整合性をはかりながら，病床機能の分化を実現するものである．

患者や介護者から依頼されて行われ，発熱や腹痛など，いわゆる急性疾患に対応したものといえる．一方で，訪問診療とはより長く安定した病態で，療養生活を送ることができるように，食事や排泄状況などにも注意を払い，栄養状態の改善や脱水の予防やリハビリテーションの視点をもって，多職種で支えることが基本となる．したがって，現代の在宅医療は医師による「訪問診療」と「往診」を中心とし，訪問看護や訪問歯科診療など，多職種が協働して行うものである（後述）．

(2) 在宅医療の概念

在宅医療を「通院困難者に対して，生活の場に，医療専門職が訪問し，患者・家族の意向を汲んで提供する包括的，全人的医療」と捉えるとよい．そして「望まれれば，看取りまで支える医療」といえる．

(3) 在宅医療の概要

在宅医療は病院機能を地域に広げたと説明されるように，地域で完結させるためには，医師だけではなく，歯科医師，看護師，薬剤師，リハビリ専門職，管理栄養士など医療系国家資格をもった専門職が多職種で協働して行うこととなる．さらに，行政や地域包括支援センター，居宅介護支援事業所等の介護保険事業所，医師会や歯科医師会などの職能団体，在宅療養者がいつでも入院できる体制など，地域や組織，団体と有機的連携を基本としている．

このように多職種が協働し，地域の社会資源と連携し，24時間・365日切れ目なく提供されるのが，望まれる在宅医療の姿といえる（**図表1**）．入院患者が病棟看護師によって管理されているように，在宅医療において，訪問看護は，きわめて重要な役割を担っている．医師は，病態の判断（診断）と看護師への指示（包括指示あるいは具体的指示）と在宅で提供される医療全体の責任が委ねられる．

(4) 在宅医療を提供する場所（図表2）

「在宅」医療と表現されることから，自宅で提供する医療と捉えられる傾向が否めないが，病院や有床診療所など医療施設以外の「くらしの場」にお

図表1　在宅医療の3原則

☐　24時間×365日

　　暮らしを上位概念とした切れ目のないケア・サービス

☐　地域連携　組織・団体　社会資源の活用

　　病院・診療所・消防署・行政（地域包括支援センター）
　　社会福祉協議会・介護保険サービス事業所

☐　多職種協働（IPW：Inter-Professional Work）

　　歯科医師・薬剤師・管理栄養士・リハビリ職（PT，OT，ST）
　　重要な訪問看護師・介護支援専門員・ケアワーカー等

図表2　在宅医療を提供する場所

◎自宅
◎生活の場として
　認知症対応グループホーム
　サービス付き高齢者住宅
　有料老人ホーム
　軽費老人ホーム（ケアハウス）
　特別養護老人ホーム
　養護老人ホーム
　（病院や有床診療所など医療施設を除き，施設系在宅医療と表現されることもある）

図表3　生活障害の捉え方　いろは（ABC）

い・ろ・は・に・す・飯

移動・風呂*・排泄*・認知機能・睡眠・食事*
いどう　ふろ　はいせつ　にんち　すいみん

*三大介護

A/B/C/D/E/S
Ambulation/Bathing
Continence/Dementia
Eating/Sleeping

ける医療と捉えるとよい．介護老人福祉施設（旧特別養護老人ホーム），養護老人ホーム，認知症対応グループホーム，サービス付き高齢者向け住宅，有料老人ホーム，軽費老人ホーム（ケアハウス）等の居住系施設で提供される医療に対しても，在宅医療の概念を当てはめることができる．

　さらに，2018（平成30）年4月より高齢者慢性期医療を介護医療院で提供することとなった．介護医療院は，新たな介護保険施設であり，日常的な医療管理に加え，看取りやターミナルケアなどの医療機能だけでなく，生活施設としての機能を兼ね備えており，そこで提供される医療の基本的な理念は在宅医療と共有するところが多い．

　このように医療を提供する場が多様化したことから，施設で提供される在宅医療に対して，「施設系在宅医療」と表現されることもある．

（5）多職種協働の重要性について

　在宅医療は，生活を上位概念として，医療が生活を支配するものではない．生活の場において，過不足のない医療を提供する観点からは，病態や状態像相応の介護力が求められる．

　脱水を繰り返す療養者に対しては，飲水の指導や病態の管理となるが，トイレへの移動の困難性や排尿の失敗をおそれて飲水量を制限する生活習慣が根底にあれば，これらの課題を是正しないかぎり，脱水予防の根本的な解決となりにくい．わずか一本の点滴で，脱水の改善を図ることができるが，医療の役割以上に，環境の整備や介護用品の紹介など生活の視点を欠くことができない．

　食事・入浴・排泄・睡眠といった基本的な生活機能だけでなく，認知機能にも目を向けて，生活障害と誠実に対峙しない限り，在宅医療は容易に破たんする（**図表3**）．

　したがって，老老介護における家族の介護力の限界に対しては，介護支援専門員（ケアマネジャー）の役割はとりわけ重要となり，介護力を評価し，補完するケアプランが在宅療養継続の重要なポイントとなる．

　実際に要介護5レベルの寝たきり患者でも，介護家族に介護への意欲と情熱があれば，在宅医療の継続は可能であるが，その反面，介護家族に在宅医療の本質的意義への理解が得られず，過剰な期待があったり，あるいは介護意欲が乏しかったりすると，日常生活がある程度，自立している要介護1レベルの症例でも在宅医療は容易に破たんする．

　サービス付高齢者向け住宅やグループホーム（認知症対応型共同生活介護）など，居宅系高齢者施設においても同様で，重介護者を積極的に支えようといったマインドが乏しく，看取りまでかかわることを拒否する方針の施設では，安易な救急搬送によって望まれない形で在宅医療が中断されている．

　リハビリ専門職（PT，OT，ST）の訪問によるリハビリテーション，薬剤師の訪問による服薬指導や服薬管理等歯科医師による訪問歯科診療，管理栄養士による訪問栄養指導などが，ニーズに応じて適切に行われることが，安定した在宅療養を長く継続するうえ重要で，介護支援専門員の力量によって，在宅医療の可能性が大きく広がるといってもよい．

（6）地域連携の重要性について

　質の高い在宅医療を長く継続し，望まれれば看取りまで支えるには，さまざまな社会資源が有機的に連携することが重要となる．換言すると地域包括ケアシステムが，しっかりと機能するということと同義である．

　デイサービスやデイケアサービスなどの通所ケアやショートステイ（短期入所生活介護，短期入所療養介護）などのいわゆるレスパイトケアの活用は，介護家族の介護疲弊を予防でき，療養者にとっては社会交流の場となり，フレイル進行予防にも繋がる．

　かかわる医師の負担感の軽減のためには，24時間管理体制をもつ訪問看護ステーションの活用は常套手段といえる．また，後方ベッドを引き受けてくれる病院との連携構築も重要で，最近は地域包括ケア病棟[注5]を持つ病院も増えている．

　診療報酬制度から在宅医療の推進が図られ，一定の要件が課せられるが，在宅療養支援診療所や在宅療養支援病院として届け出を行い，さらにこれらの医療機関が連携することで機能強化型在宅療養支援診療所として診療報酬が一層有利に評価されている．医療介護連携，地域連携が重要であることが制度からも裏付けられている．

注5：入院によって，急性期の治療を終え，病態は安定しているにもかかわらず，退院に不安がある場合に，自宅や施設への移行に向けてリハビリなどを行い，また，在宅療養を行っている患者を受け入れ，地域包括ケアシステムを支える役割を担う病棟，あるいは，病室のことである．

3 在宅医療の実際

(1) 在宅医療の諸相

　在宅医療には，移行期（導入期），安定期（療養生活期），急性期，看取り期（周死期）の四つのフェーズ（相）があり，それぞれの相において特徴がある（**図表4**）．

　在宅医療の開始には，外来通院患者が疾病や加齢などで通院が困難になった場合と，病院での急性期治療を終えて，がん末期などで病院での積極的な加療に期待がなくなった場合の二つの状況，すなわち入院・外来それぞれから在宅に移行する．外来からの移行は患者や家族との信頼関係が築かれているが，退院後に初診となる在宅患者には，一層丁寧な対応が求められる．患者にも家族にも，在宅医療や介護の経験がないことが多く，戸惑いや漠然とした不安も強いからである．

　高齢者の場合は，食事や脱水，外傷等に注意して，生活支援を重視しながらケアすると，安定した状態での療養が可能となるが，気道感染や尿路感染等での発熱など急性疾患を合併することも少なくない．その際には入院して加療を行うことを選択するのか，在宅での治療を継続するのか，その判断に苦慮することがある．回復の期待があれば，入院による加療が妥当であろう．しかし，重度の認知症や老衰の進行などで，すでに在宅での看取りまでを希望されていると，緩和ケアを重視して，積極的な治療を控えることもある．

　在宅で酸素療法を実施したり，抗生剤の投与を行ったりすることが可能であるが，どこまで積極的に在宅での加療を実施するのか，かかわる医師の医療理念や専門性などで，その判断はさまざまといえる．在宅で急性期の治療を継続したからといって，医療の質が病院医療に劣るものではないとの報告もある[1]．また，がんの在宅ホスピスケアにおいては，在宅の優位性を示す報告もある[2]．

図表4　在宅医療の諸相（移行期・安定期・急性期・看取り期）

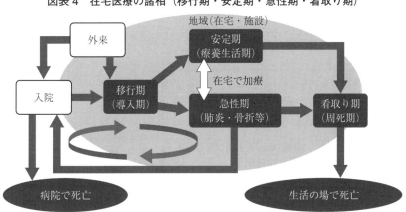

　一方で全身状態が安定していても，望まれない形で在宅医療が中断されることがあるので，病態の変化だけでなく，介護力の低下などへの配慮も大切となることはすでに述べた．

（2）終末期医療へのかかわり

　地域包括ケアシステムは，住み慣れた地域で，最期まで，その人らしい生活の継続を目指す仕組みである．そこで，在宅医療に対して，在宅で看取る役割が強く期待されているが，看取りそのものを目的化しているのではない．

　最近，人生の最終段階にあると判断される病期においては，どのような医療の提供が適切なのか考えるために，アドバンス・ケア・プランニング（ACP：Advance Care Planning）（**図表5**）が注目されている．ACPとは，将来の病態の変化に備え，医療，看護，介護のあり方について，患者自身を主体として，その家族や近しい人々も交えて，専門的で合理性のある助言を受けながら，意思決定を支援する過程といえる．ここには医学的妥当性が重視されるだけでなく，人生観や価値観など，いわゆる「生き様」を汲むために，多職種が話し合いに参加することを基本としている．

図表5　終末期医療とACP

ACP（Advance Care Planning）とは

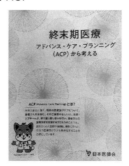

将来の医療およびケアについて
患者さんを主体に，
ご家族や近しい人，
医療・看護・介護チームが，
繰り返し話合いを行い，
患者さんの意思決定を支援するプロセス．

かかりつけ医を中心に多職種が協働し，
地域で支えるという視点が重要．

　たとえば，人生の最終段階における人工栄養管理に対しては，医学的根拠にもとづいた妥当性が示されているとはいえない．そこで，倫理性を重視して，有識者らにより検討が行われている．

　日本医師会　第15次生命倫理懇談会（座長　高久史麿）の報告書の冒頭には以下のように記載されており，医療が病気を治し，命を救うだけでなく，終末期における医療の在り方は，国家的な課題といえる．

---

①患者の意思決定による終末期の生き方や平穏な死を実現するための意思決定の仕組みの工夫と，望まない医療を防ぐための具体的な方策が重要であること，そのためのプロセスの充実をどのように図るかを考察した．
さらに，
②終末期医療の質の向上を図るための取り組みを挙げ，尊厳ある死（すなわち尊厳ある生）を実現するとはどのようなことかを検討した．

〈生命倫理懇談会報告書より〉

（3）在宅医療の対象者・対象疾患

　在宅医療の対象者は通院が困難な者を原則としている．しかし，歩行できても，何らかの支援なしに公共交通機関の利用が困難で通院できない認知症患者や，医療機関での積極的な治療に期待がなくなったがんの終末期患者，さらに，精神疾患などでの心情的，思想的な理由で医療を拒否している患者など，通院が困難な状況はさまざまなため，単に身体運動能力やその機能の程度で判断するべきではない．生活の場での医療提供が有益と判断されれば，診療報酬上の在宅医療の考え方と切り離して，在宅医療の対象とすべきである．

　対象疾患で分類すると以下のようになる．

ⅰ）虚弱要介護高齢者（脳卒中後遺症・運動器疾患・認知症・老衰・フレイル・サルコペニア等）

ⅱ）がん終末期

ⅲ）神経・筋難病等（筋萎縮性側索硬化症・パーキンソン症候群・関節リウマチ・慢性呼吸不全等）

ⅳ）重症小児（先天性疾患・胃ろう管理・人工呼吸器管理）・医療的ケア児

ⅴ）障害者（脊髄損傷・頭蓋内疾患・頭部外傷・脳性まひ等）

ⅵ）その他　精神疾患

（4）対象疾患による在宅医療の特徴

（a）虚弱な要介護高齢者（図表6）

　脳卒中後遺症などでは在宅療養期間が長期化することが多い．したがって，介護保険給付の対象である．認知症が重度化し，治療の意義が理解できなかったり，積極的な治療に協力できなかったりすることも少なくない．そこでACPにもとづき，患者や家族の意志を重視した医療提供が重要となる．緩和ケアを重視し，自然の経過を支えることも人道的な配慮と考えている．

図表6　虚弱な要介護高齢者

■　医療
　　フレイル・老年症候群への理解
　　認知症の人のケア，緩和ケアの知識・技術
　　終末期医療（ACP），老衰，死期の予後予測困難
■　介護
　　療養期間の長期化，老々介護，認認介護，独居
■　制度
　　介護保険制度の理解，ケアマネとの連携
■　課題
　　居宅系高齢者施設管理者の意識，
　　死亡診断目的望まれない救急搬送，
　　人工栄養管理の妥当性

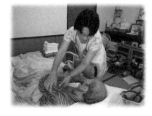

図表7　がん終末期

■　医療
　ハイテク在宅：酸素療法，気管切開，ポート管理，各種カテーテル管理
　緩和ケアの知識・技術・経験，予後予想可能
■　介護
　重介護期間が比較的短い，家族介
　護力低下（若年者の場合）
■　制度
　介護保険制度（第二号被保険者），
　がん対策基本法
■　課題
　予防給付→区分変更申請時死亡，
　医療費高額　未だ未告知の症例，
　在宅移行後短期間での死亡，
　病院医師の在宅医療への認識

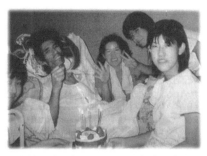

死亡数日前に家族で誕生日を祝う，自宅ならではのショット

(b) がん終末期（図表7）

　いわゆるホスピスケアの対象であっても，重介護期間は2〜3週間程度とさほど長くない．終末期まで，食事，排泄，入浴などに介護を必要としないこともある．2006（平成18）年から，第二号被保険者として介護保険給付の対象となったものの，比較的日常生活が自立していることから，介護区分が軽度と認定されることが多く，介護負担が増加した時期に区分変更申請を行っても，認定作業を行っている間に命を落とすこともある．介護保険制度が十分に活用できないのは，慢性期医療を対象に制度が設計されているためで，がん終末期での介護保険制度の利用が難しいのは当然のことといえる．

　緩和ケアが中心となり，介護よりも医療の必要性が高い．なお，虚弱な高齢者のがんは，医療用麻薬を投与するような強力な疼痛管理を必要とすることは比較的少なく，疼痛コントロールに苦慮することは少ないが，若年者のがんの場合には，除痛の技能や疼痛管理の経験が問われることが多い．

　現在でも特に高齢者に対しては，がん告知を拒む家族の存在は決して珍しくなく，その対応に苦慮することもある．なお，死期を含む予後予測が比較的可能な点は，老衰の終末期医療との大きな相違といえる．

(c) 神経・筋難病など

　疾病によって，たとえば多発性硬化症[注6]のように介護保険の利用の道が閉ざされている場合もあるが，在宅療養を行う病期になると医療依存度が高く，人工呼吸器，酸素療法（HOT：Home Oxygen Therapy），人工栄養（胃ろう・中心静脈栄養：ポート）などで管理されていることが多い．

　進行期では，終末期医療を視野に入れたかかわりが必要となる．人工呼吸器の装着を拒む場合など，医師として倫理的課題に直面することもある．一方で若年例では，仮に肺炎を合併した場合，治癒への期待があれ

注6：厚生労働省指定の特定疾患の神経難病である．Multiple sclerosis の頭文字をとって MS と呼ばれる．脳やせき髄などの中枢神経のあちこちに病巣ができ，再発，寛解を繰り返えし，徐々に進行する．

図表8　重症小児・医療的ケア児

■　医療
　医療依存度高い，胃ろう，人工呼吸器，酸素療法，
合併症，入院加療原則(病院/地域，2人主治医制)
■　介護
　家族介護，介護負担重い(母親による介護)，介護期
間長期化(生涯)
■　課題
　社会資源乏しい，地域間格差，成長の視点，やがて
成人に，就学(訪問学級，特別支援学校)，レスパイ
ト施設少ない，ケアマネジャー不在

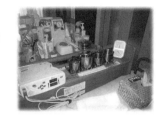

〈人工呼吸器管理の症例のベッ
ドサイド〉

ば，積極的に入院による確実な治療を選択すべきであろう．

(d) 重症小児（図表8）

　大部分の症例がNICU（Neonatal Intensive Care Unit：新生児集中治
療室）からの移行であり，先天性の疾病を合併していることが多い．人工
呼吸器，経管栄養管理となっている．公的な介護支援サービスには地域間
格差が大きいが，一般的に母親の介護力は強力である．下気道感染症や急
性腹症（経管栄養による胆のう炎）などで，入退院を繰り返す症例が多
い．NICUを備える総合病院が後方ベッドとなっており，悪性腫瘍などで
ない限り，看取りを視野に入れてかかわることはない．

　成長という視点も重要で，かかわりが長期になることから就学などの課
題も生じる．また，医療保険制度ではレスパイトケアが認められていない
こと，人工呼吸器管理の小児を預かる施設も少ないことなど，介護家族の
負担感は大きい．

(e) 障害者（図表9）

　脳性まひや事故による脊髄損傷，頭部外傷などによる車いす生活者が多
い．若い症例では，20年，30年と長期にわたってかかわることが多く，
比較的安定した療養が続く．発熱，下痢，脱水など小さな健康問題で，往
診による対応が多い．入院加療の判断は一般外来患者と同様である．

図表9　障害者

■　医療
　若年者の場合は，小さな健康課題　風邪・腹痛・下痢等
■　介護
　家族的介護　社会的資源は乏しいことが多い
■　制度
　障害者総合支援法
■　課題
　ケアコーディネーター不在など，ケアサービスの地域間格差
　65歳以上の場合は介護保険制度が優先

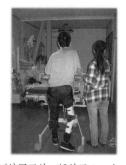

バリアフリーにリフォーム
された居室での歩行訓練

Ⅱ編　地域包括支援センターにおける他機関との連携

3章

図表 10　小外科処置

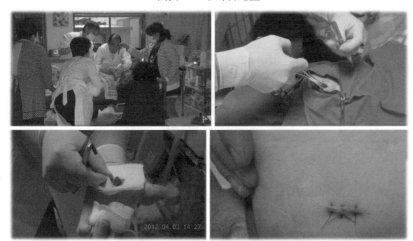

　訪問によるリハビリテーション，訪問歯科診療，さらに尿道カテーテルなどの留置など医療的処置が必要となれば，訪問看護等の介入が重要となる．

(f) その他　精神疾患

　さまざまな理由で医療機関の受診を拒否する患者も少なくない．在宅での医療管理が妥当であると判断されれば，在宅医療の対象と考えてよい．診療報酬上は通院困難者等がその対象であるが，患者宅へ赴く必要があれば生活の場での医療の意義は大きい．

(g) 在宅医療のスキル

　科学技術の進歩は目覚ましく，在宅で活用できる検査機器も開発されている．さらに，創薬によって，在宅で安全に治療ができる薬の開発も進められている．IT を活用した遠隔医療の広がりなど，在宅医療の質は，もはや慢性期病棟で提供される医療と遜色のない水準といってもよい．

　ポータブル・レントゲン装置は，比較的安価で購入でき，CR[注7]（computed radiography）を用いると診断精度は非常に高い．エコー検査機器はスマートフォンサイズである．酸素濃縮器の搬入を業者に依頼すると，速やかに対応してくれる．誤嚥性肺炎の加療に際し，抗生物質の投与や酸素療法の実施は在宅でも可能で，血液検査を業者に依頼すると，CRP[注8]や WBC[注9] 数などは数時間で，その結果を知ることができる．

　胃ろう交換は，開発された内視鏡を用いて迷入がないことを確認しながら自宅で行うことも可能である．

　外科系のトレーニングを受けた医師であれば，簡単な小外科処置を行うことも可能である（**図表 10**）．提示した症例は，脊髄小脳変性症の進行期で移動が困難なため，局所麻酔下に粉瘤[注10]を摘出した．

注 7：コンピュータでの画像処理を行うレントゲン撮影法で，レントゲンフィルムでなく，イメージングプレートを用いる．写真の現像に必要な薬液やフィルムが不要なうえ，フィルム保管の必要がないため，診療報酬上もデジタル加算の算定が認められ，普及を推奨されている．

注 8：C-reactive protein の略で血液検査項目の一つ．体内に炎症が起こった場合に血液中で増加するタンパク質．ウイルスなどに罹然すると急激に増加することがある．基準値は 0.3 mg/dl 以下．

注 9：白血球（WBC：White Blood Cell）．免疫に関わる血液成分で，白血球の数から感染症をはじめ，さまざまな病態・疾患を診断するうえでの情報が得られる．

注 10：皮膚に袋状の構造物ができ，袋の中に角質や皮脂がたまったもの．良性の皮膚腫瘍一種であり，アテローム，表皮嚢腫とも呼ばれる．

図表11 レントゲン撮影

(a) 大腿骨遠位端骨折　　　　　　　　　　　　　　　　(b) 誤嚥性肺炎

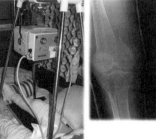
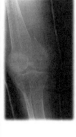
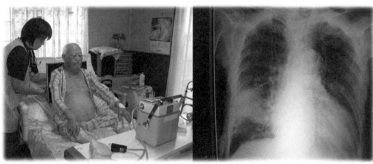

図表12 在宅でのエコー検査（左：スマホサイズ，右：ポータブルエコー）〔旧型〕

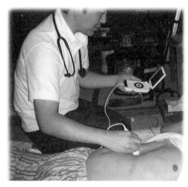
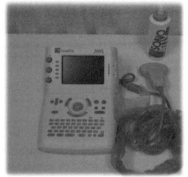

4 医療・介護連携

（1）医療と介護の役割

　わが国は，世界一の長寿国といわれているが，健康寿命と平均寿命には約10年の乖離がある（男性8.84年，女性12.35年，2016年厚労省資料より）．すなわち，何らかの社会的支援なしに生活が困難となる病期の存在が示されている．いわゆる「ピンピンコロリ」を除き，大部分の高齢者が，フレイルを経て，要介護状態となり，誰かの援助を受けて命を閉じるということである．

　長年通院している外来患者らは，徐々に移動が困難となったり，認知機能が低下したりして，通院が途絶えがちとなるなど，また，標準的な加療の対象となりにくくなっている．実際に，高齢者の外来受療率低下が示され，加齢にもとづく生活障害と対峙する医療が求められている．

　とりわけ人生の最終段階が近づいた虚弱な高齢者の健康課題の解決は，疾病治療を最優先とする従来の病院完結型医療システムに求めることが困難な場面も多い．「病院の世紀の理論（猪飼周平 著）」では，20世紀を病院の世紀と位置づけ，医療がより福祉的に，地域的に，包括的に，すなわち医療と

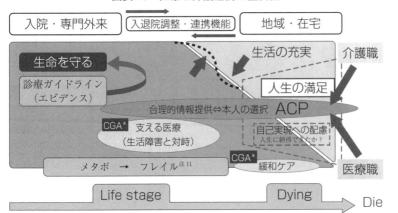

図表 13　医療と介護連携の重要性

注 11：フレイルとは，加齢に伴い身体の予備能力の低下や社会とのつながりの低下により，心身が弱った状態を指す．介護が必要となる前の段階で，筋肉の減少に着目しているサルコペニアも，フレイルの要因となる．また，運動器の障害による移動機能の低下した状態を表す言葉としてロコモティブシンドロームがあるが，いずれにしてもフレイルに大きな影響を与えることにつながる．

*終末期に向かう過程では，医療（治療）の役割は，地域（在宅）での医療に移行することで，相対的に小さくなってゆく（健康状態についての評価も，メタボリック症候群からロコモティブ症候群そしてフレイルと，と生理的な評価から社会性を重視する概念に拡大してゆく）．

**終末期に向かう過程（dying process）では，療養生活を支援する地域（在宅）介護の役割が大きくなり，医療と介護の連携をさけることができない．さらに，本人の選択という要素が重要で，ACP の過程には，かかわる専門職が参加しなくてはならない．

***終末期に向かう過程で，診療ガイドラインといったエビデンス中心の医療の考え方だけでなく，生活の充実，人生の満足ということを重視する介護の考え方との調整が，これからの課題でもある．

図表 14　地域包括ケア時代の在宅医療

在宅医療の質は病院医療に引けを取るものではない
● 医療機器　介護機器の発展
● 創薬（在宅で使いやすい）　投与経路の変更
● 介護保険制度　療養支援サービスの充実
● 地域ネットワーク整備：地域ケア力の向上
　　緊急通報システム・認知症見守りネット・虐待防止ネット等
● 情報ネットワーク　整備：クラウドコンピューティングの活用
　　電子カルテ　スマートフォン　テレ・メディスン等

介護が一体的に求められるのは，今世紀の必然と結論付けている[6) 7)]．医療介入の妥当性の尺度に QOL という新たな物差しが登場し，終末期における緩和ケアへのニーズの高まりは，まさに彼の論理を現場から裏付けるものといえる．

　図表 13 に医療と介護の連携の重要性を整理した．終末期に向かう過程で，医療（治療）の役割が，地域（在宅）での医療に移行することから，相対的に小さくなってゆく．終末期に向かう過程（dying process）では，療養生活を支援する地域（在宅）介護の役割が大きくなり，これが医療と介護の連携が強く叫ばれる所以でもある．

（2）地域包括ケアシステムを基盤とする時代の在宅医療

　地域包括ケアシステム構築とは，病院完結型の医療から，地域完結型のヘルスケアシステムへの移行である．

　本章では，在宅医療の姿を概説し，在宅医療を取り巻く社会状況へも言及しながら，医療と介護の連携の重要性を述べた．

　在宅医療には未ださまざまな誤解や偏見があるが，在宅医療の質は，決して病院医療に引けを取るものではない[1][2]．市民が正しい在宅医療の姿を知り，在宅医療を信頼して選択できるように，医療介護専門職は，良質の在宅医療を実践しなくてはならない．

（太田　秀樹）

○ ● 参 考 文 献 ● ○

1) 鈴木隆雄：在宅医療の継続要因に関する科学的根拠構築のための研究，公益財団法人在宅医療助成，勇美記念財団 2015 年前期「在宅医療研究への助成」報告書
2) Jun Hamano, Takashi Yamaguchi et al, Multicenter cohort study on the survival time of cancer patients dying at home or in hospital：Does place matter Cancer Vol. 122 Issue9 p. 1453-1460, 2016
3) 太田秀樹：在宅医療普及推進と診療所の役割—在宅医療支援診療所の現状．医学のあゆみ 239：p. 517〜523，2011
4) 長島洋介，太田秀樹：地域格差と地域診断，これからの在宅医療—指針と実務，グリーンプレス，p. 330〜341，2016
5) 太田秀樹：在宅医療の過去・現在・未来，「かかりつけ医の在宅医療　超高齢社会—私たちのミッション，p. 77〜80，公益社団法人日本医師会，2013
6) 猪飼周平：病院の世紀の理論，株式会社有斐閣，2010
7) 太田秀樹，猪飼周平：「病院の世紀」から「地域包括ケア」の時代へ—今まさに起こっている "改革" を裏付ける理論と実践，訪問看護と介護，17：p. 1〜9，2012
8) 太田秀樹：地域包括ケアシステムにおける在宅医療，「日本再生のための医療連携」，p. 210〜216，株式会社スズケン，2012
9) 太田秀樹：元気なうちから知っておきたい在宅医療，厚生労働省平成 24 年度在宅医療連携拠点事業報告書，医療法人アスムス，2012
10) 太田秀樹：在宅医療　こころと技，「治す医療から支える医療へ　超高齢社会に向けた在宅ケアの理論と実践」，p. 2〜50，木星舎，2012

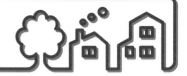

4章 居住（住まい）支援に関する機関との連携

1 地域包括ケアシステムにおける「住まい」の現状と課題

（1）居住を保障する新しい仕組み〜居住支援

　住まいが地域包括ケアシステムの基盤とされており、居住が安定しない限り制度によるサービスが入れないことは周知のことである。しかし、単身高齢者が増え、「住み続けること」が不安定になっているにも関わらず、「住む」ことへの支援は極めて脆弱なままである。そもそも、日本では「住む」こと、つまり居住の保障を担う主体が明確ではない。

　例えば、現金給付として住宅手当制度、現物給付として公営住宅制度があるが、住宅手当に相当する国の制度は、生活保護世帯を対象とした住宅扶助と、生活困窮者自立支援制度における住居確保給付金のみである。

　また、公営住宅は216.9万戸と、住宅総数の約3.6%に過ぎない（2016（平成28）年3月末　国土交通省調べ）。非持ち家の公営住宅階層（収入分位25%）が、高い家賃を払い、民間賃貸住宅に居住している。

　要介護者の場合、特別養護老人ホーム（以下、「特養」）は所得に応じて居住費が軽減されるが、要介護3以上でなければ入所できない。サービス付き高齢者向け住宅（以下、「サ高住」）や有料老人ホームは全額自己負担のため、中間層が対象である。

　これらの制度の狭間に陥る高齢者の住まい探しに、苦労をした地域包括支援センターの職員も多いのではないだろうか。

　一方で、人口減少局面に入った日本は、空き家大国になりつつある。全国の空き家は846万戸、空き家率は13.6%に達し（2018（平成30）年　住宅・土地統計調査）、住宅は余っている。そこで高齢者住宅財団では、有休資源化している空き家に着目し、生活支援を一体的に提供して高齢者等の住まい確保を行う事業を構想し、「地域善隣事業」と呼んだ。

　その後、厚生労働省がモデル事業化して普及を図り、その成果を受けて、地域支援事業の「高齢者の安心な住まいの確保に資する事業」を拡充し、介護保険制度において「入居支援・入居後の生活支援」が行えるようになった。また、2017（平成29）年度に国土交通省が改正住宅セーフティネット法（住宅確保要配慮者に対する賃貸住宅の供給の促進に関する法律）を施行し、住宅確保要配慮者の民間賃貸住宅への入居支援を本格化した。このように、国土交通省と厚生労働省が連携を強めながら、高齢者等の居住支援を行うための制度環境は整備されつつある[注1]。

　居住支援とは何か。現場に即していえば、住まいに困窮している住民に対し、行政や不動産事業者、福祉専門職等が寄り添い、地域資源を活用しながら住宅確保と居住継続のための支援を行うという実践活動である。住民の立

注1：住まいの支援に関して国交省と厚労省が連携を図るため、両省の関係局長級で構成される「福祉・住宅行政の連携強化のための連絡協議会」が、不定期に開催されている。関係資料は両省のホームページで公開されている。

場に立てば, 福祉も住宅も一連のものである. 恐らく, 生活保護のケースワーカーや医療ソーシャルワーカー, 障害者や生活困窮者の相談支援員, 民生委員, 地域の不動産会社も, 住まいの問題で困ったことがあるはずである. ぜひ, 地域包括支援センターから関係者に声をかけ, 連携の第一歩を踏み出してほしい.

そんな思いから, 居住支援が必要な背景と具体的な取組法等について, 紹介する. なお, 本稿では,「住まいと住まい方支援」を居住支援と呼ぶこととする.

(2) 医療・介護制度改革と居住不安定層の拡大

(a) 退院後の住まいの問題

住まいに困窮する高齢者は, これからますます増えるだろう.「病院・施設から在宅へ」という医療・介護制度改革のスピードに対し, 在宅側の体制が追い付いていないからである.

2014 (平成 26) 年暮れ, 都内の「シニアマンション」と称する集合住宅で虐待事案が発覚した. そのマンションと密に提携する在宅療養支援診療所が訪問診療と訪問介護を行っており, 不適切介護が指摘された. マンション入居者の多くは, 東京都内の大病院から送り込まれていた認知症等の高齢者であった.

そこで, 首都圏・近畿圏の急性期病院に対し, 75 歳以上患者の退院後の住まいの決定要因に関してアンケート調査を実施した[1].

その結果が**図表 1**, **図表 2**である. 同居人がいれば約 66% が入院前と同じ住まい (自宅) に戻り, 同居人がいなければ約 65% が戻れていなかった. また, 所得が多い者ほど自宅以外に退院しており, その退院先は所得の多い順に, 介護付き有料老人ホーム, サ高住, 特養であった. 10 万円未満の層に「その他」が 18% あり, これは未届の有料老人ホームを含む制度外施設の可能性も高い. 家族介護力と経済力がなければ,「やむをえない在宅」か制度外施設を選択せざるをえない状況であったと推察される.

また, 未届の有料老人ホームの入居経路を調査した結果, 70.7% が「病院

図表 1 同居人の有無

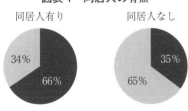

同居人有り　同居人なし

34%　66%　35%　65%

■入院前と同じ　■入院前と異なる

図表 2 所得と退院先

所得	退院先	割合
毎月 15 万円以上	介護型有料老人ホーム (特定施設)	51%
	サービス付き高齢者向け住宅	18%
	住宅型有料老人ホーム	17%
毎月 10 万円〜15 万円	サービス付き高齢者向け住宅	33%
	特別養護老人ホーム	20%
毎月 10 万円未満	特別養護老人ホーム	29%
	その他	18%
	家族の持家・賃貸住宅	16%

157

や診療所」，68.9% が「ケア
マネジャー」，42.7% が「地
域包括支援センター」との回
答が示された（**図表3**）．医
療・介護の専門職・専門機関
が，心ならずも未届の有料老
人ホームを紹介している実態
が明らかになった[2]．

（b）居住不安定層の拡大

　以上を見取り図にしたのが
図表4である．単身・後期

図表3　未届有料老人ホームの入居経路・主な紹介機関（多いもの3つ）

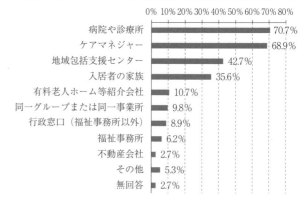

紹介機関	割合
病院や診療所	70.7%
ケアマネジャー	68.9%
地域包括支援センター	42.7%
入居者の家族	35.6%
有料老人ホーム等紹介会社	10.7%
同一グループまたは同一事業所	9.8%
行政窓口（福祉事務所以外）	8.9%
福祉事務所	6.2%
不動産会社	2.7%
その他	5.3%
無回答	2.7%

高齢者が増加をし，退院・退所圧力の高まりにより，医療・介護ニーズの
ある高齢者が地域に押し出される．そのとき，家族介護力も経済力もない
高齢者はどこに行けばよいか．民間借家に住む高齢者も，立ち退きや更新
拒否にあって住まいを喪失するリスクが高いため，居住不安定層が拡大す
ると予想される．

　また，多様な高齢者向け住宅・施設は制度上は用意されているが，量的
には高齢者人口の5～10% に過ぎない．その下にある未届の有料老人ホー
ムや，本来なら通過施設である無料低額宿泊所など，玉石混交の制度外施
設が受け皿化していることには留意すべきである．

（3）住まいを保障するとは？～居住者の意欲を引き出す住まい

　民間賃貸住宅の家主が高齢者の入居を拒む理由は，家賃不払い，孤独死，
認知症等による近隣トラブル等のリスクとされている．実際に，保証人がい
ない入居者が孤独死をした場合，特殊清掃[注2]や長期空室等の経済的損失の
みならず，明け渡し手続きや残置物の処理をどうするかなど，家主の不安は
大きい．

　筆者が訪問した未届の有料老人ホームは，そうした逼迫する都市部の身寄
りがない低所得高齢者の受け皿になっていた．大病院とルートを持ち，行き
場のない高齢退院患者を積極的に受け入れる施設もあった．

　人件費を圧縮しつつ経営を成立させるため，管理的な運営・閉鎖的な空間
も多かった．外出の機会もなく，限られたスタッフとしか交流のない毎日，
転倒を懸念して私物を持ち込ませない殺風景な空間での刺激のない日常は，
入居者を無気力に向かわせ，依存性を高めていた．

　管理的な生活・空間は自発性の芽を摘む．自己決定が尊重され，自分でコ
ントロールできる空間で住まうことが，自立の意欲に繋がる．

　住まいとは，住み手が主人公である．その人らしい暮らしを展開できる空
間は，自立を促す．住環境の質は，QOL に大きく影響する．

　専門職の方々には，施設的なものに頼るのではなく，もっと自己決定権を
保ちながら在宅生活を継続できる「器」に関心を寄せてほしい．

注2：事件，事故，自殺，孤
独死等により遺体の発見が遅
れた現場で，遺体の痕跡を取
り除き，現状回復する清掃作
業をいう．

図表4 医療・介護制度改革と不安定居住層（筆者作成）

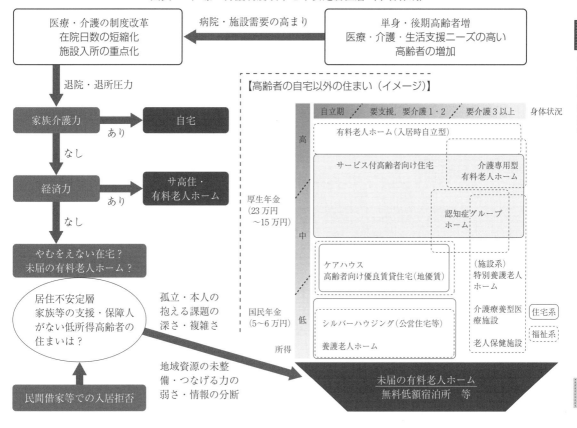

❷ 空き家を活用した低所得高齢者等の住まい確保

（1）「住まい確保」と「住まい方の支援」〜地域善隣事業

　2009（平成21）年3月に群馬県渋川市で発生した「静養ホームたまゆら」火災事件では，亡くなった10名のうち7名が，東京都内の生活保護受給者だった．都市部の単身・民間借家居住の低所得高齢者は，経済的困窮に加え，人間関係・社会関係の欠乏ゆえに，住み続けが困難になることが明らかになった．

　一方で，空き家は増加一方であることから，福祉団体が生活支援を一体的に提供することで家主・不動産業者の不安を軽減し，地域の互助を醸成しながら低所得高齢者等の地域居住を支えるという「地域善隣事業」を提唱した．

　名前の由来は，昭和初期に金沢で，地域の篤志家により整備された地域の福祉拠点「善隣館」にある．住民の連帯意識を基盤にして，生活困窮者の支援や教育，生活相談等を担っていた．この善隣館で展開されていた相互扶助を現代風に再構築して，高齢者等の地域居住を支えるという理念を名称に込めている．

　事業スキームは**図表5**の通りである．一つの事業者がすべてを負うので

図表 5　地域善隣事業のスキーム

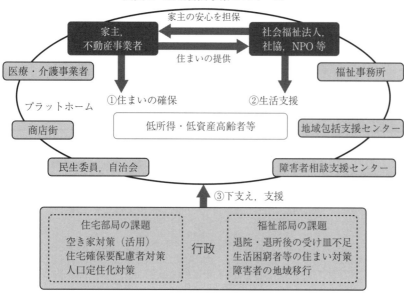

はなく，行政機関や地域包括支援センター，医療・介護事業所，自治会や住民組織，家主・不動産事業者，商店等と幅広いネットワークを構築して支える．これを「プラットフォーム」と呼び，居住支援協議会や地域ケア会議等，すでに地域にある協議体を活用してもよい．このなかで，入居者同士や地域住民との互助の関係を築いていくことがポイントである．人は繋がりのなかで自立する力を回復していく．

　また，低所得高齢者等の地域居住を推進することは，家主に賃料収入が入るだけでなく，商店街や地域の医療機関・介護事業所を利用するため，結果として，高齢者に給付される社会保障費が地域のなかで循環する．リスクを分散しつつ win-win の関係を構築し，地域全体でメリットを享受しようというものだ．

（2）低所得高齢者等住まい・生活支援モデル事業

　地域善隣事業をモデルに，2014（平成 26）年度から 3 年間，厚生労働省が「低所得高齢者等住まい・生活支援モデル事業（以下，「モデル事業」）」を実施した．

　自立した生活が困難な低所得・低資産高齢者等を対象に，社会福祉法人やNPO 法人等が，**①既存の空家等を活用した住まいの確保を支援する**とともに，**②日常的な相談等（生活支援）や見守りにより**，高齢者等が住み慣れた地域で継続的に安心して暮らせるような体制を整備すること．

注 3：京都市，福岡市，本別町，豊後大野市，大牟田市の取組の紹介ビデオを，高齢者住宅財団のホームページで視聴できる．
http://www.koujuuzai.or.jp/wp/wp-content/uploads/2017/05/zenrin.mp4

（a）事業の成果[注 3]

　2014 年度から実施した 8 自治体につき，3 年弱で入居が実現した合計

図表6　モデル事業の実施自治体と事業実施主体

自治体名	事業実施主体	自治体名	事業実施主体
2014 年度〜		2015 年度〜	
北海道本別町	本別町社会福祉協議会	宮城県岩沼市	（公社）青年海外協力協会
岩手県雫石町	養護老人ホーム松寿荘	秋田県横手市	（社福）一真会，（社福）横手福寿会，（社福）相和会
神奈川県横浜市	上飯田地域ケアプラザ	埼玉県和光市	NPO 法人ワーカーズコープ
神奈川県川崎市	NPO 法人楽，やまて企業組合	福岡県うきは市	うきは市社会福祉協議会
京都府京都市	京都市老人福祉施設協議会	2016 年度〜	
奈良県天理市	社会福祉法人やすらぎ会	栃木県栃木市	（一社）栃木市地域包括ケア推進ネットワークあったかとちぎ
福岡県福岡市	福岡市社会福祉協議会	静岡県浜松市	社会福祉法人天竜厚生会
大分県豊後大野市	養護老人ホーム常楽荘	福岡県大牟田市	NPO 法人ライフサポート協会

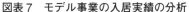

図表7　モデル事業の入居実績の分析

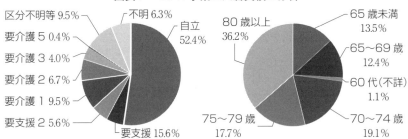

（a）要介護区分　　　　　　　　（b）年齢階層別

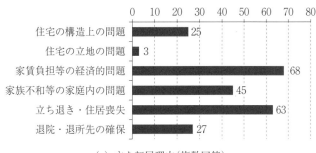

（c）主な転居理由（複数回答）

246 世帯，282 人の内訳を分析した（本別町，雫石町，横浜市，川崎市，京都市，天理市，福岡市，豊後大野市の 8 自治体の実績（2016（平成 28）年 12 月末現在））（**図表6**）．

　入居実績をみると，75 歳以上の高齢者が半数強を占め，また，要介護認定を受けた者が半数弱であった．いずれも，今まで民間賃貸住宅で受け入れ困難であった層である．主な転居理由は，「家賃負担等の経済的問題」が最多であったが，高齢夫婦世帯の夫が死亡することにより，年金受給額が減少して家賃支払いが困難になるケースが多い．そのほか，「立退き・

図表8　三つの事業パターン

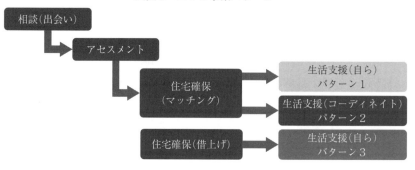

住居喪失」,「家庭内問題」等と続くが,その背景に,固有の複合的な課題を抱えていることが想像される（**図表7**）.

（b）居住支援のパターン（図表8）

　居住支援は,「相談」⇒「アセスメント」⇒「住宅確保（マッチング）」⇒「生活支援」という流れで行われる.住宅確保および生活支援の提供方法によって,以下の3パターンが見出された.

【パターン①】同一団体が入居前後を通じ,一貫して支援

　社会福祉法人等の見守りがあることを要件に不動産会社が物件を提供（京都市,天理市,横手市,浜松市）.

【パターン②】社会福祉協議会等が生活支援をコーディネートし,不動産会社とマッチング

　家族や保証人に求められるサービスをネットワーク化し,アセスメントのうえ,コーディネート（福岡市,本別町,大牟田市,うきは市）.

【パターン③】社会福祉法人等による借上型（施設機能の地域展開）

　養護老人ホーム等が,地域の空き家を借り上げて,生活困難等を抱えた者を住まわせ,生活支援を行いながら地域居住を支える（雫石町,豊後大野市）.

（c）パターン①：京都市「社会福祉法人と不動産事業者の連携・協働」

　京都市内の高齢者施設を運営する社会福祉法人が加盟する京都市老人福祉施設協議会（以下,「市老協」）が事業主体である.不動産会社が高齢者の孤独死リスクから,貸したくても貸せない実態があり,社会福祉法人による地域貢献活動として居住支援に取り組むこととした.

　2019（令和元）年10月現在,市老協の10の社会福祉法人が,その地域の不動産事業者とタイアップし,「本人×社会福祉法人×不動産事業者」の三者面談を行いながら,互いの信頼関係の下でマッチングを実施,3年弱で67件成約した.不動産事業者の受入れ可能な年代は60〜70歳代と想定されていたが,三者面談により80〜90歳代の高齢者と出会い,暮らしぶりを知るなかで印象が変わったという.

　住替え後は,社会福祉法人が週に1回の訪問による見守り,生活相談・緊急対応等を行う.連携する不動産事業者は,「週に1度の見守りにより,

居室で亡くなっても早く発見ができ，安否確認・緊急対応の面では，確実にオーナーの負担が軽減されている」と評価する．定期的に市老協，不動産事業者，行政（住宅・福祉），有識者が集まり，作業部会を開催．事業の進捗管理を行いながら互いのノウハウを交換し，支援の質を高めている．

　複合的な課題を抱えた方が多く，社会福祉法人の専門性を活かしながら，新たなネットワークを築いて支援をすることで，施設対象者の地域居住も可能になっている．社会福祉法人の果たすべき新たな役割を切り開く可能性があるとする．

(d) パターン②：福岡市「社協が保証人代替機能をコーディネート」

　単身世帯率，借家率がともに政令市の中で最も高いため，福岡市社協は，2011（平成23）年度から「高齢者住宅相談支援事業」を行っていた．しかし，保証人がいないケースについて，管理会社や家主の理解を得ることは困難だったため，保証人に期待される機能を分解し，社会全体で保証人の役割を分担できる仕組みをつくろうと取り組んだ．

　福岡市社協が構築した仕組みが**図表9**である．ポイントは，コーディネーター（社会福祉士）と，高齢者の暮らしを支える多様なサービス提供主体（支援団体）で構成された「プラットフォーム」である．たとえば，「見守り・緊急時対応」については，市のサービスである「声の訪問」や民生委員・町内会による地域での見守り，民間企業による緊急時対応まで，複数の事業主体で構成されており，相談者の状況に合わせて選択でき

図表9　「住まいサポートふくおか」（福岡市社協）

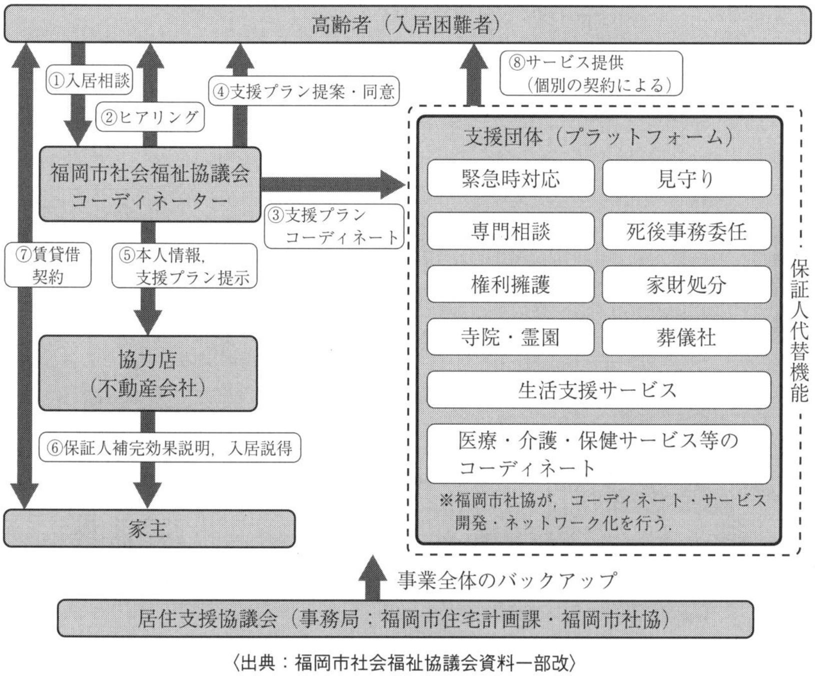

〈出典：福岡市社会福祉協議会資料一部改〉

るようにしている．

　マッチングの方法は，コーディネーターが，相談者の状況をアセスメントしてプラットフォームから必要なサービスを組み合わせ，支援プランを作成する．そして相談者の希望を「協力店（不動産会社）」に伝え，協力店は，支援プランを家主に示して説得し，高齢者に不動産を提供する．

　コーディネーターと不動産会社との信頼関係が深まったこともあり，成約数は 3 年間で 163 件に達した．相談者は単身女性，それも 80 代以上の方が最も多い．軽度の認知症や要介護認定を受けた高齢者も，この仕組みで住替えが可能となっている．

　保証人がいなくても家主が安心して貸すためのポイントは，「死後事務」をあらかじめ手配することである．死後事務とは，亡くなった後の諸手続，葬儀，納骨，埋葬等であり，福岡市社協には，預託金 50 万円で死後事務を行う「ずーっとあんしん安らか事業」というサービスがある．しかし，50 万円の初期費用を負担できない高齢者も多いため，少額短期保険を活用して，月額 3,000〜5,000 円で，NPO 法人による月 1 回の見守りと，死後事務を包括的に実施する「やすらかパック事業」を開発した．以上により，貸し手側は，保証人の役割は保証人代わりのサービスで補完でき，リスク回避できることに気づいてきた．

(e) パターン③：雫石町「養護老人ホーム機能の地域展開」

　養護老人ホームでは，20〜30 年と長期間にわたり施設に措置されている方がいるが，入所後 1 年〜1 年半ほどで課題が解決し，生活習慣も身について，地域で暮らせると思われる人が一定数いた．しかし，入所時に住む家を失っているため戻る自宅がない．養護老人ホーム松寿荘の施設長は，「できるだけ地域での生活を継続し，施設を利用するのは最終手段で

図表 10　民生委員の協力を得てまちなかで居住（養護老人ホーム松寿荘）

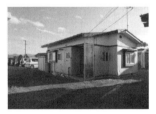

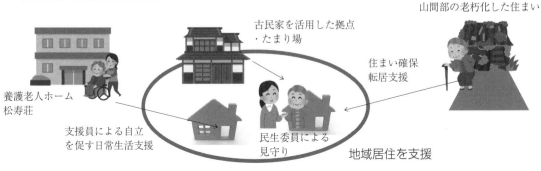

よい」と考え，本事業に取り組んだ．

　法人が地域の貸家・貸アパートを借上げて転貸し，利用者の意向を踏まえて，養護老人ホームの本来機能である生活支援（安否確認・買物支援・通院補助等）を提供する．2021（令和3）年2月現在，劣悪な住環境にあった高齢の親と子世帯（障害有），旧開拓地の山林の1軒家（老朽化）に住む高齢夫婦，事故による後遺症で退院後の住まいが必要な50代男性など，5世帯6名が利用する．持家率の高い地方部でも，制度の狭間に陥って住宅困窮を抱えるニーズがあることがわかる．

　支援は，当初は手厚く，信頼関係を築いてから手を離していき，現状は移動支援程度という．利用者同士の交流も始まり，ある高齢者は松寿荘で入所者の話し相手などのボランティアをし，また，50代の男性には就労支援も行っている．

　施設長によれば，「措置費よりも負担が軽く，費用対効果は十分．施設・在宅以外の選択肢として，自己決定による地域居住が可能となった」とこの事業を高く評価している．

3 居住支援の仕組みと国交省「新たな住宅セーフティネット制度」

(1)「新たな住宅セーフティネット制度」

　2017（平成29）年10月に改正住宅セーフティネット法が施行され，民間賃貸住宅や空き家を活用した「新たな住宅セーフティネット制度」が実施された．

　住宅確保要配慮者とは，同法律上，高齢者，低額所得者，子育て世帯，障害者，被災者等とされている．

図表11　新たな住宅セーフティネット制度（国交省資料）

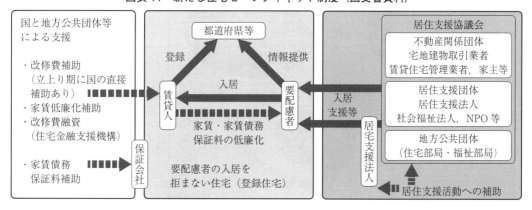

　新たな住宅セーフティネット制度では，これらの住宅確保要配慮者向け賃貸住宅の登録制度や，登録住宅への改修費・家賃低廉化補助，および居住支援協議会や居住支援法人に対する補助制度が用意された[注4]．ただし，この

注4：詳しくは，住宅セーフティネット制度情報提供システム（http://www.safetynet-jutaku.jp/guest/index.php）を参照．

II編　地域包括支援センターにおける他機関との連携

4章

制度は，福祉ニーズをもつ住宅確保要配慮者と，登録住宅を繋ぐ者がいて初めて機能する．居住支援協議会や居住支援法人の役割がきわめて重要である．

（2）居住支援協議会

モデル事業の事業主体が最も苦労したことは，高齢者お断りの不動産会社の協力をいかに取り付けるかであった．個別にアプローチし，不動産会社や家主の不安材料を減らす工夫を重ね，信頼関係を築いて実績を少しずつ積み重ねてきた．

しかし本来は，住宅行政が民間の不動産団体や不動産会社との関係構築の支援をすることが望ましい．住宅セーフティネット法に規定された「居住支援協議会」が，これに相当する．居住支援協議会とは，地方公共団体，不動産関係団体，居住支援団体が連携して住宅確保要配慮者の居住支援を行うというもので，都道府県レベルでは，すべて設置済みである．しかし，居住支援は，住民に身近なところで行うべきものであり，市区町村レベルでの設置が望ましい．国土交通省も推奨しているところだが，設置済市区町は 56 に留まっている（2021（令和 3）年 2 月現在）．

なお，モデル事業は，居住支援協議会の活性化や設立にも繋がっている．京都市と福岡市は，居住支援協議会が設立済であったが，モデル事業を契機に社会福祉法人や社会福祉協議会が能動的に関わったため，不動産会社の協力が得られ，マッチングが進み成果が上がった．また，川崎市と北海道本別町では，モデル事業を進めるにあたって関係機関の協議の場が必要であると

図表 12　居住支援協議会の仕組み（国交省資料）

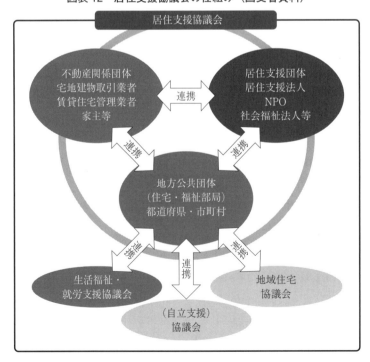

いうことから，居住支援協議会の設立に至った．

　秋田県横手市も，人口減少が進むなかで新規に施設を作ることは若い世代に負の遺産を残すだけと福祉部局がモデル事業に手を挙げ，社会福祉法人に委託して，既存の空き家を活用した低所得高齢者等の住まい確保事業に取り組んだ．そして，住宅部局に働きかけ，2018（平成30）年度に居住支援協議会を設立した．住宅所管課がない小規模自治体も多く，北海道本別町も福祉部局が主導して北海道庁や国交省と調整し，町レベルで初の居住支援協議会を設立した．

　結局のところ，住宅セーフティネット制度は国交省所管の施策であるが，福祉サイドが関わらなければ，機能しないのである．

　なお，居住支援協議会の事務局は，住宅部局やその外郭団体が行っているところが多いが，なかなかマッチングに結びつかない．その中で，事務局機能を社会福祉協議会やNPO法人が担っている自治体は，成果を上げつつある．また，モデル事業を継続するために財源確保が課題であったが，介護保険制度の地域支援事業以外にも，新たな住宅セーフティネット制度では，居住支援法人として都道府県の指定を受けると，補助金も受けられる．

（3）居住支援の構造

　図表13は，先進事例から居住支援の構造をまとめたものである．「個別支援」と「支援開発・ネットワーク化」の2層構造からなる．

（a）個別支援

　丁寧なヒアリング・アセスメントを行って，不動産会社・家主と信頼関係を築き適切にマッチングを行う．この個別支援を担う相談職が重要である．筆者は，「住まいのソーシャルワーカー」として，先進事例からその適性や役割等を後述の通りまとめた．

図表13　居住支援の構造（筆者作成）

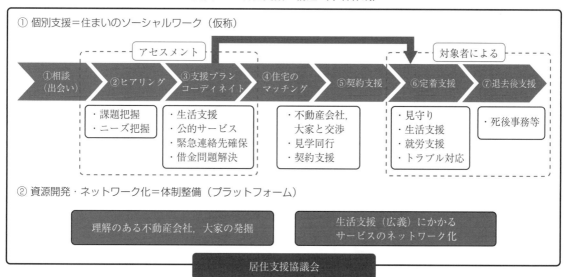

II編 他機関との連携 地域包括支援センターにおける

4章

（b）資源開発・ネットワーク化

　理解のある不動産会社・大家や，住替え後の生活を支えるための地域資源・社会資源をストックしておく．たとえば，福岡市社協のように，地域や市場にあるサービスを発掘し，サービスがなければ開発する．

4　住まいのソーシャルワーカーについて

（1）住まいの相談職が必要

　福祉ニーズを抱えた者と物件を繋ぐために，相談対応を担う人材が重要である．**図表13**の個別支援に相当する．先行事例では，社会福祉士がその任に就いていた．地域包括支援センターはじめ，多くの福祉職は，住まい探しのノウハウがなく，ノウハウを蓄積する余裕もない．とすれば，福祉ニーズを抱えた者の住まい探しを行う専門職が必要ではないか．そこで，住まいの相談を担っている社会福祉士について，その専門性や果たしている役割について検討を行った[3]．

（2）住まいのソーシャルワーカーに対するインタビュー調査

　保証人がいない高齢者の民間賃貸住宅入居支援を行っている A 市社会福祉協議会のコーディネーター1名と，主に生活保護受給者の民間賃貸住宅への転居支援を行っている B 県社会福祉士会の住宅ソーシャルワーカー3名に，半構造化面接によるインタビュー調査を行った．

　得られたデータから，居住支援に係る専門性に関係が深いセンテンスを抽出したものが**図表15**である．両者ともに相談援助技術をベースに，転居後の生活の安定に向けた環境調整を行うなど，ソーシャルワーカーとしての専門性に依拠した相談を行っていた．そして，居住支援の役割・専門性に関して共通するキーワードが多くみられた．

図表14　誰が高齢者等の住まい確保支援を行うか

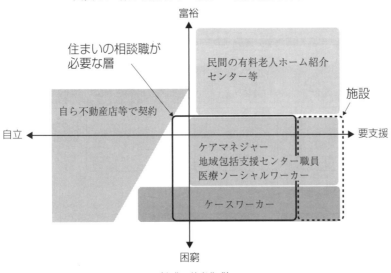

〈出典：筆者作成〉

図表 15　住まいのソーシャルワーカーに対するインタビュー調査結果の概要

	A市社協コーディネーター	B県社会福祉士会住宅ソーシャルワーカー
対象者	保証人がいない高齢者	生活保護受給者
支援方法	・見守りや生活支援等のサービスを集めたプラットフォームから，相談者のニーズに応じて必要な支援をコーディネートし，支援プランを作成 ・不動産店と交渉し，内覧同行・契約支援まで実施	・無料低額宿泊所などからの転宅支援を行う ・相談者の条件・希望等をもとにアセスメント表を作成し，不動産会社に同行 ・本人主体の物件探しを支援し，転居後の地域定着まで支援
支援のポイント	相談者を取り巻く環境要因に対応	転居後の地域生活を見据えて転居支援
必要な知識	・賃貸借契約，地域の不動産事業の慣習 ・生活保護，介護・福祉サービスとその窓口	賃貸借契約，高齢，障害，更生保護，児童，母子等のすべての関連制度
適性	訴えを丁寧に聴き，主訴，課題，心情的なことに整理し，助言できる力（アセスメント力）	・相談援助経験，幅広い知識をもち，アンテナ力が働くこと ・利用者に対する熱い思い
価値観，目標	・伴走というスタンス ・相談者を生活者として捉える視点	・選択肢を作り本人が選ぶ ・本人と未来を創っていく ・機関同士を繋ぐパイプ役になる
居住支援の意義	・課題を整理し，取組むべきことが明確になり，住宅確保ができると，次に進む意欲・気力が生まれ自己解決能力が高まる ・物件に納得すれば，満足し生活の質の向上に繋がる	・自分で考え，選択し，自分で「できた」と思うことの積み重ねにより，次のステップに踏み出す力が回復 ・希望に近い住環境が得られると，地域生活が安定する
不動産業者との関係	・丁寧に伴走することが，不動産会社に安心感をもたらす ・ケースを積み重ねることで信頼感が増す	・不動産業者に安心材料を提供し，保証会社や大家を説得してもらう ・事例を積み重ね，信頼感を得る
不動産業者の変化	・高齢者のステレオタイプのイメージは払拭したが，リスクの完全払拭はまだ	・生活保護の方への拒否感はなくなったが，精神疾患をもつ方の受入れは難しい
達成感・やりがい	・転居後のほっとした顔や笑顔 ・前向きな生活を送っている姿 ・相談者自身が解決に乗り出すとき	・人生の再出発に立ち会える喜び ・人生に深く関われる喜び

〈出典：筆者作成〉

（3）B県住宅ソーシャルワーカーの支援の全体像

　さらに，B県住宅ソーシャルワーカー26名に対し，自由記述形式のアンケート調査を実施した．そこで得られたデータからキーワードを抽出し，前項のインタビュー調査結果もあわせて相談の流れに沿って整理し，住宅ソーシャルワーカーの支援の全体像を表したのが，**図表16**である．

　なお，B県住宅ソーシャルワーカーの支援対象者は，課題が複合化した結果，住宅喪失にいたった困窮度の高い者が多い．したがって，転居後の地域定着を確認するまで，本人の意欲を引き出しながらマンツーマンの伴走支援を行っている．

　まず，支援のベースに，人権擁護や自立支援，エンパワーメントなどソーシャルワーカーとしての心構え，価値観を置いている．そして，支援を横軸に，本人の変容を縦軸にとり，無料低額宿泊所等での出会いから安定した地

図表16 住宅ソーシャルワーカーの支援の全体像（筆者作成）

住宅ソーシャルワーカーの支援プロセスと，転居・定着支援による本人・環境の変容

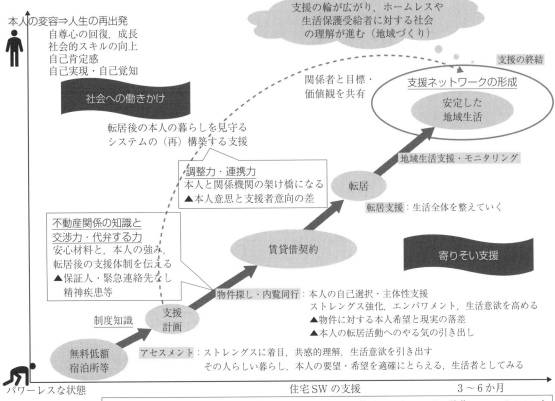

域生活までの支援プロセスを，斜め上に向かう矢印で示した．さらに，支援
のポイントや必要なスキル，課題（▲）に関するキーワードを記載した．そ
の結果，本人への「寄りそい支援」と，「社会への働きかけ」という2種類
の支援が見出された．「寄りそい支援」はアセスメントが重要で，ストレン
グスに着目し，本人の希望を適確に捉え，転居後の地域生活を見据えて支援
計画を立てる．主体性と生活意欲を引き出して物件探し・内覧に同行し，本
人の選択を支援する．賃貸借契約後も生活全体を整えながら転居支援を行
い，生活の安定を見届けて支援が終結する．

　「社会への働きかけ」は，代弁力・交渉力を駆使して，本人の強みや転居
後の支援体制を家主に伝えて説得する．そして転居後の本人中心のネット
ワーク構築に向けて，調整力・連携力等を駆使して支援を再編する．

　以上の二つの支援により，本人はパワーレスな状態から，課題を乗り越
え，自信や自尊心を回復し，自己肯定感を高めていく．ただし，全員が右肩
上がりのプロセスを進むわけではなく，**図表16**は支援の目標であり，イ
メージである．

（4）住まいのソーシャルワーカーの役割

上記調査から得られた「居住支援のやりがい・意義」を抜粋する.

- 住宅（人生の暮らしの器，ベースキャンプ）を通して暮らしを得ていく姿をみる.
- 本人の笑顔と，家の主（あるじ）になる，なったときの顔を見るのが楽しい.
- 転居先が決まりほっとした表情や笑顔がみられること．住居が安定することで，前向きな生活を送っている姿をみるとき.
- 失敗体験，虐げられてきていた方が，理解ある不動産会社や大家等と関わるなかで，自尊心の回復や自己実現の欲求がでたりと，将来への生活意欲を高めていく姿を見ること.
- 関係機関や関係者との丁寧な対応のなかで，支援の輪が広がっていくことを体感できること
- 人生の再出発に立ち会うこと.

ここから見て取れるのは，居住支援とは単なる住宅探しではなく，根底に，本人の尊厳の回復への願いがあるということである．地域生活の安定のためには，希望に近い住宅に住めることが重要なのであり，また，転居後の住まいを中心とした支援の再構築も不可欠である.

A市社協のコーディネーター，B県住宅ソーシャルワーカーは，ともに社会福祉士としての相談援助技術に加え，不動産関係の知識・交渉力，福祉制度全般に精通し，調整力，ネットワーク力を駆使して伴走していた.

本人の抱える複雑な課題をときほぐし，望む住環境を手に入れて家の主（あるじ）になることができれば，意欲を回復し，自ら次のステップに踏み出す．住まいのソーシャルワーカーのやりがいは，この本人の変化であり，笑顔や，生き生きとした表情・暮らしぶりであった．その意味で，居住支援は権利擁護の重要な要素のひとつである.

また，地域社会に目を向けてばらばらになった支援を再編し，不動産会社と信頼関係を構築し，家主が受け入れる対象を着実に広げた．支援の輪が広がって地域おこしだと感じたり，社会のホームレスや生活保護受給者への理解が進むと答えた者がいた.

住まいのソーシャルワーカーは，住まいに困窮する者を遠くの施設に送ることなく，地域に繋ぎ止め，関係性を構築し，生活を立て直して人生の再出発を行うための重要な役割を果たしていた．結果として，地域の包容力を高めている．地域社会に必要とされる専門職の一つといえるのではないか．障害者の地域移行など，あらゆる領域で住まいのソーシャルワーカーが必要とされる.

5　居住支援における地域包括支援センターの役割

住まいのソーシャルワーカーはまだ希少である．しかし，福祉職と不動産

図表 17　住宅・福祉連携のためのワークショップ

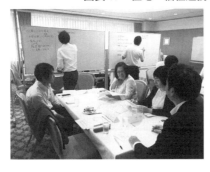

事例検討：家賃滞納により退去を申し渡された高齢単身男性のケース（関東地方整備局・関東信越厚生局主催　居住支援ワークショップより　平成 29 年 10 月）

関係者が連携すれば，居住支援は可能である．

　筆者は，2017（平成 29）年度に，国交省関東地方整備局と関東信越厚生局の連携による管内市区町村の居住支援を推進する事業のサポートを行った[注5]．居住支援の要諦は住宅と福祉の連携であるが，実態は，「お互いのことがよくわからない」「そもそも連携の方法がわからない」と，部局間の壁が厚いことが最大の課題であった．そこで，居住支援の具体的な取組方法が理解できるよう，実践者による情報交換会を 3 回行うとともに，顔の見える関係構築の効果的な方法として，都県・市区の住宅・福祉担当者ごちゃまぜの「ワークショップ」を試行した．住宅に困窮する高齢者やひとり親世帯の事例検討を一緒に行うことで，各班でお互いの観点から意見を出し合い，会話も弾んだ．「住民からすれば，住宅も福祉も一連のものであることを認識した」「福祉施策のメニューを住宅部局は知らないし，大家さんも知らない．他方，福祉部局は住宅施策を知らない．両者を捉える情報提供や相談の場が必要ではないか」という気づきがあった．そこから，自市でも住宅部局は福祉部局に，福祉部局は住宅部局に働きかけたいという積極的な意見も聞かれた．

　結局，居住支援を進めるためには，関係者が同じ方向を向けるか，また連携によるメリットを相互に意識できるかにかかっていることがわかった．

　ぜひ，困っている住民の事例を中心において，住宅や福祉関係者が一緒に検討する機会を，たとえば，地域ケア会議等を利用して作ってみてはどうか．

　また，ある民間の家賃債務保証会社では，滞納 1 か月目ですぐにオペレーターが電話をし，丁寧に事情を聴き信頼関係を築きながら，場合によっては生活困窮者自立支援制度を紹介するという取組みを行っている．経験上，家賃滞納から生活苦のサインが出始めるのが通例で，電気やガスを止められるのは最後であるという．早めの対応で本人の困窮状態を未然に防ぐことは，家賃債務保証会社の経営にとってもメリットである．

　同様に，地域包括支援センターが家主や不動産会社と，滞納やちょっとした変化を知らせてもらう関係ができていれば，心身状況や困窮度が悪化する前の予防的な対応が可能になる．その結果，居住が安定する．居住が安定す

注 5：関東地方整備局のホームページに「関東ブロックにおける居住支援の推進」として，関係資料が掲載されている．
http://www.ktr.mlit.go.jp/city_park/sumai/city_park_sumai00000043.html

れば，外部サービスへの橋渡しも円滑になり，地域包括ケアシステムの深化に寄与するのではないか．

6 おわりに

住まいの問題というのは，なかなか一般の共感を得にくい．しかし，低所得者向けのアパート火災の発生やコロナ禍における住居確保給付金の利用増によって，やっと問題の所在が明らかになってきたのではないか．住むところを失えば，たちまち生活の根本が揺らぐ．住まい喪失のリスクは，もっと多くの人に共有されてよい．

福祉施策は対象別に細分化されているが，住まいは共通基盤であるから，分野横断的な取組みが可能である．是非，地域の不動産会社や家主，行政の住宅部局，福祉の専門職が手を繋ぎ，地域のなかで住まいの問題を解決する仕組みを作っていただきたい．

本章で紹介した「新たな住宅セーフティネット制度」や地域支援事業のほか，生活困窮者自立支援制度も改正がされ，居住支援を強化していく方向が示された．住まいと福祉の狭間に陥ることがなくなる社会を希望する．

（落合　明美）

○ ● 引 用 文 献 ● ○

1) 高齢者住宅財団：『医療介護ニーズがある高齢者等の地域居住のあり方に関する調査研究事業報告書』，2016
2) 高齢者住宅財団：『未届け有料老人ホームの実態に関する調査研究事業』，2017
3) 落合明美：『不安定居住層の拡大と住まいのソーシャルワーカーの必要性・役割～住まいからみた地域包括ケアシステムの課題と居住の安定に向けた一考察～』，2018

○ ● 参 考 文 献 ● ○

1) 青木孝志：「社会福祉士資格制度の到達点―埼玉県社会福祉士会の30年の活動実践から―」公益財団法人鉄道弘済会『社会福祉研究第128号』9-17，2017
2) 宮本太郎：『共生保障〈支え合い〉の戦略』岩波新書，2017
3) 宮本太郎・白川泰之・祐成保志ほか：『転げ落ちない社会』勁草書，2017

4章

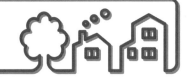

1 はじめに

「引きこもりの息子と高齢者が地域で孤立」

「知的障害者の親が認知症に」

「精神障害者の親と子どもが貧困」

　急速に進む人口減少・少子高齢化は，わが国の生活課題を複雑にしてきている．100歳以上の人口は調査が開始された1963（昭和38）年時点で153人であったのが，2020（令和2）年9月には80,450人に達している．これは人類史上経験したことのない状況である．同時に子どもや若者の数は減り続けているのである．人生50年時代には認知症は一部の人の病だった．当時社会問題にならなかった理由は，多くの人は認知症になる前に人生を終えていたからである．医学や公衆衛生の進歩，普及は長寿化という成果を得て，さらに比較的短命であるといわれていた疾病や障害のある人も高齢期を迎えることができるようになってきた．これは人類の悲願であり，喜ばしいことであることは間違いない．しかし，それによって経験したことがない高齢期の長期的「介護」という社会問題をも生むことになった．そこに少子化が加わることで人口に占める高齢者の割合を引き上げた社会が今の，そしてこれからのわが国の姿である．

　言い換えれば「人が死ななくなった時代」に人々の暮らしはどうなっていくのか，地域社会で自立した尊厳ある暮らしを送るためにはどうしたらよいか，そのために地域包括ケアシステムにはどのような体制が求められるのか，そして地域包括支援センターはどこを見て，どんな実践が必要になるのか．

　この章では，人口減少・少子高齢化が一般の暮らしに及ぼす影響を整理し，必要に迫られて全世代型丸ごと相談支援に取り組む，公的な相談支援センター（地域包括支援センターを含む）の実践について紹介したい．

2 複雑多様な生活課題を抱えるケースの増加

　戦後の第一次ベビーブームに生まれたいわゆる団塊の世代は，2015年に65歳に達した．その団塊の世代は，第二次ベビーブームを生み，団塊ジュニア世代の人口を増やした．団塊ジュニア世代は1971年〜1974年に生まれた世代とされている．しかし，団塊ジュニア世代の次に第三次ベビーブームは来なかった．このことが人口減少に拍車を掛けているといわれている．もちろん，結婚する，子供を持つ，というのは個人の意思が尊重されるべきである．しかし，社会情勢や制度政策の遅れが団塊ジュニア世代に影響し，第三次ベビーブームの発生を阻んだのであろうと考えられる．

　団塊ジュニア世代が高校卒業後の19歳〜23歳のとき（1993（平成5）年）

にバブルが崩壊した．その後景気低迷が続き，大学卒業後の23歳〜27歳の
とき（1997（平成9）年）には山一證券の倒産，つまり金融破綻が発生して
いるのである．この年の年間自殺者数は3万人を超えた．正規雇用が減り，
契約やパート，派遣社員として働くなか，34歳〜38歳のとき（2008（平成
20）年）にはリーマンショック，年越し派遣村である．その後も非正規雇用
労働者は増え続けている．結婚・出産をしていても雇用の不安定さから生活
困窮状態となる家庭も多くなり，それは子どもの貧困にも当然繋がっていっ
た．

　2012（平成24）年のデータによると子どもの貧困率は全国で13.8%に
なっており，約7人に1人の子どもが貧困水準での生活を余儀なくされてい
ることになる．障害者数も増加の一途をたどっており，川崎市においても知
的障害者，精神障害者の増加，障害者の高齢化などにも繋がっている．

　地域包括ケアシステムは，増加する高齢者の尊厳ある自立した生活を維持
するために必要なシステムとして誕生した．しかし，地域包括ケアシステム
を必要とした背景とそれによる暮らしへの影響は，高齢者のみならず，すべ
ての国民にさまざまな影響を及ぼしているのである．

　そして，高齢者・子ども・障害者の暮らしを支援するためには，互いに影
響しあって暮らしている家族の暮らしも一緒に支えなければ成り立たなく
なっている．

　制度や年齢や対象者像で縦割りにした従来の支援では，一人の高齢者さえ
も支えられなくなっているのである．

3　人口減少・少子高齢化の全世代への影響

　では，人口減少・少子高齢化は私たちの暮らしにどのような影響を及ぼし
ているのか．筆者は大きく三つの点を重要視している．

　一つ目は，家族の減少による「家族機能の低下」である．「介護は家族だ
けで行うもの」という価値観は徐々に薄れ始めているが，介護の担い手とし
ての家族ではなく，共同生活を営む支え合い，見守り合いの機能の低下が進
むということである．認知症になっても誰かの目があればまだ自宅で生活で
きる人，家族との会話により孤立せずに暮らせる人などが，家族がいないこ
とで地域での暮らしを困難にさせてしまう要素になりうるのである．つま
り，家族がいないことを想定した支援体制が必要となる．

　二つ目は，「専門職の減少」である．支援を必要とする人が増えればそれ
だけ多くの専門職が必要になる．しかし前述したように若年層・生産年齢人
口は減少している．あくまでも筆者の神奈川県内での実感であるが，特別養
護老人ホームなどの介護職は，2011（平成23）年頃から人材確保の難しさ
が顕著になってきている．東京都や神奈川県内の特別養護老人ホームのなか
には，この頃から職員が配置できずに定員までの利用者を受け入れることが
できず，空き部屋を生じさせてしまう施設が現れ始めたように思う．川崎市

図表 1　人口減少・少子高齢化が進行した 2055 年の人口ピラミッド

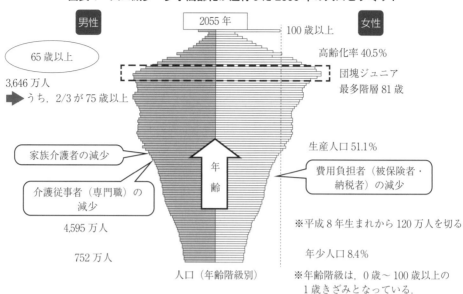

〈出典：総務省統計局『国勢調査報告』，国立社会保障・人口問題研究所『日本の将来推計人口（平成 18 年 12 月推計）』を一部改変〉

内の障害者施設においては，通所・入所とも 2015（平成 27）年頃から急激に入職希望者数が減り，人材確保が困難になってきた実感がある．サービスの供給が需要に応えられなくなってきているのである．よって，効率的な人材活用が必要になる．

　三つ目は，「費用負担者（被保険者・納税者）の減少」である．社会保険方式の介護保険制度は税金と保険料と利用料で運営されている．利用者数の増加は，税金や保険料の増額を必要とし，それを負担している現役世代の減少や非正規雇用労働者数の増加は，一人当たりの負担額をさらに押し上げることに繋がる．これは介護保険制度だけでなく，障害者福祉サービスや医療，年金など社会保障全体の財源と負担にも影響を及ぼすことになるのである．費用の効率的な活用や全世代型社会保障のあり方を検討する必要が生じている．

　これら三つの「減少」と，福祉・介護需要の「増加」は高齢者のみならず，すべての世代の暮らしに影響を及ぼしているのである．

4　国が提唱する「我が事・丸ごと地域共生社会」と川崎市の「地域包括ケアシステム推進ビジョン」

　2015（平成 27）年 9 月 17 日，厚生労働省の新たな福祉サービスのシステムなどのあり方検討プロジェクトチームが発表した「誰もが支え合う地域の構築に向けた福祉サービスの実現―新たな時代に対応した福祉の提供ビジョン」（以降「新ビジョン」）において，次のように発信した．

> 　家族・地域社会の変容などにともない，ニーズの多様化，抱える困難の複合化，必要な支援の複雑化が進行，……（中略）……これまで福祉サービスは，高齢，障害，児童その他対象者ごとに充実してきたところ，複合化するニーズに単独の機関によるアプローチでは，十分対応できないケースも存在，……（中略）……そのためには複数のサービスをコーディネートする機能を強化するとともに，すでに取り組んでいる事例を分析・検証し，"包括的な相談支援体制"を全国展開する必要がある．

　その半年後の 2016 年（平成 28）5 月には塩崎厚生労働大臣（当時）は，「地域包括ケアの深化に向けて」と題し，「福祉サービスも「縦割り」から「まるごと」へと転換（地域共生社会の実現）」と発信し，2017（平成 29）年 9 月 12 日の「地域力強化検討会最終とりまとめ」へと続いてきた．この間わずか 2 年の国の動きである．

図表 2　新しい地域包括支援体制の構築

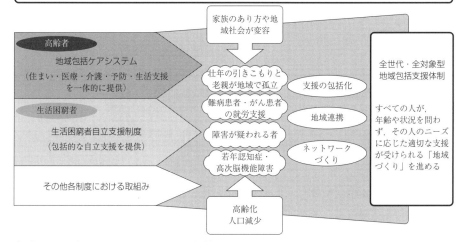

〈出典：誰もが支え合う地域の構築に向けた福祉サービスの実現－新たな時代に対応した福祉の提供ビジョン―（平成 27 年 9 月 17 日）〉

　川崎市においては，国に先んじて 2015（平成 27）年 3 月に「川崎市地域包括ケアシステム推進ビジョン」を定め，子どもから高齢者までのすべての市民を対象とした地域包括ケアシステムづくりを進めると宣言したところであった．

5　川崎市川崎区での全世代型相談支援の実践

（1）川崎市川崎区の相談支援体制

　ここで，本章の舞台となる神奈川県川崎市川崎区について概要を紹介しておきたい．

図表3　新たな時代に対応した福祉の提供ビジョン

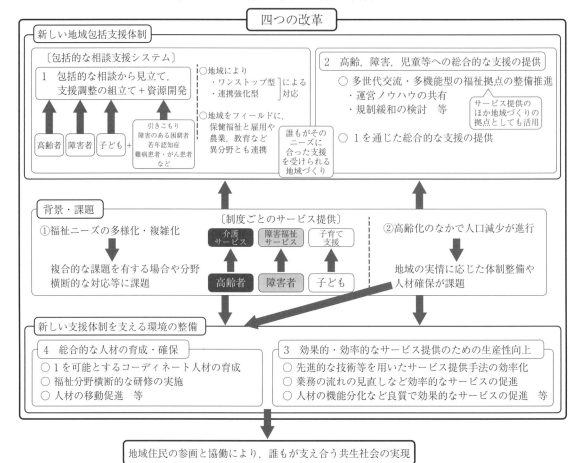

〈出典：誰もが支え合う地域の構築に向けた福祉サービスの実現─新たな時代に対応した福祉の提供ビジョン─（平成27年9月17日）〉

　川崎市は，神奈川県の北東部に位置し，北は多摩川を挟んで東京都，南はわが国最大の市町村である横浜市に挟まれた人口約150万人の政令指定都市である．行政区は7区に分かれており，今回紹介する川崎区は，川崎大師や京浜工業地帯を有する川崎市南部に位置している．川崎区の人口は約23万人で，市内他区と比べると高齢化率が高く，外国人，生活保護世帯が多い．厚生労働省が発表した「平成27年市区町村別生命表の概況」にある市区町村別平均寿命では，男性は全国ワースト11位（下位10位までは大阪府と青森県のみ）であった．川崎市最北端の麻生区の男性が，全国上位2位だったことを考えると，川崎市7区の地域性の違いや川崎区の特徴が際立つであろう．その川崎区は，軍需産業や高度成長期にともなって全国から労働力が集まり，労働者の街として栄えてきた歴史を持っている．

　川崎市全体を平成30年度版の大都市比較統計年表から見ると，20政令市と東京都区部から構成される21大都市間比較では，人口自然増加率は0.17%で第1位，出生率は0.91%で第2位である．刑法犯認知件数は5.0

図表 4 地域包括ケアシステムの深化に向けた新たな施策展開

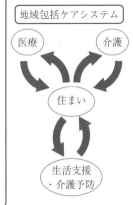

地域包括ケアシステム

医療　　介護

住まい

生活支援・介護予防

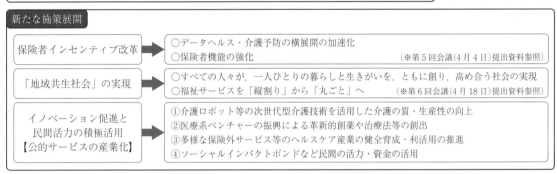

基本的な考え方

　地域包括ケアシステムは，高齢者等の多様なニーズに応え，自立し充実した地域生活の実現を目指すもの．これまで，地域医療介護総合確保法等にもとづき高齢者施策を軸に推進．
　今後はさらに，地域の生活支援サービスの育成・支援を図る仕組みを整備しつつ，医療，介護等の公的サービスとの適切な組み合わせにより，高齢者のみならず，地域で支援を必要とする方々の暮らしを支えられるよう，地域包括ケアを深化させていく．具体的には，
　・医療・介護の保険者機能を一層強化し，そのリーダーシップの下で，<u>医療・介護の質の向上や予防等の取組みを強力に推進．</u>
　・高齢者のみならず，地域住民の多様なニーズに応えるため，地域コミュニティにおける「支え合い」の機能の充実や民間事業者による保険外サービスの育成・活用を推進．対象者ごとに整備されている<u>福祉サービスも，「縦割り」から「丸ごと」へと転換（「地域共生社会」の実現）．</u>
　・医療分野等のイノベーションを促進する振興策を積極的に展開．また，公的サービスを補完する民間の活力・資金を積極活用（ソーシャルインパクトボンド の活用等）．

新たな施策展開

保険者インセンティブ改革	→	○データヘルス・介護予防の横展開の加速化 ○保険者機能の強化　　　　　　　　　　（※第5回会議(4月4日)提出資料参照）
「地域共生社会」の実現	→	○すべての人々が，一人ひとりの暮らしと生きがいを，ともに創り，高め合う社会の実現 ○福祉サービスを「縦割り」から「丸ごと」へ　　　（※第6回会議(4月18日)提出資料参照）
イノベーション促進と民間活力の積極活用【公的サービスの産業化】	→	①介護ロボット等の次世代型介護技術を活用した介護の質・生産性の向上 ②医療系ベンチャーの振興による革新的創薬や治療法等の創出 ③多様な保険外サービス等のヘルスケア産業の健全育成・利活用の推進 ④ソーシャルインパクトボンドなど民間の活力・資金の活用

〈出典：塩崎厚労大臣資料，平成 28 年 5 月 11 日〉

件/1,000 人で第 20 位，交通事故発生件数 223.3 件/10 万人で第 20 位と，元気で安全な市であるといえる．

　相談支援機関は，地域包括支援センターが 49 か所（川崎区には 9 か所），委託型の障害者相談支援センターが 28 か所（川崎区には 4 か所），福祉事務所が 9 か所（川崎区には 3 か所）あり，さらに児童家庭支援センターが 6 か所（川崎区には 1 か所），地域療育センターが 4 か所（川崎区には 1 か所）ある．その他二次相談機関として専門特化した相談窓口も整備されており，公的な相談支援機関がかなりしっかりと整備されている市といえる．しかし，それらの公的な相談支援機関は，制度や対象者の年齢などで縦割りにされているため，結果として適切な支援に繋がらない事例が後を絶たないという現状がある．

（2）川崎市における複雑多様な事例の状況

　川崎市においても生活課題が複雑多様なため，支援が困難になる事例があとを立たない状況が続いていた．

　筆者が所属する社会福祉法人川崎聖風福祉会が運営する障害者施設の管理者からは，「知的障害者の利用者の家族が認知症になってしまった」，「精神障害者の親が末期ガンに」などの事例の相談や報告が上がってきていた．また，高齢期を迎えた障害者は「高齢障害者」と呼ばれ，65 歳になっても介

図表5　「地域共生社会」の実現に向けて（当面の改革工程）【概要】

「地域共生社会」とは

◆制度・分野ごとの『縦割り』や「支え手」「受け手」という関係を超えて，地域住民や地域の多様な主体が『我が事』として参画し，人と人，人と資源が世代や分野を超えて『丸ごと』つながることで，住民一人ひとりの暮らしと生きがい，地域をともに創っていく社会

改革の背景と方向性

公的支援の『縦割り』から『丸ごと』への転換
○ 個人や世帯の抱える複合的課題などへの包括的な支援
○ 人口減少に対応する，分野をまたがる総合的サービス提供の支援

『我が事』・『丸ごと』の地域づくりを育む仕組みへの転換
○ 住民の主体的な支え合いを育み，暮らしに安心感と生きがいを生み出す
○ 地域の資源を活かし，暮らしと地域社会に豊かさを生み出す

改革の骨格

地域課題の解決力の強化
● 住民相互の支え合い機能を強化，公的支援と協働して，地域課題の解決を試みる体制を整備【平成29年制度改正】
● 複合課題に対応する包括的相談支援体制の構築【平成29年制度改正】
● 地域福祉計画の充実【平成29年制度改正】

地域を基盤とする包括的支援の強化
● 地域包括ケアの理念の普遍化：高齢者だけでなく，生活上の困難を抱える方への包括的支援体制の構築
● 共生型サービスの創設【平成29年制度改正・平成30年報酬改定】
● 市町村の地域保健の推進機能の強化，保健福祉横断的な包括的支援のあり方の検討

「地域共生社会」の実現

● 多様な担い手の育成・参画，民間資金活用の推進，多様な就労・社会参加の場の整備
● 社会保障の枠を超え，地域資源（耕作放棄地，環境保全など）と丸ごとつながることで地域に「循環」を生み出す，先進的取組みを支援

● 対人支援を行う専門資格に共通の基礎課程創設の検討
● 福祉系国家資格を持つ場合の保育士養成課程・試験科目の一部免除の検討

地域丸ごとのつながりの強化

専門人材の機能強化・最大活用

実現に向けた工程

平成29（2017）年：介護保険法・社会福祉法等の改正 ・市町村による包括的支援体制の制度化 ・共生型サービスの創設など	平成30（2018）年： ・介護・障害報酬改定：共生型サービスの評価など ・生活困窮者自立支援制度の強化	平成31（2019）年以降： さらなる制度見直し	2020年代初頭： 全面展開

【検討課題】
①地域課題の解決力強化のための体制の全国的な整備のための支援方策（制度のあり方を含む）
②保健福祉行政横断的な包括的支援のあり方　　　　③共通基礎課程の創設　　　等

〈出典：平成29年2月7日厚生労働省「我が事・丸ごと」地域共生社会実現本部決定〉

護保険サービスでは支援しきれないという状況も報告されてきた．障害者施策は，現在では障害者総合支援法により，障害種別を問わない支援のシステムが整いつつあるが，現実には身体障害者，知的障害者，精神障害者，障害児など専門分化している．介護保険従事者は，特に知的障害者，精神障害者への支援を躊躇する傾向もあった．行政機関においても制度別，対象者の年齢別に部署が別れており，複数の制度利用を必要とする家庭への支援を困難にしているという状況にあった．

　地域包括支援センターはといえば，高齢者への支援をするなかで障害者や支援を要する子どもに出会っているにも関わらず高齢者に特化した相談支援機関と位置づけられ，それが丸ごと支援への足かせにもなっている状況であった．

　縦割りという言葉は，しばしば行政を批判する場合に用いられるが，我々専門職・機関の縦割り性の深刻さに向き合わざるを得なくなる．その反省を踏まえて川崎市川崎区内で自主的に取り組んでいる実践を紹介したい．

（3）「川崎区機関連携会議」

（a）会の立上げと運営

　筆者が所属する社会福祉法人川崎聖風福祉会は，川崎市内で唯一の生活保護法にもとづく入所施設である「救護施設」の運営から始まり，現在は障害児者や高齢者向けの訪問・通所・入居・相談事業を展開している．筆者のもとには，法人内外の事業所から複合的な生活課題を抱えるために支援困難となっている家庭の事例が，相談やつぶやきとして入ってきていた．

　そこで，まずは川崎区内の旧知の特別養護老人ホーム施設長，地域包括支援センター職員，病院医療相談室課長，障害者相談支援センター職員，市役所区役所職員などに話を聞くところから始めた．すると全員が制度を超えた連携の困難性，必要性，緊急性を認識していることがわかった．そこで，まずは問題意識を共有したメンバーで事例を通して共有を深めようということで，2014（平成26）年9月から月に1回平日の夜に事例検討会を開催することとした．参加者からは，ようやく検討の場を得られたことから，吹き出すように，子ども，障害者，高齢者，生活困窮者，外国人などさまざまな要素を複合的に持った家庭の事例が数多く紹介され，実際の事例を通して連携のあり方やシミュレーションを繰り返し行ってきた．会の名称は，仮につけていた「川崎区機関連携会議」（以降「区連携会議」）がそのまま定着し，検討事例の複雑性からさまざまな立場の機関や専門職を徐々に巻き込む形で現在に至っている．

　立上げ当初は，筆者と上司とで会の運営を担ってきたが，会発足から1年半が経過した2016（平成28）年4月からは，事務局体制を地域包括支援センター，障害者基幹相談支援センター，たじま家庭支援センター（後に解説）の公的3支援センターが共同で担うことになり，安定運営へとシフトしてきている．

（b）会運営のポイント

　川崎市内では，過去にもさまざまな自主的勉強会，事例検討会などが発足してきたが，筆者が参加したものだけでもそのほとんどが自然消滅してきている．もちろん時代やニーズの変化とともに建設的なスクラップ＆ビルドは必要ではあるが，運営方法に問題があったものがいくつもあったように思っている．そこで，区連携会議の立上げから運営までに過去の反省を踏まえて留意してきた点について整理してみたい．

a）地域で起きている事実（＝事例）を常に真ん中に置いて議論する

　まずは会の目的を明確にするということである．天下国家を論ずる場なのか，勉強する場なのか，批評する場なのか．区連携会議は，あくまでも川崎区での暮らしに焦点を当て，区内で起きている複雑困難な事例を速やかな機関連携によって支援できる体制を作ることを目的とした．だから"区内の事例（＝事実）から離れない"こととし，体制づくりも

事例を通して考えることにこだわってきている．ここには一般論も空想も存在しない．しかし，川崎区内での暮らしを支えるという意味での理想は存在する．夢想ではなく理想を現実化するためには，事例が最も説得力を持つと考えている．

b）メンバー選定と拡大は慎重に

前述したように，筆者の問題認識と地域での問題意識を照らし合わせるために，区内の主要人物に聞取りを行ったのは，まずは共通の問題認識を持つものでコアメンバーをつくり，そこから会をつくっていこうと考えたからである．その際に重要視したのは，機関ではなく「個人」であった．初めから機関単位で声掛けをすると，問題意識を持たない人まで混入する可能性があるからである．まずは，共通認識を持つ個人が集まり，そこから主要機関などを徐々に拡大していくスモールステップ計画で進めてきたのである．

さらに，単に勉強のためにというような受動的な参加動機や，一方的な主張をする人なども初期の段階では極力ご遠慮いただくようコアメンバーで申し合わせた．会のメンバーは全員対等であり，事務局に極力負担をかけないことを優先したからである．また，制度を超えたメンバーが同じテーブルに着く場合に，それぞれの当たり前を押し付け合うようでは，共通認識は難しいと感じている．いつもの会議室に入りきれる人数，参加者一人ひとりが主体的に明日からの連携強化に取り組めること，それが会の目的に沿った運営になると考えている．

c）メンバーの不安には早期に対応

事務局体制が整ってからすぐに，メンバーから個人情報の取扱いについて不安であるという意見が上がった．それまでもイニシャル使用，資料回収などは徹底してきたが，同じ区内の事例であるため，結果として情報が漏れることを恐れたのである．つまり，メンバーが拡大するにしたがってルールの明確化が必要になったといえる．

そこで，前述した従来の取決めも含めて明文化し，さらに情報漏えいのないことに署名をし，ゲスト参加者には毎回署名を求め，情報の取扱いを厳重にした．参加者が不安になると事例の紹介や参加を躊躇することに繋がる．躊躇されては連携作りは進まない．早めの対処が必要と実感した．

d）明日の支援に繋がる実践的事例検討

改めて言うが，この会の目的は単なる勉強会ではない．実際に連携体制をつくり，強化し，制度を超えた実践が推進されなければ意味がない．しかし，結果としてその心配は不要だったと最近感じている．利用者名がイニシャルであっても実際に関わっている人にはわかる．事例検討のときにはわからなくても後日出会うこともある．最近では，実際の支援場面でこの会で検討された内容を有効に活用した連携支援が行われ

ている事例が増えてきている．毎回，閉会前の時間に過去の検討事例の経過報告がされる．そのときにこの会での検討がかなり活かされていることを実感する．先日は，ある認知症高齢者と中学生の孫の二人暮らし事例を紹介した地域包括支援センター職員から，連携支援の結果として無事に孫の進学が可能になったと嬉しそうに報告があった．このような実感の積み重ねが，制度を超えた連携体制をつくり上げていくものと感じている．

e) 会の成果を区内の財産へ繋げる

区連携会議に参加できる人数は限られている．参加している機関が関わった区民だけがその恩恵を受けるのでは，会の目的は果たされているとはいえない．

そこで，会発足から1年5か月が経過した2016（平成28）年3月に「助けてといえる川崎区へ」という講演会とシンポジウムを開催した．会場に川崎市医師会館（当時）を借りて，多くの区民や専門職の参加を得ることができた．講演会には北九州市にあるNPO法人抱樸理事長の奥田知志氏と生笑一座を招き，生きづらさを抱える人とその方々への支援のあり方などを学ぶ機会を作った．まだまだ不十分であるが，丸ごと支援の必要性や我々の問題意識を区民や他の専門機関にも発信・共有できたのではないかと考えている．今後も区民を交えた連携体制構築に積極的に取り組んでいきたい．

以上，区連携会議の運営について留意している点について述べてきた．どんなに大切な取組みでも，継続性と実効性とその実感がともなわなければ目的は達成できない．地域包括ケア研究会報告書[注1]には，地域包括ケアシステムを構成する要素として，自助・互助・共助・公助が必要と謳われている．区連携会議は名称どおり，共助と公助の連携を第一義的な目標としている．しかし最終目的は「全市民向け地域包括ケアシステム」である．自助と公助は，補完性の原理であると説明される．それは間違いはない．しかし共助と公助は，自助と互助を育て，守る役割をも担っていると筆者は理解している．共助と公助がしっかりしていないと自助と互助は頑張れないと思うのである．本当に必要になったときに安心して共助と公助を受けられるという信頼があるから，自分で（自助）地域で（互助）頑張れると思うのである．そのためにも我々専門職・機関が，制度を超えてしっかり連携できる体制を作っておく．空論的なあるべき論ではなく，事実に対応できる連携関係を作っていく，作りながら実効性を高めていく，そんな取組みとして区連携会議はこれからも事例を積み上げていくことになると考えている．

注1：地域包括ケア研究会は2008年に，厚生労働省老人保健健康増進等事業の一環として，田中滋慶應義塾大学大学院教授（当時）を座長に，高齢者政策の専門家によって設立された．これまで4期にわたり研究会が開催され，地域包括ケアシステムの基礎的な考え方や政策の方向性について広く社会に提案してきた．

II編 地域包括支援センターにおける他機関との連携

5章

（4）「たじま家庭支援センター」の開設と運営

（a）「たじま家庭支援センター」の概要

　「たじま家庭支援センター」は，川崎市の整備計画にもとづく川崎区の障害者支援の地域生活支援拠点施設「かわさき障害者福祉施設たじま（以降「たじま施設」）内の機能の一つとして，2016（平成28）年4月1日に開設した．筆者が所属する社会福祉法人川崎聖風福祉会が運営している．「たじま」という名称は，施設所在地の川崎区田島町からとっている．近隣には支援学校やこども文化センター，老人いこいの家などあり，福祉ゾーンのなかに建てられている．たじま施設には，たじま家庭支援センターのほかに，生活介護事業所（知的障害・重度心身障害），短期入所，日中一時預かり（2～6歳児）の事業がある．家庭支援センターは地域交流事業も担っており，各事業や利用者と地域とを繋ぐ役割も果たしている．

　川崎市の仕様書には「家庭支援センター」という機関が位置づけられていたわけではない．仕様書には，障害児者への相談支援を行うことだけが位置づけられていたのである．しかし，川崎区内にはすでに委託型の障害者相談支援センターが基幹型を含めて4か所ある．それらと同じ機能を持つよりも，前述した区連携会議で明らかになっている既存の相談支援体制からこぼれてしまうような事例をしっかり受け止められる相談支援機関が必要との認識から，当法人では川崎市から許可を得て，子ども・障害者・高齢者の相談を丸ごと受け付ける，家庭もろとも支援できる機関として「たじま家庭支援センター」と名づけ，開設することとした．つまりこの「家庭支援センター」は川崎市内にはこのたじま1か所しか存在しないことになる．

　たじま家庭支援センターは，前述した川崎区機関連携会議発足後1年半が経過してからの開設であったことと，開設直後からこの連携会議事務局の一翼を担うことになったため，開設直後から"家庭丸ごと事例"の相談が数多く寄せられてきた．

（b）たじま家庭支援センターに寄せられる相談事例とその傾向

　2016（平成28）年4月の開設以来，寄せられる相談の振返りを定期的に行ってきたが，相談はいくつかのタイプに分けられることがわかってきた．

タイプ1）既存の相談支援機関の機能補完や代替を求められるタイプ

　「○○支援センターは動いてくれないから代わりに協力して欲しい」というタイプの相談である．連携やチーム支援を阻害する要因の一つとして「期待と実際の機能とのズレ」というものがあると筆者は考えている．「当然やるでしょう」という期待に対して「うちの機能・役割ではありません」というものである．両者，またはどちらかに認識違いがある場合に連携を阻害する要因になっていくのである．

　このような相談の場合には，たじま家庭支援センターは単に代行するのではなく，動いてくれないといわれた既存の相談機関をサポートするようなポジションで関わることにしている．家庭支援センターが関わることで，既存の機関同士の連携を強化していく役割も担えると感じた事例であった．

タイプ 2) 家庭内のバラバラな支援を整理・統合する役割を求められるタイプ

　要介護高齢者夫婦と知的障害がある 2 人の子どもが同居する家庭の事例である．この家庭には家族 4 人それぞれに支援計画を作成する介護支援専門員と相談支援専門員がついている．そして別々に支援チームが構成されている．しかし，4 人の支援計画のすり合わせがされていない状況であった．最後に担当した介護支援専門員が 4 人の支援計画の調整を提案するが，障害福祉制度の理解が弱いためうまくいかず，たじま家庭支援センターに協力を依頼してきた．

　たじま家庭支援センターはその介護支援専門員をサポートする形で，四つの支援計画を調整する場作り，きっかけ作りに協力をした．このような事例の場合に，支援計画作成者の誰が音頭をとって家庭全体の支援計画を調整する役割を担うべきか．そのような決まりはどこにも存在しない．「誰か仕切ってよ」と押しつけあっている場合もあれば，家庭内の支援計画を調整する必要性を感じていない場合もある．4 人の支援者がどう考えているか，バラバラな支援はその家族にどのような悪影響を及ぼすか，などを共有するなかで，この家庭の場合は誰が調整役を担うのかを決めることから始める必要があった．

タイプ 3) 家族を個別に見れば公的介入を必要としないが，家庭全体で見ると緊急介入を必要としているタイプ

　要介護 2 で退院してきた女性の主介護者は独身の長女．その長女は同居する障害のある次女とその子どものお世話もしている事例である．家族一人ひとりは支援を受けながらどうにか自立生活を送っているが，主介護者が倒れたら家族全員の生活が成り立たなくなる．実際にこの長女は疲労困憊の状況に陥っていたのである．支援者が自分の担当利用者だけを見ていたらこの家庭の緊急性に気づくことはできない．たじま家庭支援センターは家庭を俯瞰したアセスメントを支援者と共有する役割を担った．

タイプ 4) 公的相談支援機関を選べずに困って相談してくるタイプ

　ある介護支援専門員は，その利用者が介護保険サービスを利用することになったら地域包括支援センターへ，障害福祉サービスを利用することになったら障害者相談支援センターへ相談すると考えていたようであった．どちらかに決められないからどちらにも相談できず，たじま家庭支援センターに相談してきたという事例である．

　地域包括支援センターは高齢者への支援を中心としつつも実際にはこのような相談を受けている．障害者相談支援センターも障害者手帳の有無やサービス利用を前提としない相談を受けることができる．しかし，相談する側は相談支援機関に縦割り的な色付けをして相談すべき範囲を決めていることがわかった．地域包括支援センターや相談支援センターは，外部から縦割りの色付けされていることで相談を必要としている人をこぼしているということを自覚し，そのための対策に乗り出さねばならない．隙間を作らない相談支援体制が急務であることを，このタイプの相談からも実感した．

タイプ 5) 制度の切り替わりの直前で支援が止まっているタイプ

　17 歳．この年齢は制度上「児」から「者」に切り替わる直前である．

　64 歳．これは介護保険制度利用対象直前である．

　この"直前"の時期に支援が止まってしまう事例があることがわかった．もちろんサービスを利用し始めて，すぐに制度が切り替わることで生活パターンの変更を余儀なくされるのは利用者にとって負担には違いない．しかし，それは制度の欠陥であって，人の暮らしはシームレスなのである．支援を必要としているのである．制度に隙間があるからこそ，支援に隙間を作らない，そんな相談支援体制が必要と感じた事例である．

タイプ 6) 支援を要する高齢者，子どもなどが同居する家庭への支援タイプ

　認知症の高齢者のお世話をするため不登校になっている中学生の事例があった．このような事例の場合，高齢者支援機関と子ども支援機関との連携がかなり難しいと感じている．子どもの支援は絶対的権限を有している児童相談所を頂点として市・区役所の行政機関が多くの役割を担っている．児童虐待事案などは特に支援に関する情報などのセキュリティが万全であるため，子ども以外の支援者との情報共有が難しい状況にある．たとえば「株式会社○○介護センター介護支援専門員」という名刺を渡しても，一般の民間会社への情報提供として捉えら

れて躊躇されてしまうのが現状である.

　では，介護支援専門員と子ども支援機関の連携は無理なのか．そういうわけにはいかない．たとえばこのような問題を解決するために地域包括支援センターや行政は何をすれば良いのか．お互いの機能を理解する機会を作るとともに情報セキュリティのルール作りや連携の方法などを事前に申し合わせるなどの取組みが必要になるのではないだろうか．しかし，この連携問題に気づいている人はまだまだ多くはない．やむを得ないことと諦めている人も多いかも知れない．たじま家庭支援センターは相談事例を通じて，このような連携課題を地域ぐるみで解決できる体制作りにも取り組んでいる.

6　川崎区での実践を振り返って

（1）国や市の動向を追い風にする

　川崎区での我々の取組みは，その後に続いた国の新ビジョンや市の推進ビジョンと方向性が同じであることがわかった．通常は国や市の政策的動向を追うようにさまざまな取組みが開始されることが多いが，我々はあくまでも事例（＝事実）から導き出された取組みを重視することを忘れてはならないと考えている．制度を追うのではなく，制度政策を追い風にすることで自主的な取組みが社会的な関心に繋がり，区内や市内全域に広がる可能性を持つことになる．区連携会議に行政の参加者が増えてきていることがその証ともいえる.

（2）限られた人材の効率的な活用

　たじま家庭支援センターのように，制度や年齢で縦割りにしない支援にはまだまだ抵抗感を持つ専門職がいる．たとえば，長年精神障害者の支援に特化してきた支援者にとっては，専門性を否定されると感じる人もいるようである．社会福祉の歴史のなかで，専門分化することで支援の専門性を深めて高度化してきたことは事実である．しかし，市民に一番近いところで支援する特に相談支援については，それでは複雑多様な生活課題に対応できなく

図表6　たじま家庭支援センターパンフレット

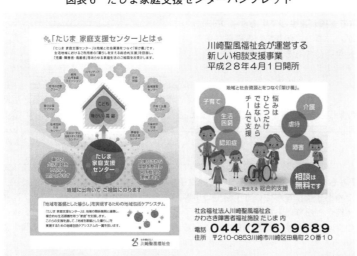

図表7　川崎区拠点型「かわさき障碍者福祉施設たじま」による地域生活支援事業概要（地域包括ケアシステム）

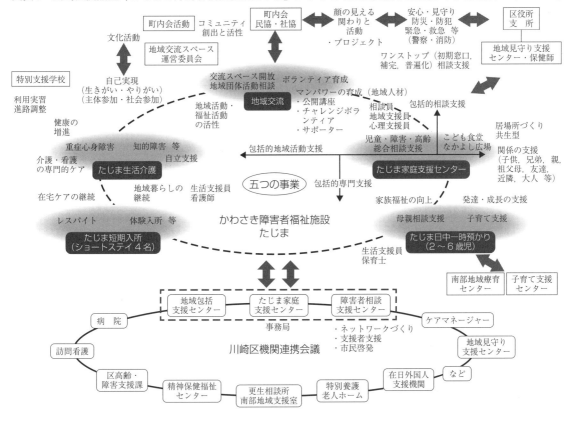

なってきていることも事実である．同時に生産年齢人口の減少である．このまま専門に特化した専門職を増やし続けることは人材確保の観点からも困難と言わざるをえない．社会ニーズの変化と人材確保の両面からも丸ごと支援に携わる専門職を増やす必要を感じている．

(3) 見えない事例を見せていく

　ここまで川崎市内のさまざまな事例を紹介してきた．国の新ビジョンにも複雑で多様な事例が紹介されている．しかし，この事例を我が町のことと実感できていない人がまだまだ多くいることを認識しておかなければならない．統計的に精神障害者や認知症高齢者，生活保護受給世帯が増えている．筆者は仕事上これらの方々に毎日会うことができる．

　しかし，一般市民にとってはどうであろうか．民間会社勤務の両親と学校に通う子ども，身内に介護の必要なし，というような家庭はたくさんある．その人達が地域の精神障害者や認知症，生活保護世帯に気づけるであろうか．いや，気づけるわけがない．見た目では貧困の子どもにも気づけないのである．気づけない人が社会や地域の現実を理解し，保険料や税金を負担する気持ちになれるだろうか．見えないものを見守るつもりになれるだろうか．見えて初めて我が地域のことという気持ちになり，費用の心配ができるのではないだろうか．

このことは専門職にもいえる．自分が選んだ対象者しか見なければ，その周りにいる生きづらさを抱えた人は視界に入ってこなくなる．いつしか家族を介護力としてしか見られなくなってしまう可能性もある．当然，制度を超えた連携の必要性も実感できなくなるのである．

だからこそ，見えてしまった人が見せていく．たじま家庭支援センターや区連携会議には「見せていく」役割も担っていく責任があると考えている．

(4) 出会った責任，しかし抱え込まない支援

生きづらさを抱えている人に出会ってしまった人，制度を越えた支援が必要な事例に出会ってしまった人の責任はまだある．出会ったときに一人で抱え込まない，適切な機関と連携できる体制を作る責任である．道路に穴が空いていたとする．それを放置すれば誰かが落ちる．であれば穴を見つけた人が早期に埋めるための行動を起こさなければならない．それと同じである．我々にとっては区連携会議がまさにその"穴を埋める"取組みなのである．

(5) 個別支援と連携体制づくり

個別支援と体制づくりは両輪である．体制づくりは，適切な個別支援のための環境整備ともいえる．対応した事例から何を学び，どんな環境整備が必要になるのか．その環境整備を誰と取り組むのか．個別事例を真ん中に置いて環境整備に取り組む意味はそこにあると考えている．

(6) 相談支援機関の縦割り意識の打破

相談支援機関は地域から色付けされている．この相談はあのセンターにするべきではないという色付けである．前述したように，地域包括支援センターは介護保険を利用するであろう高齢者のための機関だと見られていることがわかった．地域包括支援センターも障害者相談支援センターも縦割りで見られていることを認識しておく必要がある．他機関や市民からどう見られているのか，どんなケースをこぼしているのかなどを点検するためにも，機関連携は重要だと理解する必要がある．それが自身の縦割り意識に気づかされ，修正する第一歩になると考えている．

(7) 多職種・多機関の捉え方

地域包括ケアシステムの取組みのなかで，「多職種連携」は重要視されている．しかしこの多職種にはどのような機関や専門職が含まれているのであろうか．一度自身の認識を点検してみてはどうだろうか．子ども支援機関は入っているだろうか．障害者の支援機関は入っているだろうか．川崎区においては外国人支援機関や生活困窮者支援機関は入っているだろうか．今起きている事象だけではなく，今後起きるであろうさまざまな事象を予測して多職種・多機関をもっと広く捉え，誰と連携関係を作っていけばよいのかを考え，連携関係づくりに取り組む必要がある．

(8) 貧困，精神障害，具体事例は接着剤

制度や年齢などで縦割りにしない相談支援体制の必要性は理解できても，連携体制づくりは容易ではないことを理解しておく必要がある．これも前述

したが，特に高齢者と子ども支援の機関の連携はかなり難しいと感じている．子ども支援者も障害者支援者も高齢者支援者も，我が事として捉え，同じテーブルに着くためには，共通の問題・課題の設定が必要になると考えている．筆者は，「貧困」「精神障害（疾患）」「具体事例」の3点が，制度を超えた支援機関が同じテーブルにつく接着剤になると考えている．この三つはどの世代にも共通する課題であるからである．どの機関もどの専門職も自身の支援業務に有効であることを感じることが，制度を超えた多機関連携づくりには必要である．

（中澤　伸）

○ ● 参 考 文 献 ● ○

1) 中澤　伸：特別寄稿「地域包括ケアシステムの最前線～川崎市・川崎区を基盤とした"丸ごと"地域共生支援への挑戦～」，Monthly IHEP No. 273 2018 年 4 月号
2) 総務省統計局「国勢調査報告」，国立社会保障・人口問題研究所：将来推計人口（平成 18 年 12 月 20 日公表），https://www8.cao.go.jp/shoushi/shoushika/meeting/priority/kaikaku/k_1/19html/s3_1.html，2055 年の人口ピラミッド，http://www.ipss.go.jp/site-ad/TopPageData/2055.png
3) 厚生労働省新たな福祉サービスのシステム等あり方検討プロジェクト：誰もが支え合う地域の構築に向けた新しい福祉サービスの実現：新たな時代に対応した福祉の提供ビジョン，平成 27 年 9 月 17 日，https://www.mhlw.go.jp/file/05-Shingikai-12201000-Shakaiengokyokushougaihokenfukushibu-Kikakuka/siryou1_11.pdf
4) 厚生労働省：経済・財政再生計画に沿った社会保障改革の推進②，塩崎臨時議員提出資料，平成 28 年 5 月 11 日，https://www5.cao.go.jp/keizai-shimon/kaigi/minutes/2016/0511/shiryo_06.pdf
5) 厚生労働省：「地域共生社会」の実現に向けて（当面の改革工程）」，平成 29 年 2 月 7 日，厚生労働省「我が事・丸ごと」地域共生社会実現本部決定
https://www.mhlw.go.jp/file/04-Houdouhappyou-12601000-Seisakutoukatsukan-Sanjikanshitsu_Shakaihoshoutantou/0000150631.pdf
6) 厚生労働省政策統括官付参事官付人口動態・保健社会統計室：平成 27 年市区町村別生命表の概況　https://www.mhlw.go.jp/toukei/saikin/hw/life/ckts15/dl/ckts15-08.pdf
7) 川崎市総務企画局情報管理部統計情報課：平成 30 年版　大都市データランキング　カワサキをカイセキ！　2020 統計情報第 3 号　https://www.city.kawasaki.jp/170/cmsfiles/contents/0000040/40622/30kawasaki.pdf

II編

地域包括支援センターにおける
他機関との連携

5章

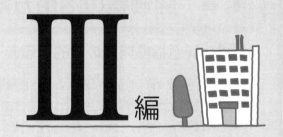

III編

地域包括支援センターの機能評価とガバナンスの強化

　地域包括支援センターの役割が多様化してきたことを受け，昨今は，チェックリスト方式の評価票の活用が推奨されてきた．ここでは，その具体的な活用方法の説明とこれを用いた実践例が示されている．また，地域包括支援センターは，多機関との連携を必須とする一方で，組織体としては，ガバナンス欠如という問題を抱えていることから，組織としての機能や運営の在り方に関する方策が論じられている．

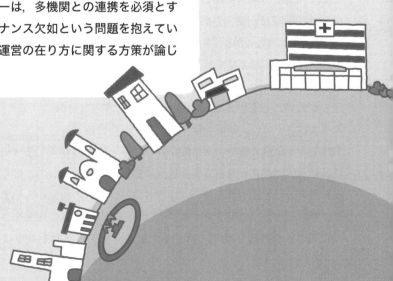

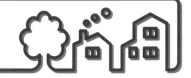

1 評価指標開発の目的と意義

2017（平成29）年6月に成立した「地域包括ケアシステムの強化のための介護保険法等の一部を改正する法律」において，地域包括支援センター自身が事業評価を行い，事業の質の向上を図るとともに，市区町村が，定期的に，地域包括支援センターの事業実施状況を評価し，地域包括支援センターの運営方針の改正などの必要な措置を講じることが義務化された（介護保険法第115条の46第4項・第9項，平成30年4月施行）．

地域包括支援センターがその機能を適切に発揮していくためには，センターごとに業務の状況を明らかにし，これにもとづいたそれぞれ必要な機能強化を図っていく必要がある．また，市町村が個々のセンターの業務実施を把握し，これを地域包括支援センター運営協議会で検討することにより，適切な人員体制の確保や業務の重点化・効率化を進めていかなければならない．

このため，全国で統一して用いることができる評価項目を開発すべく，全市区町村と地域包括支援センターを対象として，これまでの事業の成果をもとに作成した評価項目と「定点調査」の調査事項を合わせた調査票によるアンケート調査が実施され，この結果をもとにして評価項目が開発された．

この開発にあたっては，2008（平成20）年度〜2011（平成23）年度，2013（平成25）年度に実施された地域包括支援センターの評価およびその設置主体である保険者の機能評価に関する研究事業成果が参考にされた．これらの研究事業においては，地域包括支援センターの機能は，その設置主体である保険者の機能に大きく影響を受けることが指摘され，2009（平成21）年度以降は，地域包括支援センターの運営方針を含む保険者機能評価の開発に主眼が置かれてきた経緯がある．

保険者機能の評価指標については，2013（平成25）年度の研究事業で10項目の評価項目が開発された．この成果は，2016（平成28）年度の研究事業に引き継がれ，2018（平成30）年2月28日付の厚生労働省老健局介護保険計画課発の事務連絡で公表された「保険者機能強化推進交付金に係る評価指標」の基礎となった．

これらのことを踏まえ，2015（平成27）年度・2016（平成28）年度の研究事業においては，地域包括支援センターの機能評価にあたって，その設置主体である保険者機能の総体的な評価については扱わず，法令根拠のある地域包括支援センター業務の実施状況に着目することとした．そして，実施状況を網羅的に把握するために，保険者の運営方針の決定から始まる業務プロセスを可視化し，このプロセスにもとづいて点検項目の開発を行った．

このような経緯を経て，2017（平成29）年度の研究事業では，地域包括

支援センターの機能評価の調査項目としては当初「Ⅱ　地域包括支援センターの運営方針に関する点検項目」と「Ⅲ　地域包括支援センターの運営に関する点検項目」に分かれていたが，地域包括支援センターと保険者の対応関係のある項目を中心として整理統合し，最終的に「Ⅰ　事業共通」，「Ⅱ　個別業務」の大きく二つの内容を含む「地域包括支援センター票」，「保険者票」の二つの調査票が開発された．

　このように，地域包括支援センターの機能評価にあたっても保険者機能の評価が重要であるという認識がもたれ，一体的に評価票が開発されてきた経緯から，開発された評価項目のうち一部は，当然ながら最終的な保険者機能の評価票となった「平成30年度保険者機能強化推進交付金に係る評価指標（市町村分）」における地域包括支援センターに関する評価指標と連動したものになった．

　なお，具体的には後述するが，2018（平成30）年7月4日の厚生労働省老健局振興課発の通知で示された評価項目は，この研究事業で開発された86項目から一部項目が削除された59項目になっている．その後，2019（平成31）年4月22日の通知で直近の評価項目（評価項目数に変化はないが，評価の定義などに修正が加えられた）が示されている．

　本章では，2017（平成29）年度評価指標開発に係るコンセプトを示しつつ，最新の評価項目の内容と活用方法について紹介を行うこととする．なお，59の評価項目の詳細については，章末に掲載しておく（参考文献10），11））ので適宜参照されたい．

② 評価指標の構成と活用方法

（1）評価指標の全体構成

　地域包括支援センターの業務は保険者機能の一翼を担うものであり，市区町村の業務と密接に連動していることから，地域包括支援センターの機能強化に当たっては，市区町村の役割が非常に重要になる．

　具体的には，地域包括支援センターの業務は，各市区町村における地域包括支援センターに対する支援・指導の業務と一体的に考えていくことが必要である．

　そこで，評価項目は，市区町村と地域包括支援センターの運営体制や個別業務について，市区町村が実施すべき項目と，地域包括支援センターが実施すべき項目をセットにして作成している（**図表1**）．

　評価項目数は，地域包括支援センター59項目，市区町村55項目からなる．そのうち43項目は市区町村と地域包括支援センターとで直接対応関係があり，運営方針を共有したうえで，連携した事業運営ができているかを評価することができるようになっている．地域包括支援センターの運営は市区町村の方針によるものが大きいことから，両者の連携状況を確認することが重要となる．

図表1　評価項目の全体構成

業務大項目	市区町村	地域包括支援センター	連携項目
Ⅰ．事業共通			
1．組織・運営体制	13項目	12項目	（10項目）
2．個人情報の保護	3項目	4項目	（2項目）
3．利用者満足の向上	3項目	3項目	（3項目）
Ⅱ．個別業務			
1．総合相談支援	6項目	6項目	（5項目）
2．権利擁護	4項目	5項目	（4項目）
3．包括的・継続的ケアマネジメント支援	6項目	6項目	（5項目）
4．地域ケア会議	13項目	9項目	（9項目）
5．介護予防ケアマネジメント・指定介護予防支援	6項目	5項目	（5項目）
Ⅲ．事業間連携（社会保障充実分事業）			
6．在宅医療・介護連携			
7．認知症高齢者支援	5項目	5項目	（5項目）
8．生活支援体制整備			
計	59項目	55項目	（48項目）

（2）評価指標の活用方法

　評価指標の全項目は地域包括支援センターの業務の実施状況について確認する指標として活用することができる．市区町村は「市区町村票」の評価項目を用いて，市区町村の取組みについて評価を行い，評価結果を事業計画策定に向けた検討，運営協議会の議題の検討，受託法人や地域包括支援センターとの協議，人員体制やセンター整備の検討などに活用することができる．また，地域包括支援センターは，自己評価を行い，センター内での業務の見直しや改善，自センターの計画づくり，法人や市区町村への報告・協議などに活用することができる．

　加えて，「地域包括支援センター票」の評価項目を用いて，たとえば，受託法人は，法人として地域包括支援センターの評価を行い，法人の事業計画における地域包括支援センター事業の見直しや改善，地域包括支援センターとの協議，市区町村への報告や協議などに活用できる．

　評価項目のなかでも，市区町村と地域包括支援センターと直接対応関係にしている43の連携項目は，相互連携ができているか否かを評価できる．そして，実施した評価の結果や，結果を元に検討した内容等は，市区町村，地域包括支援センターの間で，お互いに報告やフィードバックを行い，事業の改善や充実を図っていくことができる．

（3）評価指標の活用の実際

　評価指標は次のような手順で活用することができる．次項からステップご

とに説明する（**図表2**）.

（a）ステップ1：業務チェックの実施

評価項目の大半の設問は「はい」「いいえ」で回答することができるため，市区町村，地域包括支援センターが，各業務ができているか否かを確認するための業務チェックリストとして活用できる（「はい」「いいえ」以外で回答するものは，各評価項目の欄にチェック方法を解説している）.

「はい」と回答できなかった項目については，要因や業務の見直しの検討を行い，「はい」と回答できるよう業務の改善を図っていく.

（b）ステップ2：チャート化による業務分析・評価

「評価項目を活用した業務チェックシート」のエクセル版分析ツール（●URL）に入力すると，（「1. 組織運営体制等」「2.（1）総合相談支援」「2.（2）権利擁護」「2.（3）包括的・継続的ケアマネジメント」「2.（4）地域ケア会議」「2.（5）介護予防ケアマネジメント」「3. 事業間連携（社会保障充実分）」の計7項目を柱としたレーダーチャートが作成される（**図表3**）. 業務分析を行う際の材料として活用できる. レーダーチャートは視覚的にも課題を把握しやすいことから，運営協議会の資料として活用することも効果的である.

（c）ステップ3：連携項目を活用した業務分析

市区町村と地域包括支援センターとが運営方針を共有したうえで，連携した事業運営ができているかどうかを評価するために，「市区町村：評価項目」と「地域包括支援センター：評価項目」において直接対応関係がある51の評価項目を作成している.

これらの回答状況をみることで，市区町村と地域包括支援センターで運営方針の共有や連携がなされているかを把握できる.

評価項目個々に，市区町村と管内の地域包括支援センターの回答状況（実施している，実施していない）の組合せが，**図表4**のように4通り考えられる. 市区町村と地域包括支援センターで，組合せ②③のように，ギャップがある場合，なぜギャップが生じているのか，その要因を分析することが必須となる.

各評価項目の運営方針等の共有状況を確認することで，地域包括支援センターの評価項目の達成に向けて，市区町村と地域包括支援センターそれぞれが行うべき改善方策をより詳細に検討できる.

市区町村と地域包括支援センターで対応関係のある評価項目のうち，回答割合に差が生じたものについては，市区町村と地域包括支援センターの連携体制が円滑に構築されていない可能性がある. 各業務大項目に設定されている評価項目を確認し，以降に示す事例を参考に，市町村と地域包括支援センターの連携推進に向けた具体的な改善内容について検討し，取組みを進めなければならない.

図表2　評価指標の活用手順（概要）

ステップ1：業務チェックの実施

市区町村	地域包括支援センター
①市区町村の評価項目59項目をすべてチェックしてみましょう． 　分析ツールに入力すると，自動的に大項目別に達成度がわかるレーダーチャートを作成することができます．	①センターの評価項目55項目をすべてチェックしてみましょう． 　分析ツールに入力すると，自動的に大項目での達成度がわかるレーダーチャートを作成することができます．

②「はい」と回答できなかった項目について，市区町村，地域包括支援センターとで，その要因を分析したり，業務の見直しについて検討していきましょう．

ステップ2：チャート化による業務分析・評価

市区町村	地域包括支援センター
①レーダーチャート化した結果から，まず，達成度合いが低い業務分野を確認しましょう．さらに，その業務分野に属する評価項目のチェック状況を確認して，なぜ達成度合いが低いのかを分析しましょう． ②レーダーチャートは全国値と比較できるようになっていますので，全国と比較して取組みが遅れている業務分野も確認し，同様に何に対応できていないのか，なぜ対応できていないのかを分析していきましょう．	①レーダーチャート化した結果から，まず，達成度合いが低い業務分野を確認しましょう．さらに，その業務分野に属する評価項目のチェック状況を確認して，なぜ達成度合いが低いのかを分析しましょう． ②レーダーチャートは全国値と比較できるようになっていますので，全国と比較して取組みが遅れている業務分野も確認し，同様に何に対応できていないのか，なぜ対応できていないのかを分析していきましょう．

③市区町村は，地域包括支援センターのチェック結果を確認して，取組みの遅れている業務分野の要因，課題解決のための取組み方法などについて，地域包括支援センター職員と話し合っていきましょう．

ステップ3：連携項目を活用した業務分析

市区町村	地域包括支援センター

①48の連携項目について，市区町村と地域包括支援センターの結果を比較して，一致や相違する点について確認しましょう．

②相違していた項目は，市区町村の方針が十分に地域包括支援センターに伝わっていない可能性があります．市区町村と地域包括支援センターとで，なぜこのような相違が生じているのか，ギャップを解消するためにどうすればよいのか等，話し合う場を持ち，取組みを検討していきましょう．

図表3　市区町村とセンター比較のレーダーチャートのイメージ

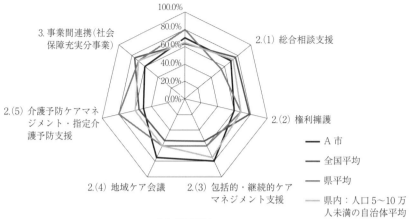

(a) 市区町村

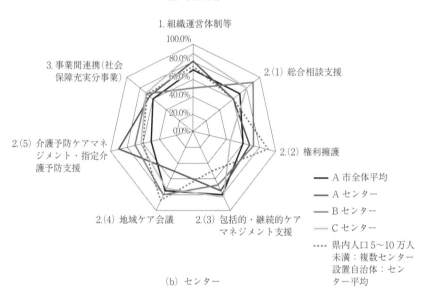

(b) センター

図表4　「市区町村票」・「地域包括支援センター票」で対応関係ある項目の回答組合せ

	市区町村	地域包括支援センター	考えられる状況と対応策
組合せ①	○ 実施している	○ 実施している	・当該項目については問題なし ・同一カテゴリの他項目状況についても取組みを進めていく必要がある
組合せ②	○ 実施している	× 実施していない	・市区町村は実施しているため，管内の地域包括支援センター間の取組差が出ないよう，配慮が必要 ・センター自身も実施に向けた努力が必要
組合せ③	× 実施していない	○ 実施している	・地域包括支援センターごとの取組みに差があることが予想される ・市区町村の改善の余地あり
組合せ④	× 実施していない	× 実施していない	・まず，市区町村が当該項目の実施に向けた方針を示したうえで，各地域包括支援センターにおいて実施に向けた取組みを進めていく必要がある

❸　評価指標活用の実際

　2018（平成30）年度の研究事業において，2018（平成30）年7月4日の通知に示されたセンター評価59項目（自治体評価55項目）を使って，実際に評価を実施し，評価結果にもとづいて地域包括支援センター機能の改善を図るというモデル事業が実施された.

　この事業では，千葉県多古町（直営センター1ヵ所小規模一般市），神奈川県相模原市（委託センター26か所政令指定都市），群馬県桐生市（委託センター8か所中規模一般市）の3自治体を対象とし，改善にあたっては研究委員会委員がアドバイザーとして伴走しながら，どのようなプロセスで改善が図られたかについて，記録がとられながら実施された. この事業に参加した3つの自治体よりは，人口規模やセンターの機能などに違いがあるが，以下の**図表5**のような感想が示されている.

図表5　参加自治体における主な意見

○評価によって示されたデータを関係者間で共有することにより，課題が明らかになった.
○改善に向けた話合いの時間をもつことで，センター職員のモチベーションアップにつながった.
○センターの職員の配置や人材育成の在り方を検討することができた.
○市とセンターの連携強化やセンター評価の在り方の再考につながった.

　このうち，桐生市ではKPT（keep, Problem, Try）分析という問題を特定し，改善の方策を検討するためのフレームワークが組み込まれた業務振り返りシートが用いられていた. これは評価結果を総括するだけでなく，改善の方策も検討されていた. このモデル事業における桐生市における改善プロセスを**図表6**に示した.

　前述した「ステップ1：業務チェックの実施」「ステップ2：チャート化による業務分析・評価」「ステップ3：連携項目を活用した業務分析」を行うことで，対応できていない項目が明らかとなり，対応できていないことを市区町村と地域包括支援センターで共有したうえで，地域包括支援センターの事業改善や運営方針の検討に役立てていた. こうした業務分析結果は，運営協議会での事業改善や運営方針の検討にも活用していた.

　さらに，業務チェック・業務分析→業務改善→運営方針の作成→運営協議会での検討というPDCAサイクルを回すことにより，介護保険事業計画等の策定に役立てていた. なお，評価指標は市区町村の状況に応じて，独自の項目を追加していくことなども可能である（**図表7**）.

　このように，評価指標を活用して評価を行った結果を，地域包括支援センターの機能強化を進めるために活かしていくことが求められている.

（1）地域包括支援センターによる事業改善

　地域包括支援センターが行う事業評価は，事業計画等と連動させ，事業の

図表6 桐生市における評価結果を活用したセンター機能の改善プロセス

平成30年度 老人保健健康等補助金事業
地域包括支援センターの効果的な事業評価と取組改善
に関する研究事業 モデル自治体（桐生市）

業務の振り返り後の
市との意見交換概要

1. 意見交換の流れ

意見交換①（管理者・職員）【40分】
・趣旨説明
・基本事項確認（人員体制等）
・資料⑥の連携項目比較シートを活用
・順番に状況を確認する
　　1. 運営体制
　　2. 総合相談支援業務
　　3. 権利擁護業務
　　4. 包括的・継続的ケアマネジメント支援業務
　　5. 介護予防関連業務
※業務振り返りシートの内容も確認する
※話の流れで順番が前後する可能性がある

休憩・質問事項整理【5分】
・センターの管理者・職員に退席してもらう
・市はどのような方向性で後半を行うのか検討する

意見交換②（管理者・職員）【25分】
・意見交換①を踏まえた対話を行う
・または，Try について市と対話する
・意見交換①が途中の場合は，続きを行う
・場合によっては，意見交換③の内容を検討する
・最後に，市とセンターから一言のまとめ
・モデル市担当委員からもまとめを行う

意見交換③（法人担当者）【20分】
・趣旨説明
・意見交換①と②を踏まえて対話する
・最後に，市とセンターから一言のまとめ
・モデル市担当委員からもまとめを行う

資料① 振りかえりシート　　資料② 市独自評価項目　　資料③ 国評価指標

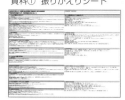
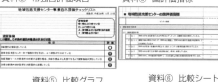

資料⑤ 比較グラフ　　　資料⑥ 比較シート

資料④ 評価総括表

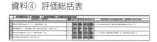

2. 意見交換時の資料

① 地域包括支援センターの評価振りかえりシート
② 地域包括支援センター事業自己評価チェックリスト（市独自評価項目）
③ 地域包括支援センターの国評価指標
④ 地域包括支援センター評価総括表（市独自評価項目と国評価指標の関連付け表）
⑤ 評価結果の比較グラフ
⑥ 連携項目比較シート

3. 意見交換の進め方

・質問は資料⑥の連携項目比較シートに沿って行う．
・業務振り返りシートの内容も交えながら，市とセンターが意見交換を行う．
・全てのセンターに共通する協議事項があれば，話の流れに沿って協議することもある．

4. 意見交換のフィードバック

・センターの意見交換の結果を踏まえて，センターと同様に，市担当部署内で業務の振り返りを行う（市版の業務振り返りシートを作成する）．
・その結果を市の地域包括支援センター基本指針・運営方針に反映させる．
・フィードバック研修の場で，他のセンターの業務振り返りシートの内容を全体共有し，市の地域包括支援センター基本指針・運営方針について検討する．
・以上をもって，意見交換のフィードバックを行います．

Ⅲ編

地域包括支援センターの機能
評価とガバナンスの強化

1章

図表7　活用方法のまとめ

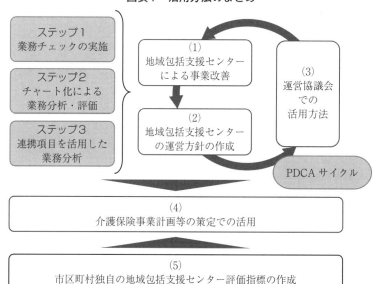

効果的な運営を実現すべく活用していくことが求められる．評価を行った結果，対応できていない業務については，その対処を検討するとともに，それを事業計画に反映させ，事業の改善を図る．また，市区町村との対応関係にある連携項目については，連携がとれていない項目を中心に，その対応を市区町村とともに検討しなければならない．

また，事業評価の結果を誰もがわかりやすいように整理して多くの人々に発信することで，地域包括支援センターの業務等を広く理解してもらい，地域包括ケアの推進に役立つ．

（2）地域包括支援センターの運営方針の作成

介護保険法第115条の47第1項及び「地域包括支援センターの設置運営について」（厚生労働省老健局関係課長通知）により，市町村は，地域包括支援センターの運営方針を策定することとされている．

運営方針と事業評価は連動する関係にあるため，まずは，今般の調査における「市区町村票」と「地域期包括支援センター票」の内容を参考にしつつ，地域包括支援センターの運営方針を定めることが重要である．地域包括支援センターの運営方針の策定にあたっては，例えば，「地域包括支援センター票」において未達成であった部分について改善に向けた方針を策定するといった活用方法などが考えられる．

（3）運営協議会での活用方法

「市区町村における地域包括支援センター支援・指導の方針」「地域包括支援センターの運営方針」および「地域包括支援センターの評価指標」については，施策のPDCAサイクルを回すとともに，地域の医療・介護関係者と連携した取組みが重要であることから，これらの関係者等が参画する運営協議会等を通じて，作成・点検・改善等を行っていかねばならない．

具体的には，例えば，**図表8**のような形で，運営協議会等での議論を活用したPDCAサイクルを回すことが考えられる．

運営協議会等を通じて作成した方針・評価指標や決定した行政評価結果などは，市区町村のホームページ等を通じて，広く住民に公表することが望まれる．なお，評価結果等の公表にあたっては，わかりやすい概要資料の作成など，住民にわかりやすい形での公表をすべきであろう．

図表8　議論を活用したPDCAサイクル

・「市区町村における地域包括支援センター支援・指導の方針」および「地域包括支援センターの運営方針」については，運営協議会等での議論を通じて作成するとともに，実施状況を踏まえて，年度ごとに改定する．
・これらの方針を踏まえ，運営協議会等を通じて，市区町村の実情や事業実施状況に沿った「地域包括支援センターの評価指標」を作成する．
・作成された評価指標に沿って，地域包括支援センター自身の自己評価とともに，市区町村による行政評価の案を作成し，運営協議会等での議論を経て，行政評価の結果を確定させる．
・方針の改定や評価結果を踏まえて，次回の事業評価に向けて，評価指標の改定を行う．

図表9　地域包括支援センターの機能評価における
PDCA サイクルにおける関係組織の役割

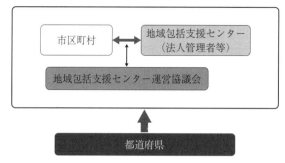

　これら（1）〜（3）の PDCA サイクルを回すにあたって，市町村と地域包括支援センターとの協働が基本であり，中でも組織・運営体制に関しては，地域包括支援センター運営協議会との連携が必要になってくる．さらに，これらを必要に応じて支える都道府県の役割も重要である（**図表9**）．

（4）介護保険事業計画等の策定での活用

　評価項目を活用して，地域包括支援センターの事業に関わる「1．組織運営体制」「2．総合相談支援」「3．権利擁護」「4．包括的・継続的ケアマネジメント」「5．地域ケア会議」「6．介護予防ケアマネジメント・介護予防支援」「7．事業間連携」の7つの分野について，市区町村，地域包括支援センターの現状や課題の分析ができることから，介護保険事業計画等の策定にあたっては，現状・課題分析のための資料として評価の分析結果を活用できる（**図表10**）．

　計画策定のための会議等で，具体的に施策を検討する際にも，本事業で作成した分析ツールを活用して強みや弱みをわかりやすく提示して，次期計画でどのような課題に対して，どのような施策を立案する必要があるのか，さらに充実させていくためにどのような取組を行っていく必要があるのかなど議論を深めるための資料づくりができるようになる．また，計画で定めた目標に対する取組の達成状況も，各評価項目の対応状況を確認することで，何が要因で取組が進まないのかといったことなどを分析できる．

（5）市区町村独自の地域包括支援センター評価指標の作成

　市区町村においては，市区町村の方針および地域包括支援センターの運営方針の内容に沿いながら，今般の調査における「地域包括支援センター票」を基本項目としつつ，サブセンターを有する市町村，広域連合を構成している市町村がある等，地域の実情に合わせた市町村独自の項目を追加で設定することも考えられる．

　例えば，武蔵野市では，通知で示された59のセンター評価項目に対して，事業間連携の項目を細分化するとともに，市単独事業や重点取組を評価する項目を追加し，レーダーチャートによる可視化の際にも，この項目を反映したグラフを採用している．

図表10　武蔵野市におけるセンター評価における独自項目の設定例

国の分類		武蔵野市の分類
組織運営体制	→	組織運営体制
総合相談支援	→	総合相談支援
権利擁護	→	権利擁護
包括的・継続的ケアマネジメント支援	→	包括的・継続的ケアマネジメント支援
地域ケア会議	→	地域ケア会議
介護予防ケアマネジメント・介護予防支援	→	介護予防ケアマネジメント・介護予防支援
事業間連携	→	在宅医療・介護連携
		認知症高齢者支援
活動実績をよりきめ細かく把握し，評価する．		生活支援体制整備
	追加	市単独事業及び重点取組項目

国のレーダーチャート
（7角形）

武蔵野市のレーダーチャート
（10角形）

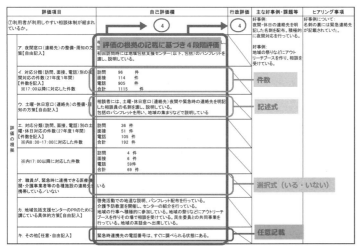

図表11　松戸市地域包括支援センター事業評価の評価指標（例）

松戸市地域包括支援センター事業評価の評価指標（例）

【4段階評価の定義】　4：大変よくできている　　3：ある程度できている　　2：あまりできていない　　1：まったくできていない

　また，松戸市においては，選択式，事例記述式，数値などの客観的な評価の根拠に基づき，4段階評価によって，地域包括支援センター自身の自己評価および市による行政評価を行っている（**図表11**）．こうした評価を通じて，松戸市における地域包括支援センター事業の実施状況に応じた評価を実施するとともに，好事例や課題を抽出し，センターの業務改善につなげている．

　その他，地域包括支援センターの設置方法は，介護保険課内に設置，広域連合で設置，サブセンターを有する，基幹型，機能強化型，ブランチなど多様である．こうした設置形態に応じて評価項目に工夫が必要となる場合がある．地域包括支援センターの多様な設置形態を踏まえて，今後，更なる調査研究は必要であろう．

（大夛賀政昭・筒井　孝子）

○　● 参 考 文 献 ● 　○

1) 平成20年度老人保健事業推進費等補助金（老人保健健康増進等事業）「地域包括支援センターの評価に関する研究（立教大学）」
2) 平成21年度老人保健事業推進費等補助金（老人保健健康増進等事業）「包括的支援事業と地域包括支援センターにおける総合評価に関する研究（立教大学）」
3) 平成22年度老人保健事業推進費等補助金（老人保健健康増進等事業）「地域包括支援センターの機能強化および業務の検証並びに改善に関する調査研究事業（国際医療福祉大学）」
4) 平成23年度老人保健事業推進費等補助金（老人保健健康増進等事業）「地域包括ケアシステム構築のための保険者と地域包括支援センターの関係性に関する調査研究事業（立教大学）」
5) 平成25年度老人保健事業推進費等補助金（老人保健健康増進等事業）「介護保険の保険者機能強化に関する調査研究（三菱UFJリサーチ＆コンサルティング株式会社）.
6) 平成28年度老人保健事業推進費等補助金（老人保健健康増進等事業）「地域包括ケアシステムの構築や効率的・効果的な給付の推進のための保険者の取組を評価するための指標に関する調査研究事業（株式会社エヌ・ティ・ティ・データ経営研究所）」
7) 平成27年度老人保健事業推進費等補助金老人保健健康増進等事業「市町村と地域包括支援センターの連携・効果的な運営に関する調査研究事業報告書」（株式会社三菱総合研究所）
8) 平成29年度老人保健事業推進費等補助金（老人保健健康増進等事業）「地域包括支援センターの効果的な事業評価と取組改善に関する研究事業（三菱UFJリサーチ＆コンサルティング株式会社）」.
9) 平成30年度老人保健事業推進費等補助金（老人保健健康増進等事業）「地域包括支援センターが行う包括的支援事業における効果的な運営に関する調査研究事業（三菱UFJリサーチ＆コンサルティング株式会社）」.
10) 厚生労働省老健局振興課長.（2018）.地域包括支援センターの事業評価を通じた機能強化について（通知）（平成30年7月4日）
11) 厚生労働省老健局振興課長.（2019）.「地域包括支援センターの事業評価を通じた機能強化について（通知）」の一部改正について（平成31年4月22日）

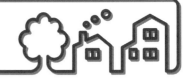

2章 地域包括支援センターの ガバナンス強化のための方策

1 地域包括ケアシステムにおける地域包括支援センターの機能

(1) 地域包括支援センターが具備すべき機能とは

　2006（平成18）年4月に創設された地域包括支援センターは，地域包括ケアシステムの中核と位置づけられてきた．だが，Ⅰ編1章1でも述べられたように，この地域包括支援センターの役割と機能は，介護保険法改正の度に変更されてきた．とりわけ，2006（平成18）年から，この地域包括支援センターに課された軽度者のケアマネジメント業務（介護予防ケアマネジメント，介護予防支援）は，ケアプラン作成等の現業であった．

　本来，このセンターの機能として想定されていたのは，地域包括ケアシステムの構築に必要とされる地域の専門職間の臨床的統合注1や関係機関間の水平的統合注2への支援であった．

　しかし，地域包括支援センターに課された介護予防に関わるケアプラン作成という膨大な現業によって，2011（平成23）年の介護保険法改正までは，当初，想定されていた多様な統合に関する貢献は，ほとんど実現されなかったのである．

　このため現在も，この地域包括支援センターが果たすべき日常生活圏域における医療・介護・生活支援，福祉等に関わる多様な関係機関・関係者のコーディネートについての理解は，当事者も含め，十分とはいえない状況となっている．このような地域包括支援センターの現状を受け，国は地域包括支援センターの地域包括ケアシステム構築に向け，2014（平成26）年，2017（平成29）年の介護保険法改正において，地域包括支援センターと市区町村との連携強化を図ってきた．

　それでも依然として，地域包括支援センターの機能や位置づけが明確でない状況が継続している地域が少なくないことから，この解決にあたっては，まず，地域包括支援センターが所在する地域における関係者間の規範的統合注3がなされねばならないと考えられる．

　現行の地域包括支援センターの基幹業務が日常生活圏域における包括的・継続的ケアマネジメント支援業務や総合相談支援であることや，医療・介護・生活支援，福祉等に関わる多様な関係機関・関係者をコーディネートするという位置づけとこれにふさわしい業務を実施すること，そしてこれらの成果を住民に明示することが求められている．

(2) 介護保険制度の改正による地域包括支援センターの機能の明確化

　2014（平成26）年の介護保険法改正では，地域の実情に応じた地域包括ケアシステム構築を推進する観点から，地域支援事業の充実が図られた．こ

注1：臨床的統合とは，ケアやサービスに直接かかわる諸活動をまとめる過程を指し，臨床におけるガイドライン作成や患者との共有の意思決定における患者の役割を促進するといったことが代表的なものとされている．

注2：ここでは，地域包括支援センターが関係する機関と，共通した機能については統合を行うことで，業務の効率化を図ることが求められていたことを意味するが，一般的には，水平的統合は，同一製品やサービスを提供している複数の企業が，一体化することで，その市場における規模の経済性を実現しようとすることを指す．すなわち，規模の経済によるメリットを享受するために，同一の製品やサービスを提供する企業が連携することを指す．ケアに関わる領域においても，近年，同一のサービスを提供する事業体の再編やM&Aが進み，水平的統合例が増えてきた．

注3：規範的統合とは，組織，専門職の集団，個人の間で「価値観」「文化」「視点」を共有する過程を指す．

れらの事業のうち，地域ケア会議や在宅医療・介護連携推進事業，認知症総合支援事業，生活支援体制整備事業といった包括的支援事業の充実は利用者に対する直接的サービス提供ではなく，地域におけるシステムレベルの統合[注4]を推進するための事業といえる．

地域包括支援センターでは，新たな包括的支援事業に連動する取組みとして，地域ケア会議の実施が求められた．この会議は，地域包括支援センターが行う包括的・継続的ケアマネジメント支援業務を効果的に実施するための会議と位置づけられた．ここでは個別事例の課題の解決，関係機関・関係者間のネットワークの構築，地域課題の抽出，地域づくり・資源開発などがなされることとされ，これを推進していくことがセンターの機能として位置づけられた．これは，地域における臨床的統合を利用した調整機能を発揮させることが期待されていることを意味する．

こういった市区町村と地域包括支援センターとの連携の強化は，integrated care という観点からは，システムレベルの統合の一環として捉えられる．また，2018（平成30）年は診療，介護報酬同時改定の年であったことから，在宅医療・介護連携推進に向けて診療・介護報酬による各種インセンティブも整理された．このため昨今では，地域包括支援センター職員等が，介護支援専門員が決まっていない入院患者に対するコーディネーションを実施する等の退院支援にかかわることが重要との認識も普遍化しつつあり[注5]，これに関する組織的統合の試行もみられる．

このほかにも，高齢・障害・児童といった領域ごとの縦割りを排する地域共生社会のコンセプトが示され，障害分野の相談支援との連携に対する診療報酬上の評価も新設されることになった．こうしたことからも，地域包括支援センターは，医療・介護・生活支援，児童，障害者福祉等に関わる幅広い関係機関・関係者のコーディネートを支援し，これを推進していくための中核機関という役割を果たすことが期待されているということが再確認できる．

ただし，これらのコーディネートは，地域の実情に応じた業務となるが，その根底には市区町村との強い連携（コーディネーションレベル[注6]）が確立することが前提となることから，地域内の医療・介護の事業所と市区町村ともコーディネート業務を行うための水平方向のシステム構築が前提となる．

こうしたシステム構築に際しては，市区町村も関わることから地域包括支援センターに対する市区町村による具体的な運営方針を明示が重要になる．この方針の実現にためには，市区町村と地域包括支援センター両者の規範的統合と，Ⅲ編1章で紹介されたような評価票を用いた PDCA サイクルによる事業改善が必要になる．そして，こうした諸活動の基盤となるのはガバナンスである．

注4：システムレベルの統合とは，国や県など地理上の区分において，戦略的な計画，プログラムの有効性，サービスのカバー率向上を目的として政策，ルール，そして規制によってフレームワークをまとめる過程を指し，コーディネーションを推進するための政策，国によるインセンティブなどが代表的なものとされている．

注5：こういったコーディネーションについては，2016（平成28）年度診療報酬改定で導入された退院支援加算，そして，2018（平成30）年度診療報酬改定で同加算が入退院支援加算名称変更され，入院時から退院時までの継続的な医療と介護の情報連携が評価されることによって，その取組みが医療機関を中心に促進されている．また，介護保険制度の在宅医療・介護連携推進事業の枠組みにおいても，介護支援専門員がついていない患者の退院支援を地域で統一する退院調整ルールの作成の取組みが進められている．

注6：Leutz は，連携の強さには三つの段階（リンケージ，コーディネーション，フルインテグレーションがあると指摘している．コーディネーションは，個々人によるその場限りの情報共有リンケージの次に強い連携とされ，たとえば，定期的な会合等によって情報共有がなされる状態と説明されている．

❷　地域包括支援センターの機能強化を支えてきた三つのガバナンス

　センターの機能強化を実現するためのガバナンスの考え方としては，いわゆる企業を対象とする「コーポレート・ガバナンス（corporate governance）」と，これに連動して，1990年代に発展し，医療分野での活用がなされてきたとされる「クリニカル・ガバナンス（clinical governance）」がある．

　そして，このクリニカル・ガバナンスとほぼ同時期に，国内外ではじまった，公共サービスにおける資源代替やサービス提供のため市場や競争を活用する「ニュー・パブリック・マネジメント」の長所を自治体の改革などに積極的に援用した「ニュー・パブリック・ガバナンス（New Public Governance）」という，大きく三つのガバナンスの概念がよく使われてきた．今日，地方自治体におけるガバナンスの主流となりつつあるのは，「ニュー・パブリック・ガバナンス（New Public Governance）」であるが，地域包括ケアシステムにおけるガバナンスを理解するために，以下では，これらのガバナンスの基本的な考え方について述べることとする．

（1）コーポレート・ガバナンス

　ガバナンスの欠如とは，組織や社会に関与するメンバーが主体的に関与を行う意思決定，合意形成のシステムが不適切に運用されたことを示す．このガバナンスという用語は，一般的には，コーポレート・ガバナンスを意味することが多く，株主や経営陣による企業の管理，統治という意味合いと，企業の利害関係者（株主，経営者，従業員，取引先など）の主体的な作用による意思決定，合意形成のシステムという意味で使われる．

　つまり，「コーポレート・ガバナンス（corporate governance）」とは，企業統治，企業の意思決定に対して影響を及ぼす体制等，あるいは，企業が社会や個人のために，どのようにあるべきかを示す考え方の総称とされる．

　企業活動においては，多くのステークホルダー（株主・顧客・従業員・取引先・金融機関等）が関わり，経営者の利己的な意思決定を抑制し，相互の利害関係を円滑に調整しながら，経営をコントロールする仕組みが必要となる．それは，企業活動には，その多少はあるにせよ，多くの人々に直接・間接的な影響を与えるからである．このように多くの人々が影響を受けることになる企業活動を「適切」で「望ましい」ものにするためには，誰がどのように意思決定すべきかといった内容も含んでガバナンスとされてきた．適切なガバナンスを維持していくためには，法律やビジネス上の慣習，社会的評価，組織構造などさまざまな要素を考慮しなければならないため，このような合意形成に関わるシステムには適宜，変更が加えられねばならないと認識されている．わが国を代表する企業によるデータの改ざんや料金の過大請求などの行為が明らかにされ，経営理念は立派だが，組織に根付かず，形式だ

けになっているとの批判は多く，たとえば，昨今のコーポレートガバナンス・コード改定で課題とされたのは，「最高経営責任者（CEO）選任・解任の明確化」と「政策保有株式の縮減」「資本コストを意識した経営」の定着だった．

　一方，ガバナンスと対比される用語としては，ガバメントがある．これは政府が上の立場から行う法的拘束力のある統治システムを指すが，某官庁の決裁文書改ざんや障害者雇用の水増し等、企業だけでなく官庁組織の不祥事も次々と表面化している．

　地域包括ケアシステムにおけるガバナンスの在り方，とくに地域包括支援センターは，ガバメントとガバナンスの両方の統治システムの影響を受ける．しかも民間企業との共創を視野においた活動をしなければならないことから，先に述べたガバナンスが今後，一層，重要となると考える．

（2）クリニカル・ガバナンス

　「クリニカル・ガバナンス（Clinical Governance）」は，20世紀末に登場した．クリニカル・ガバナンスは，1997年に英国のブレア首相が掲げた医療改革におけるNHS（National Health Service）に対する改革の中心概念であった．

　当時，クリニカル・ガバナンスについては，「保健医療機関により提供される専門的なサービスの質のモニターやチェックと，関係者への説明責任に対する体系的なプロセスである．そして，良い診療を促進し，悪しき診療を防ぎ，容認できない診療を発見することである．臨床的な行動規範についても，臨床行為の一部として基準を設定する．そして，このために，病院や診療所の現場における臨床サービスの質の責任体系，継続的な質向上のメカニズム，優れた臨床を生み出す学習や研究のための環境づくりを促す仕組みを構築する[9]」と説明された．この内容は，まさに医療版コーポレート・ガバナンスともいえる．

　ただ，コーポレート・ガバナンスが主に株主統治の強化を挙げているのに対し，クリニカル・ガバナンスでは，国民のため，患者のための医療という観点からのガバナンスである．

　また，クリニカル・ガバナンスは，NHS改革の重要な概念とされて発展したわけだが，この背景には，サッチャー政権時代の「小さな政府」政策による負の遺産を継いだものであったという説明もなされてきた．

　これは，サッチャー時代に保健医療分野は，厳しい医療費抑制政策が敷かれ，つまり，ガバメントの統治がなされた結果，人的資源不足，待機者の増大，モラル低下などの保健医療サービスの質の低下が発生した．この結果として，ブリストル王立小児病院事件という悲惨な事件[注7]も起きた．このような事件が2度と起きないようにクリニカル・ガバナンスが提唱されたとされる．つまり，クリニカル・ガバナンスは，行き過ぎた民営化，コスト削減路線に対するアンチ・テーゼとして，登場したのであった．

注7：ブリストル王立小児病院事件とは，1995（平成7）年までの数年間に，イギリス・ブリストル王立小児病院において，53人の小児が複雑心奇形のため心臓手術を受けて29人が死亡したという心臓手術後の過剰死亡が起こり，院内麻酔科医の内部告発に始まり，やがてイギリスの社会問題へと発展した事件のことをいう．

この結果として，英国の各医療機関は，クリニカル・ガバナンスという規範的統合のもとで患者に最適な医療の適用，医療の質改善を目指して，各医療機関のガバナンス体系，プロセス，手段を計画，実践，評価することが求められた．

また，クリニカル・ガバナンスの具体的な活動としては，診療監査（Clinical Audit），教育と訓練（Education & Training），研究開発（Research & Development）およびリスクマネジメント（Risk Management）などがあるが，各医療施設がクリニカル・ガバナンスを確立するためとして，**図表1**の10項目に関しては，各々で検討し，その指針を示すことが求められた．

これらの10項目のトップに示されたのが，①エビデンス・ベースド・メディシン（根拠にもとづく医療）であった．この根拠にもとづく医療の普及には，エビデンスのデータベース作成が必須である．これにもとづくことで，標準的な医療を確立し，その内容を②クリティカル・パス（臨床ガイドライン）として整備することが目指されたのである．

次の③クリニカル・オーディット（臨床監査）は，コーポレート・ガバナンスでいう外部監査である．これについては，医療の質に関する監査機構（CHI：Commission for Healthcare Improvement：医療改善委員会）のメンバーが行うこととされた．そして，この監査の際に用いられたのが，死亡率等，診療に関する指標，つまり，④クリニカル・インディケータ（臨床指標）であった．これらの指標を用いてアウトカムを判定し，これをチェックして，指標に達しない病院には改善命令を出すという仕組みが採用されたのであった．

指標のなかでも定量的な臨床指標として，クリニカル・ガバナンスの評価として，よく用いられたのが再入院率であった．これは退院したにも関わらず，48時間以内に戻る患者の割合を示したものである．この値が高い病院は，ケアの質が悪いとされた．このようにクリニカル・ガバナンスは④臨床指標の開発とその充実に大きく貢献した．

次の⑤ペーシェント・セーフティ（医療安全の取組み）は，臨床的なリスク削減計画，医療安全の取組みであり，特にインシデント報告が重視され

図表1 クリニカル・ガバナンスの10項目[10)]

① エビデンス・ベースド・メディシン（根拠にもとづく医療）
② クリティカル・パス（標準臨床計画）
③ クリニカル・オーディット（臨床監査）
④ クリニカル・インディケータ（臨床指標）
⑤ ペーシェント・セーフティ（医療安全の取組み）
⑥ 事故からの学習
⑦ 苦情からの学習
⑧ 能力の強化
⑨ クリニカル・ガバナンスの全職員による理解
⑩ リーダーシップとチーム医療

た．これによって，本来の治療目的以外の医療事故が理由で死亡する患者割合が示されることになった．

このようなクリニカル・ガバナンスは，英国においては，制度的には，大きく3段階のレベルで実行された．その第1は，国レベルで実施され，英国国立保健医療研究所（NICE）[注8]が創られ，国レベルの基準の設定や指標の設定が行われた．第2として，病院や開業医といった現場レベルで前述した10項目を観点として実施された．そして，第3のレベルとして，CHIが組織され，臨床現場でモニターや監査がなされたのである．

英国で，登場したクリニカル・ガバナンスは，日本でも，ほぼ同時期に制度的なフレームが創られていった．その契機となったのが，1999年横浜市立大学病院で発生した患者取り違え事故であった[注9]．この事故だけでなく，相次ぐ医療事故の結果，国民の医療への信頼が損なわれていったことから，医療事故の予防は医療界への最大の課題の一つとなっていった．

政策的には，2002（平成14）年の医療安全推進総合政策は2005（平成17）年に改定されている．このなかで示された指標は，医療安全のためだけでなく，医療の質の向上を図らなければならないとされ，同年の第5次医療法改正のなかでも，安全と並んで質の向上は大きな課題と位置づけられた．

2006（平成18）年には，患者が医療施設を選択するための医療の質に関連する情報，たとえば臨床指標による結果の公表をすべての施設に義務付けるとした改正が2006（平成18）年6月に可決，成立した．

以上のように，日本で実施されてきたクリニカル・ガバナンスの取組みは，地域包括支援センターが実施すべきガバナンスとその意義や内容の意味するところは同様といえ，参考とすべき点が少なくない．

特に患者が医療施設を選択するための医療の質に関連する情報，たとえば臨床指標による結果の公表をすべての施設に義務付けるとした内容は，地域包括支援センターが住民に対して，どのような情報を公表すべきかを当該地域で検討する際の指針として用いることができる．

また，クリニカル・ガバナンスを構成する内容として，特に重要と考えられる④クリニカル・インディケータ（臨床指標）とこれにもとづく，いわゆるアウトカムの判定は，2018（平成30）年から始まった保険者機能評価と，これに連動する地域包括支援センターの自己評価の考え方と繋がっている．

また，臨床指標をチェックして，指標に達しない病院には改善命令を出すという仕組みは，自治体が組織する運営協議会による監査機能がこれにある．

さらに，地域包括支援センターにとっての臨床ガイドラインは，相談支援の終結条件を定めて，これにもとづいたタスク管理をするといった内容と通じるといえ，参考になるものと考える．

注8：英国国立保健医療研究所（National Institute for Health and Care Excellence：NICE）は，英国のNHS（National Health Service）の一部をなし，国民の健康増進，疾病の予防や治療に関する国の助言（ガイダンス）を提供する独立機関である．

注9：1999年1月11日，横浜私立大学付属病院にて2人の患者を取り違え，双方に不要な手術を実施した事件．この事件では，何度も患者を確認する機会があったにもかかわらず確認できなかったプロセスの問題と，チーム医療において誰が責任を負うべきかという医療システムの問題が焦点となった．

Ⅲ編 地域包括支援センターの機能 評価とガバナンスの強化

2章

(3) ニュー・パブリック・ガバナンス（New Public Governance）

クリニカル・ガバナンスが登場し，これが推進された時期は，政府がマネジメント能力を高め，効率的で質の高い行政サービスを提供すべきとされた時代であった．行政は，法令や予算の遵守だけでなく，企業と同様の手法を用いて，質の高い行政サービスを目指すべきとされ，これは「ニュー・パブリック・マネジメント」と称された．

そして，このような行政サービスの効率化と質の向上のために最も必要とされると考えられたのが，行政活動の透明性や説明責任であった．いわゆるアカウンタビリティの強化である．

これは，先進諸国が共通して取り組んだ内容で，1980年代半ば以降に実施された．たとえば，ニュージーランドでは，行政のシステムにおける規模の最適化が図られ，大規模な市町村合併がなされたし，日本でもこの手法を参考として，行政機構を見直した三重県など，自治体への影響も大きかった．

ニュー・パブリック・マネジメントは，民営化や市場化，組織のマネジメント，権限移譲等，市場原理を導入した行政内部の改革の観点から特に行財政の効率性の向上といった点で大きな成果を残した．また，民間活用や市場主義といった考え方で，公共サービスの担い手の多様化を進めるきっかけになった．しかしながら，ニーズの多様化は，効率性や効果，持続性を公的サービス提供機関などの一つの組織だけでは担保できなくなるといったことも引き起こした．

その結果として，さまざまな利害関係者，政策決定者，他のサービス提供機関の利用者，住民などとの調整が必須となったが，この調整能力が低い自治体においては，単に公的サービス機関の生産コストを下げたことによる行政サービスの質の低下として，住民には認識されることとなった．

これは，現在，まさに地域包括ケアシステム構築と推進を課せられた，地方自治体の陥っている状況と類似しており，こうした状況に対して，地方自治体，とりわけサービス提供に際してのコーディネーションを担うセンターにおいては，サービス提供に際してのニーズの多様化・複雑化に対し，従来の単一組織によるガバナンスではなく，本章の冒頭で述べたような臨床的統合や組織統合を重視した新たなガバナンスアプローチが求められているといえよう．

しかしながら，多様な組織による「ガバナンス」が機能することを前提とする行政事務における事業の形成においては，いわゆるコーポレート・ガバナンスとは，異なった観点からのガバナンスが必要とされる．

地域包括ケアシステムを構成する，公的機関や，営利企業，そして，住民組織，当事者団体といった三者間の組織的統合のガバナンスにおいて，親和性があるのは，ニュー・パブリック・ガバナンスのようである．ニュー・パブリック・ガバナンスでは，それぞれの組織の主体性が発揮され，全体調和

的に公共的課題への対応がなされるという考え方が基本となる[11].

　一般のサービスと比較すると，行政は，顧客主導といいながらも，実際には法律や条例，規則といった規制面での供給者主導という側面がある．このため，ニュー・パブリック・ガバナンスにもとづいて，モデル事業を実施するといった試行的な取組みを積極的に行うこと等によって，顧客を巻き込んだ価値創造を推進していくことが求められる．

　紹介した三つのガバナンスは，地域包括支援センターだけでなく，地域包括ケアシステムを構成する組織体がシステム内の活動を適切で望ましいものにするために必要とされるガバナンスを形成する際に，検討すべき内容と考えられる．どのような組織においては，意思決定と合意形成に関わるシステムは必要だからである．

❸ 地域包括支援センターの機能強化を実現するためのガバナンス構築の要件

（1）ガバナンス構築の要件

　WHO が「Health Systems：Improving Performance」[12] を発表してから，ガバナンスは，先進国におけるヘルスケアシステムの文脈において重要な概念とされることとなった．なぜなら，ガバナンスがヘルスケアシステムに関わる医療や介護といったサービス供給に際しての受託者責任，リーダーシップ，戦略方針および規制といった，制度設計には必須とされるようになったからである．

　2000 年代後半になると，ヘルスケアシステムにおける大規模な変革を実現する方法を示した WHO の 2007 'building blocks' framework for health system strengthening[13] 等をはじめ，増大する医療サービス支出とあわせて，医療ニーズを管理するための改革の必要性が強調されるなかでガバナンスは，一層，注目を集めるようになった．

　ただし，ここで使うガバナンスには，普遍的な定義はなく[14]-[16]，それぞれの状況に応じて解釈がなされている．一般に，医療や介護領域で用いられる際のガバナンスには財務，人的資源，情報，医薬，技術を含む医療や介護保険制度の目標を支援するものと考えられているようである．

　つまり，ガバナンスは，医療サービス提供を管理するあらゆる側面を対象とすべきであるとされた．しかも，これらの領域では，相互依存的なサービス提供がなされているという理解を前提としたサービスの提供システムがあり，これに適切なガバナンスのメカニズムが構築されねばならないと考えられてきたのである．

　日本をはじめとする先進諸国では，こういったガバナンスのメカニズムとプロセスには，医療や介護保険制度の目標全般の達成を支援することが，当然のことながら，求められてきた．このことは，前節で説明した概念を用いると，ガバメントとガバナンスの共創ともいえる．

図表2 ガバナンスの確立の要件

① 受益者（国民）に対して，主要な当事者からの明確なアカウンタビリティ
② 責任あるリーダーシップおよび明瞭なビジョン
③ 方針策定が全プレーヤーに平等に影響するという公正な方針プロセス
④ 透明性
⑤ 医療方針や医療サービス提供を効果的に管理するのに十分な国家能力
⑥ 住民の関与と参加

　ガバナンスの確立に際しては，先行研究[14-16]をまとめると，**図表2**のような要件が示されている．

　企業と同様，あるいは，企業よりも，さらに医療機関で，より「適切で」，透明性の高いガバナンスが求められる．しかも，このガバナンスが医療の質の向上に繋がるという共通認識がある[15),16)]．だが，残念ながら，ガバナンスのモデルの導入効果については，明瞭なエビデンスは示されておらず[14),17)]，今後の研究成果が期待される．

（2）ガバナンスを支えるアカウンタビリティ

　地域包括ケアシステムにおける医療や介護，そして生活支援に関わるサービスは，公的機関による供給だけでは，すべてのニーズに対処することは困難となっており，ほとんどの自治体において，民間の事業者や住民組織やボランティアあるいは，NPO といった多様なサービス提供主体が一定の役割を果たすべきことを前提とした設計がなされている．

　このような多様なアクターがかかわるサービス提供システムをマネジメントする際に求められる地方自治体の責務とは，成果やビジョンを設定し，それに応じた協働によるガバナンス，そして，これらの施策・事業の展開する手法を確立することといえる．

　これについては，2018 年から，全国的に介護保険制度における保険者としての市区町村の取組みに関する評価に際して，すでにセンターの主体性を基本にした協働によるガバナンス構築が求められることとなった．これは，ガバナンスとアカウンタビリティとの関係の重要性を示しているといえよう．

　医療や介護保険制度の複雑性に応えるためには，適切なガバナンスのプロセスを開発し，これに透明性を与えることが重要となる．また，このようなガバナンスが機能してこそ，すべての利害関係者が望む成果が実現するということを理解することは，構成員にとって，極めて大切なことである．

　したがって，ここでのアカウンタビリティは，三つのレベルとして，さまざまな利害関係者グループ間の関係に焦点を当てねばならないといえる．

　その第1が，国家レベルでのアカウンタビリティである．このレベルにはさまざまな省庁（公衆衛生，財務，社会福祉，医療，介護，教育等）が含まれる．第2が，医療組織，規制団体，サービス提供者のレベルでのアカウンタビリティである．そして，第3として，クライアント，市民（個人や家

族，地域社会，地域住民）に対するアカウンタビリティとなる．この第3の
アカウンタビリティは，今後，地方自治体における「まちづくり」や高齢者
への支援対策において，特に重要となると考えられる．

　これは，多くの地方政府の行財政規模は縮小しており，これを補うための
住民自治という構図ではなく，こうしたガバナンス構築による施策・事業の
展開には，地方自治体によって実践されるアカウンタビリティをもとにした
行政システムの再構築が求められているという理由からである．そのために
は，こういった明確なアカウンタビリティの構造，および合意された目標へ
のプロセスとアウトカムをモニターする高品質のシステムが，効果的なガバ
ナンスとは強く相関している[14), 18)-23)]ことを忘れてはならない．

(3) 地域包括ケアシステムにおけるガバナンスの実効性

　地域包括支援センターの機能を強化するためには，1章で述べられたよう
に，センターの機能を評価する項目を活用したプロセス管理が業務とされな
ければならない．また，これらの業務は，地域包括支援センターが当該地域
のなかで，いかなる理念のもとで，どのような目標を掲げて活動を実施して
いくのかという規範的統合のもとでの業務であることが明確に示されねばな
らない．さらに，この目標には，数量化を前提としたアウトカムが設定さ
れ，これをモニターするというシステムが構築されることによってのみ，ガ
バナンスには実効性が生じるといえる．

　だが，地域包括支援センターには多様な主体が関わることから，このガバ
ナンスの保持は容易ではないだろう．

　さて，日本と時を同じくして，英国でも2018（平成30）年にコーポレー
トガバナンス・コードが改定された．これには，ガバナンス改革の実効性を
高めるには企業文化が重要であるとの記述がある．さらに長期的経営の定着
や不祥事防止に向けては，会社の目的や価値が企業文化として定着し，事業
活動と一致しているかどうかを取締役会が監視せねばならないとされ，企業
文化が，ガバナンスの保持に，特に重要であることを示したものといえる．

　地域包括支援センターにおけるガバナンスもまた，それぞれのセンター独
自の文化，ここはクリニカル・ガバナンスの基盤とされる「学習する文化」
が特に重要となる．

　今日，地域包括支援センターでは，保険者との意思疎通不足，多様な組織
体との調整の不整合など，多くの問題があるとされているが，まずは，地域
包括支援センターの目的や価値観が，文章や形だけではなく，文化として，
センターという組織体に根付かせていかねばならない．

　これが実現してはじめて，持続的な利用者との価値の向上が期待できる．
このためには，センターの職員には，常に学習するという文化が求められる
ということであろう．

　利用者のニーズの多様化によって，多様な組織によるサービス提供が前提
となった地域における医療や介護，福祉，生活支援といったサービスの統合

図表3　組織・運営体制等

(1) 組織・運営体制

	市町村指標		センター指標	趣旨・考え方	時点	留意点
1	運営協議会での議論を経て，センターの運営方針を策定し，センターへ伝達しているか	1	市町村が定める運営方針の内容に沿って，センターの事業計画を策定しているか	地域の関係者で構成される運営協議会の仕組みを活用し，運営方針を策定していることを評価するもの	評価実施年度の運営について，4月末日までに示された運営方針が対象	（市町村・センター） ・紙面等で策定されている場合に，指標の内容を満たしているものとして取り扱う
2	年度ごとのセンターの事業計画の策定に当たり，センターと協議を行っているか	2	事業計画の策定に当たって，市町村と協議し，市町村から受けた指摘がある場合，これを反映しているか	センターの事業計画を策定するに当たり，市町村とセンターで必要な協議が行われ，センターの事業計画に反映されているかを評価するもの	評価実施年度の事業計画を策定した際の検討実績が対象	（市町村・センター） ・協議の方法等は問わない ・協議の記録が残されている場合に，指標の内容を満たしているものとして取り扱う
3	前年度における運営協議会での議論を踏まえ，センターの運営方針，センターへの支援・指導の内容を改善したか	3	市町村の支援・指導の内容により，逐次，センターの業務改善が図られているか	センターの運営方針，支援・指導の内容に関し，運営協議会から意見・指摘を受けた際の対応状況を評価するもの	前年度の対応実績を対象	（市町村） ・前年度に開催した運営協議会において，意見または指摘が出されなかった場合は，指標の内容を満たしていないものとして取り扱う．
4	市町村とセンターの間の連絡会合を，定期的に開催しているか	4	市町村が設置する定期的な連絡会合に，毎回，出席しているか	市町村とセンターの連携のための体制が整備され，連携が図られているかを評価するもの	前年度の実績が対象	（センター） ・原則的に毎回出席していれば，出席を予定していた連絡会合に，虐待対応など緊急対応のため出席できないことがあった場合も，指標の内容を満たしているものとして取り扱う
5	センターに対して，担当圏域の現状やニーズの把握に必要な情報を提供しているか	5	市町村から，担当圏域の現状やニーズの把握に必要な情報の提供を受けているか	市町村とセンターで情報連携が適切に実施されているかを評価するもの	前年度の実績が対象	（市町村・センター） ・次の七つの情報のうち，三つ以上提供している，または提供されている場合に，指標の内容を満たしているものとして取り扱う（① 担当圏域の高齢者人口，② 担当圏域の高齢者のみの世帯数，③ 介護予防・日常生活圏域ニーズ調査等の各種住民アンケート結果，④ 要介護等認定者数やサービス利用状況等の介護保険に係る情報，⑤ 民生委員や地域のサロン運営者等地域の関係団体情報，⑥ 地域の社会資源に関する情報，⑦ その他ニーズ把握に必要な情報） ・データ，書面，システム等で提供している・提供されている場合に，指標の内容を満たしているものとして取り扱う
	（市町村指標なし）	6	把握した担当圏域の現状やニーズにもとづき，センターの実情に応じた重点業務を明らかにしているか		前年度の実績が対象	（センター） ・重点業務を定めた検討の記録が残されている場合に，指標の内容を満たしているものとして取り扱う
6	センターに対して，介護保険法施行規則に定める原則基準にもとづく三職種の配置を義務付けているか	7	市町村から配置を義務付けられている三職種を配置しているか	必要な支援が効果的に提供されるための体制が確保されていることを評価するもの	評価実施年度における4月末時点の状況が対象	（市町村・センター） ・介護保険法施行規則に定める原則基準にもとづく人員の配置状況を評価するもの ・介護保険法施行規則第140条の66第1号ロの基準が適用される場合は，それにもとづく人員の配置状況を評価する ・直営のセンターについては，介護保険法施行規則に定める原則基準にもとづく人員配置が，組織規則等において定められている，またはその他の方法により明示されることをもって指標を満たしているものとして取り扱う ・包括的支援事業の実施基準を定める条例に定めているのみでは指標の内容を満たしていないものとして取り扱う

	市町村指標		センター指標	趣旨・考え方	時点	留意点
7	センターにおいて，三職種（それぞれの職種の準ずる者は含まない）が配置されているか		（センター指標なし）	必要な支援が効果的に提供されるための体制が確保されていることを評価するもの	評価実施年度における4月末時点の状況が対象	(市町村) ・三職種が配置されている場合に，指標の内容を満たしているものとして取り扱う．ただし，介護保険法施行規則第140条の66第1号ロの基準が適用される場合は，それにもとづく配置数を満たしている場合に，指標の内容を満たしているものとして取り扱う ・複数のセンターを設置している場合は，平均値を算出し，小数点第1位を四捨五入し整数化した値が基準による配置人数以上であれば，指標の内容を満たしているものとして取り扱う
8	センターの三職種（準ずる者含む）一人当たり高齢者数（全圏域内の高齢者数／全センター人員）の状況が1,500人以下であるか ※小規模の担当圏域におけるセンターについては配置基準が異なるため，以下の指標を用いる ①第1号被保険者数がおおむね2,000人以上3,000人未満：1,250人以下 ②第1号被保険者数がおおむね1,000人以上2,000人未満の場合：750人以下 ③第1号被保険者数がおおむね1,000人未満の場合：500人以下		（センター指標なし）	センターの人員配置状況を評価するもの	評価実施年度における4月末時点の状況が対象	(市町村) ・三職種の人員配置基準については，介護保険法施行規則第140条の66に定める基準とする ・センターが複数ある場合には，平均値により判定． ・市町村に規模の異なる担当圏域が混在する場合，各センターの一人当たり高齢者数の合計が，各センターの担当圏域の規模ごとの基準人数の合計を下回る場合には，指標の内容を満たしているものとして取り扱う
9	センター職員の資質向上の観点から，センター職員を対象とした研修計画を策定し，年度当初までにセンターに示しているか	8	市町村から，年度当初までに，センター職員を対象とした研修計画が示されているか	センター職員の資質向上を図るため，必要な研修計画の策定または共有状況を評価するもの	評価実施年度の4月末までに示された，当該年度内の研修計画が対象	(市町村・センター) ・研修内容・時間数は問わない ・評価実施年度の4月末までにセンターに示されている場合に，指標の内容を満たしているものとして取り扱う
	（市町村指標なし）	9	センターに在籍する全ての職員に対して，センターまたは受託法人が，職場での仕事を離れての研修（Off-JT）を実施しているか．	職場の状況に左右されず，均一な研修の機会を提供できているかを評価するもの	前年度の実績が対象	(センター) ・主催者，研修内容・時間数は問わない
10	センターに対して，夜間・早朝の窓口（連絡先）の設置を義務付けているか	10	夜間・早朝の窓口（連絡先）を設置し，窓口を住民にパンフレットやホームページ等で周知しているか	虐待等の緊急的な相談対応が必要な場合に備え，相談支援体制等を構築し周知しているかを評価するもの	前年度の実績が対象	(市町村・センター) ・窓口の設置のほか，緊急連絡先の設定等でも指標の内容を満たしているものとして取り扱う．たとえば，携帯電話等へ電話転送を行っている場合についても，指標の内容を満たしているものとして取り扱う
11	センターに対して，平日以外の窓口（連絡先）の設置を義務付けているか	11	平日以外の窓口（連絡先）を設置し，窓口を住民にパンフレットやホームページ等で周知しているか	虐待等の緊急的な相談対応が必要な場合に備え，相談支援体制等を構築し周知しているかを評価するもの	前年度の実績が対象	(市町村・センター) ・窓口の設置のほか，緊急連絡先の設定等でも指標の内容を満たしているものとして取り扱う．たとえば，携帯電話等へ電話転送を行っている場合についても，指標の内容を満たしているものとして取り扱う
12	市町村の広報紙やホームページなどでセンターの周知を行っているか	12	パンフレットの配布など，センターの周知を行っているかを評価するもの	住民に広く認知されるための取り組みを行っているかを評価するもの	前年度の実績が対象	(市町村) ・少なくとも広報紙やホームページで周知を行っている場合に，指標の内容を満たしているものとして取り扱う (センター) ・少なくともパンフレットの配布により周知を行っている場合に，指標の内容を満たしているものとして取り扱う
13	介護サービス情報公表システム等において，センターの事業内容・運営状況に関する情報を公表しているか		（センター指標なし）	センターの円滑な利用のため，情報公表の取組みを評価するもの	前年度の実績が対象	(市町村) ・具体的な公表項目は，名称及び所在地，法人名，営業日および営業時間，担当区域職員体制，事業の内容，活動実績等

Ⅲ編 地域包括支援センターの機能 評価とガバナンスの強化

2章

(2) 個人情報の管理

	市町村指標		センター指標	趣旨・考え方	時点	留意点
14	個人情報保護に関する市町村の取扱方針をセンターに示しているか	13	個人情報保護に関する市町村の取扱方針に従って，センターが個人情報保護マニュアル（個人情報保護方針）を整備しているか	個人情報の取扱方針が整備されていることを評価するもの	前年度の実績が対象	（市町村・センター） ・データまたは紙面で整備されている場合に，指標の内容を満たしているものとして取り扱う
15	個人情報が漏えいした場合の対応など，センターが行うべき個人情報保護の対応について，センターへ指示しているか	14	個人情報が漏えいした場合の対応など，市町村から指示のあった個人情報保護のための対応を，各職員へ周知しているか	個人情報漏えい等の事態が発生した場合の対応方法が整備されていることを評価するもの	前年度の実績が対象	（市町村） ・前年度に実績がない場合，今年度速やかに指示・助言できる体制を整備している場合には，指標の内容を満たしているものとして取り扱う
16	センターからの個人情報漏えい等の報告事案に対し，対応策を指示・助言しているか		（センター指標なし）	個人情報を適正に取り扱うため，センターから報告された事案への対応状況を評価するもの	前年度の実績が対象	（市町村） ・前年度に実績がない場合，今年度速やかに指示・助言できる体制を整備している場合には，指標の内容を満たしているものとして取り扱う
	（市町村指標なし）	15	個人情報の保護に関する責任者を配置しているか	個人情報保護に関する責任体制が構築されていることを評価するもの	前年度の実績が対象	（センター） ・常勤で配置されている場合に，指標の内容を満たしているものとして取り扱う。なお，専従・兼務の別は問わない
	（市町村指標なし）	16	個人情報の持出・開示時は，管理簿への記載と確認を行っているか	個人情報の適正な取扱状況を問うもの	前年度の実績が対象	（センター） ・データまたは紙面で管理されている場合に，指標の内容を満たしているものとして取り扱う

(3) 利用者満足度の向上

	市町村指標		センター指標	趣旨・考え方	時点	留意点
17	苦情内容の記録等，苦情対応に関する市町村の方針をセンターに示しているか	17	市町村の方針に沿って，苦情対応体制を整備し，苦情内容や苦情への対応策について記録しているか	苦情受付体制と苦情への対応状況を評価するもの	前年度の実績が対象	（市町村・センター） ・データまたは紙面で整備されている場合に，指標の内容を満たしているものとして取り扱う
18	センターが受けた介護サービスに関する相談について，センターから市町村に対して報告や協議を受ける仕組みを設けているか	18	センターが受けた介護サービスに関する相談について，市町村に対して報告や協議を行う仕組みが設けられているか	センターが受けた相談内容を市町村との間で共有する体制を評価するもの	前年度の実績が対象	（市町村・センター） ・報告の仕組みや会議の開催の仕組み等を導入している場合に，指標の内容を満たしているものとして取り扱う ・介護サービスに関する相談には，介護に関する幅広い相談や苦情も含む ・前年度に実績がない場合，速やかに報告や協議ができる体制を整備している場合には，指標の内容を満たしているものとして取り扱う
19	相談者のプライバシーが確保される環境整備に関する市町村の方針をセンターに示しているか	19	相談者のプライバシー確保に関する市町村の方針に沿い，プライバシーが確保される環境を整備しているか	相談対応の際のプライバシーの確保に関する取組みを評価するもの	前年度の実績が対象	（市町村） ・データまたは紙面で整備されている場合に，指標の内容を満たしているものとして取り扱う

図表4　個別業務

(1) 総合相談支援業務

市町村指標		センター指標		趣旨・考え方	時点	留意点
20	市町村レベルの関係団体（民生委員等）の会議に，定期的に参加しているか		（センター指標なし）	センターの相談環境の整備のため，市町村の関係団体との連携状況を評価するもの	前年度の実績が対象	（市町村） ・関係団体とは民生委員・介護サービス事業者・高齢者の日常生活支援活動に携わるボランティア等を指すが，そのうち少なくとも民生委員の会議に参加している場合に，指標の内容を満たしているものとして取り扱う ・民生委員の会議がない場合は，自治会等の会議に参加している場合に，指標の内容を満たしているものとして取り扱う
	（市町村指標なし）	20	地域における関係機関・関係者のネットワークについて，構成員・連絡先・特性等に関する情報をマップまたはリストで管理しているか	相談に適切に対応するための関係団体との連携状況を評価するもの	前年度の実績が対象	（センター） ・介護サービス事業者・医療機関・民生委員いずれの情報も管理している場合に，指標の内容を満たしているものとして取り扱う ・データまたは紙面で整備されており，逐次見直しを行っている場合に，指標の内容を満たしているものとして取り扱う
21	センターと協議しつつ，センターにおいて受けた相談事例の終結条件を定めているか	21	相談事例の終結条件を，市町村と共有しているか	相談事例の適切な進捗管理のため，住民等からの相談を終結する目安の設定状況を評価する	前年度の実績が対象	（市町村・センター） ・相談事例の終結条件とは，「相談者の主訴が解決し，主訴以外の困難な問題がない場合」「センター以外の適切な機関に繋げ，適切な引き継ぎが確認された場合」「後見人が選任された場合」「虐待の解消および再燃リスクが消失した場合」等，受けた相談事例の進捗管理を行うために，市町村とセンターが共通の条件を定めること ・相談事例の終結条件を定め，データまたは紙面で整備されている場合に，指標の内容を満たしているものとして取り扱う
22	センターにおける相談事例の分類方法を定めているか	22	相談事例の分類方法を，市町村と共有しているか	相談内容の分析状況を評価するもの	前年度の実績が対象	（市町村・センター） ・相談内容の類型化，経年分析等，整理手法は問わない ・データまたは紙面で整備されている場合に，指標の内容を満たしているものとして取り扱う
23	1年間におけるセンターの相談件数を把握しているか	23	1年間の相談事例の件数を市町村に報告しているか	相談件数の把握状況を評価するもの	前年度の実績が対象	
24	センターからの相談事例に関する支援要請に対応したか ※対応例：センターだけでは対応が難しい相談事例等への支援方針の助言・指導，同行訪問，地域ケア会議への参加など	24	相談事例の解決のために，市町村への支援を要請し，その要請に対し市町村から支援があったか	相談事例解決のための市町村とセンターの連携体制の構築とその対応状況を評価するもの	前年度の実績が対象	（市町村・センター） ・市町村とセンターが対応が困難な相談事例等への対処について，日頃から連携体制を構築している場合に，指標の内容を満たしているものをして取り扱う ・対応実績があった場合のみ，指標の内容を満たしているものとして取り扱う
25	センターが対応した家族介護者からの相談について，相談件数・相談内容を把握しているか	25	家族介護者からの相談について，相談件数や相談内容を記録等に残して取りまとめているか	介護離職防止の観点を含めた，家族介護者への相談対応の状況を評価するもの	前年度の実績が対象	

(4) 権利擁護業務

市町村指標		センター指標		趣旨・考え方	時点	留意点
26	成年後見制度の市町村長申立てに関する判断基準をセンターと共有しているか	26	成年後見制度の市町村長申立てに関する判断基準が，市町村から共有されているか	適切な成年後見制度の活用を促すため取組み状況を評価するもの	前年度の実績が対象	（市町村・センター） ・データまたは紙面で共有されている場合に，指標の内容を満たしているものとして取り扱う
27	高齢者虐待事例および高齢者虐待を疑われる事例への対応の流れを整理し，センターと共有しているか	27	高齢者虐待事例および高齢者虐待を疑われる事例への対応の流れについて，市町村と共有しているか	虐待事例または虐待を疑われる事例への円滑な対応体制の整備状況を評価するもの	前年度の実績が対象	（市町村・センター） ・対応の流れを明確にするためにフローチャート形式で整理するなど，データまたは紙面で整備されている場合に，指標の内容を満たしているものとして取り扱う

Ⅲ編　地域包括支援センターの機能　評価とガバナンスの強化

2章

市町村指標		センター指標		趣旨・考え方	時点	留意点
28	センターまたは市町村が開催する高齢者虐待防止に関する情報共有，議論および報告等を行う会議において，高齢者虐待事例への対応策を検討しているか	28	センターまたは市町村が開催する高齢者虐待防止に関する情報共有，議論および報告等を行う会議において，高齢者虐待事例への対応策を検討しているか	※前項と同じ	前年度の実績が対象	（市町村・センター） ・前年度に実績がない場合，速やかに対応策が検討できる体制を整備している場合に，指標の内容を満たしているものとして取り扱う
29	消費生活に関する相談窓口および警察に対して，センターとの連携についての協力依頼を行っているか	29	消費者被害に関し，センターが受けた相談内容について，消費生活に関する相談窓口または警察等と連携の上，対応しているか	高齢者の消費者被害等に対する対応状況を評価するもの	前年度の実績が対象	（センター） ・相談内容に関する記録がデータまたは紙面で整備されている場合に，指標の内容を満たしているものとして取り扱う
	（市町村指標なし）	30	消費者被害に関する情報を，民生委員・介護支援専門員・ホームヘルパー等へ情報提供する取組みを行っているか	※前項と同じ	前年度の実績が対象	（センター） ・少なくとも民生委員に対し情報提供し，取組み内容に関する記録がデータまたは紙面で整備されている場合に，指標の内容を満たしているものとして取り扱う

(5) 包括的・継続的ケアマネジメント支援業務

市町村指標		センター指標		趣旨・考え方	時点	留意点
30	日常生活圏域ごとの居宅介護支援事業所のデータ（事業所ごとの主任介護支援専門員・介護支援専門員の人数等）を把握し，センターに情報提供しているか	31	担当圏域における居宅介護支援事業所のデータ（事業所ごとの主任介護支援専門員・介護支援専門員の人数等）を把握しているか	圏域内の居宅介護支援専門員に関するデータの把握状況を評価するもの	前年度の実績が対象	（市町村） ・把握した情報を，センターにデータまたは紙面で提供している場合に，指標の内容を満たしているものとして取り扱う （センター） ・把握した情報を，データまたは紙面で整備している場合に，指標の内容を満たしているものとして取り扱う
31	センターと協議のうえ，センターが開催する介護支援専門員を対象にした研修会・事例検討会等の開催計画を作成しているか	32	介護支援専門員を対象にした研修会・事例検討会等の開催計画を策定し，年度当初に指定居宅介護支援事業所に示しているか	市町村とセンターの連携による，計画的な介護支援専門員向け研修計画の策定状況を評価するもの	評価実施年度における，開催計画が対象	（市町村） ・センターと協議している開催計画であれば，都道府県主催のものやセンターが共催するもの，民間事業者による自主的な研修や，スキルアップ等を促進するために財政支援を行う等具体的取組みによるものも，指標の内容を満たしているものとして取り扱う．なお，データまたは紙面で整備されている場合に，指標の内容を満たすものとして取り扱う （センター） ・データまたは紙面で提供している場合に，指標の内容を満たしているものとして取り扱う
32	介護支援専門員を対象に，包括的・継続的ケアマネジメントを行うための課題や支援などに関するアンケートや意見収集等を行い，センターに情報提供を行っているか	33	介護支援専門員に対するアンケート・意見収集等についての市町村からの情報提供や，市町村による研修会の内容等を踏まえ，地域の介護支援専門員のニーズや課題にもとづく事例検討会や，個別事例を検討する地域ケア会議等を開催しているか	市町村とセンターが介護支援専門員のニーズを共有しているか評価するもの		（市町村） ・データまたは紙面で提供している場合に，指標の内容を満たしているものとして取り扱う
33	地域の介護支援専門員の実践力向上を図ることなどを目的とした，地域ケア会議や事例検討等を行うことができるように，センター職員を対象とした研修会を開催しているか			介護支援専門員のニーズを踏まえた研修等の開催状況を評価するもの	前年度の実績が対象	（市町村・センター） ・開催状況について，データまたは紙面で整備している場合に，指標の内容を満たしているものとして取り扱う

	市町村指標		センター指標	趣旨・考え方	時点	留意点
34	介護支援専門員のニーズに基づいて，多様な関係機関・関係者（例：医療機関や地域におけるさまざまな社会資源など）との意見交換の場を設けているか	34	担当圏域の介護支援専門員のニーズにもとづいて，多様な関係機関・関係者（例：医療機関や地域における様々な社会資源など）との意見交換の場を設けているか	介護支援専門員のニーズにもとづく，介護支援専門員と医療機関等の関係者との連携を推進する場の設定状況を評価するもの	前年度の実績が対象	（市町村） ・介護支援専門員のニーズにもとづいた関係者との意見交換の場を通じ，顔の見える関係の有無を問うものであり，在宅医療・介護連携推進事業等の枠組みで実施するものでも構わない ・都道府県主催のものも対象とする ・ただし，地域ケア会議は含まない （センター） ・担当圏域の介護支援専門員のニーズにもとづくものであれば主催は問わない ・ただし，地域ケア会議は含まない
	（市町村指標なし）	35	介護支援専門員が円滑に業務を行うことができるよう，地域住民に対して介護予防・自立支援に関する意識の共有を図るための出前講座等を開催しているか	圏域内の居宅介護支援専門員が円滑に業務を行えるよう，環境整備の取組み状況を評価するもの	前年度の実績が対象	
35	センターが介護支援専門員から受けた相談事例の内容を整理・分類したうえで，経年的に件数を把握しているか	36	介護支援専門員から受けた相談事例の内容を整理・分類した上で，経年的に件数を把握しているか	介護支援専門員からの相談内容の整理状況を評価するもの	前年度の実績が対象	（市町村・センター） ・相談内容の「整理・分類」と「経年的件数把握」を行っている場合（市町村においては全センターで行っている場合）に，指標の内容を満たしているものとして取り扱う．なお，経年的とはおおむね3年程度とする

(6) 地域ケア会議

	市町村指標		センター指標	趣旨・考え方	時点	留意点
36	地域ケア会議が発揮すべき機能，構成員，スケジュールを盛り込んだ開催計画を策定し，センターに示しているか	37	地域ケア会議が発揮すべき機能，構成員，スケジュール等を盛り込んだ開催計画が市町村から示されているか	地域ケア会議の機能を踏まえ，地域ケア個別会議および地域ケア推進会議それぞれの機能，構成員，開催頻度を決定し，センターと共有されていることを評価するもの	評価実施年度における4月末時点の状況が対象	（市町村・センター） ・地域ケア個別会議および地域ケア推進会議いずれについても，その開催計画が策定され，データまたは紙面にて市町村からセンターに示されている場合に，指標の内容を満たしているものとして取り扱う ・地域ケア会議の五つの機能（① 個別課題の解決，② 地域包括支援ネットワークの構築，③ 地域課題の発見，④ 地域づくり・資源開発，⑤ 政策の形成）について，計画上で何らかの内容が盛り込まれている必要がある
37	地域の医療・介護・福祉等の関係者に，策定した地域ケア会議の開催計画を周知しているか		（センター指標なし）		評価実施年度における4月末時点の状況が対象	（市町村） ・地域ケア個別会議および地域ケア推進会議のいずれについても周知している場合に，指標の内容を満たしているものとして取り扱う ・少なくとも地域ケア会議の構成員が所属する団体へ周知している場合に，指標の内容を満たしているものとして取り扱う
38	センター主催の地域ケア会議の運営方法や，市町村主催の地域ケア会議との連携に関する方針を策定し，センターに対して，周知しているか	38	センター主催の地域ケア会議の運営方針を，センター職員・会議参加者・地域の関係機関に対して周知しているか	地域ケア会議の運営方法や連携方針を策定し，センターと共有されていることを評価するもの	評価実施年度における4月末時点の状況が対象	（市町村） ・地域ケア個別会議および地域ケア推進会議いずれについても方針を策定し，データまたは紙面で周知している場合に，指標の内容を満たしているものとして取り扱う ・運営方法と地域ケア会議の連携について周知している場合に，指標の内容を満たしているものとして取り扱う （センター） ・センター職員・会議参加者・地域の関係機関のいずれにもデータまたは紙面で周知している場合に，指標の内容を満たしているものとして取り扱う
39	センター主催の個別事例について検討する地域ケア会議に参加しているか	39	センター主催の地域ケア会議において，個別事例について検討しているか	個別ケースを検討する地域ケア会議の開催状況と市町村の関与を評価するもの	前年度の実績が対象	

	市町村指標		センター指標	趣旨・考え方	時点	留意点
40	地域ケア会議において，多職種と連携し，自立支援・重度化防止等に資する観点から個別事例の検討を行い，対応策を講じているか	40	センター主催の地域ケア会議において，多職種と連携して，自立支援・重度化防止等に資する観点から個別事例の検討を行い，対応策を講じているか	地域ケア会議における，多職種連携による個別事例の検討，対応策の実施を評価するもの	前年度の実績が対象	（市町村・センター） ・地域ケア会議として位置づけられているものが対象 ・対応策とは具体的には以下のものをいう ・課題の明確化・長期・短期目標の確認 ・優先順位の確認 ・支援や対応および支援者や対応者の確認等 ・モニタリング方法の決定 ※確認とは見直しも含む
41	センターと協力し，地域ケア会議における個人情報の取扱方針を定め，センターに示すとともに，市町村が主催する地域ケア会議で対応しているか	41	市町村から示された地域ケア会議における個人情報の取扱方針にもとづき，センターが主催する地域ケア会議で対応しているか	個人情報の取扱について，方針を定め，それにもとづき対応していることを評価するもの	前年度の実績が対象	（市町村） ・個人情報の取扱方針を定め，データまたは紙面でセンターに示している場合に，指標の内容を満たしているものとして取り扱う （市町村・センター） ・個人情報の取扱方針にもとづき対応している場合に，指標の内容を満たしているものとして取り扱う．
42	地域ケア会議の議事録や検討事項を構成員全員が共有するための仕組みを講じているか	42	センター主催の地域ケア会議において，議事録や検討事項をまとめ，参加者間で共有しているか	地域ケア会議における議事録等をまとめ，関係者間で共有している状況を評価するもの	前年度の実績が対象	（市町村・センター） ・議事録等をデータまたは紙面でまとめ，共有している場合に，指標の内容を満たしているものとして取り扱う
43	地域ケア会議で検討した個別事例について，その後の変化等をモニタリングするルールや仕組みを構築し，かつ実行しているか	43	地域ケア会議で検討した個別事例について，その後の変化等をモニタリングしているか	会議の場で検討するだけでなく，その後の経過をモニタリングする仕組みを評価するもの	前年度の実績が対象	（市町村・センター） ・議事録等をデータまたは紙面でまとめ，共有している場合に，指標の内容を満たしているものとして取り扱う
44	生活援助の訪問回数の多いケアプラン（生活援助中心のケアプラン）の地域ケア会議等での検証について実施体制を確保しているか		（センター指標なし）	自立に資するケアマネジメントが行われているかを点検するための実施体制が整備されているかを評価するもの	平成30年度の取組みが対象（予定も含む）	（市町村・センター） ・モニタリングとは，地域ケア会議の結果を踏まえた実施状況の把握をいう ・会議においてモニタリングが必要とされた事例の全てにおいて実施している場合に，指標の内容を満たしているものとして取り扱う
45	センター主催の地域課題に関して検討する地域ケア会議に参加しているか	44	センター主催の地域ケア会議において，地域課題に関して検討しているか	個別ケースの積み重ねから共通する地域課題を発見する地域ケア会議の開催状況と市町村の関与を評価するもの	前年度の実績が対象	
46	センター主催の地域ケア会議で検討された内容を把握しているか	45	センター主催の地域ケア会議における検討事項をまとめたものを，市町村に報告しているか	センターが主催した地域ケア会議の検討事項をまとめたものを，市町村とセンターで共有されていることを評価するもの	前年度の実績が対象	（市町村・センター） ・地域ケア個別会議および地域ケア推進会議いずれについても，データまたは紙面で検討事項をまとめたものを共有している場合に，指標の内容を満たしているものとして取り扱う
47	センター主催及び市町村主催も含めた地域ケア会議の検討内容をとりまとめて，住民向けに公表しているか		（センター指標なし）	地域課題を検討する地域ケア会議の議事概要を住民向けに公表しているかを評価するもの	前年度の実績が対象	（市町村） ・公表の方法は問わない ・年1回以上実施している場合に，指標の内容を満たしているものとして取り扱う
48	複数の個別事例から地域課題を明らかにし，これを解決するための政策を市町村に提言しているか		（センター指標なし）	地域ケア会議における検討が，地域課題の解決につながる仕組みとなっていることを評価するもの	前年度の実績が対象	（市町村） ・提言した政策が実施されたかは問わない

(7) 介護予防ケアマネジメント・介護予防支援

	市町村指標		センター指標	趣旨・考え方	時点	留意点
49	自立支援・重度化防止等に資するケアマネジメントに関する市町村の基本方針を定め，センターに周知しているか	46	自立支援・重度化防止等に資するケアマネジメントに関し，市町村から示された基本方針を，センター職員および委託先の居宅介護支援事業所に周知しているか	自立支援・重度化防止等に資するケアマネジメントが行われるよう，市町村としての方針を定めセンターと共有していることを評価するもの	評価実施年度における4月末時点の状況が対象	（市町村・センター） ・自立支援・重度化防止に資するケアマネジメントに関して，基本的な考え方，ケアマネジメントの類型，実施の手順，具体的なツール（興味・関心チェックシート等）および多職種の視点（地域ケア会議等）の活用についてすべて記載され，共有されている場合に，指標の内容を満たしているものとして取り扱う
50	センター，介護支援専門員，生活支援コーディネーター，協議体に対して，保険給付や介護予防・生活支援サービス事業以外の多様な地域の社会資源に関する情報を提供しているか	47	介護予防ケアマネジメント・介護予防支援のケアプランにおいて，保険給付や介護予防・生活支援サービス事業以外の多様な地域の社会資源を位置づけたことがあるか	多様な地域の社会資源に関する情報提供の状況を評価するもの	前年度の実績が対象	（市町村） ・センター，介護支援専門員，生活支援コーディネーター，協議体のいずれに対しても情報提供を行っている場合に，指標の内容を満たしているものとして取り扱う （センター） ・ケアプラン作成において地域の社会資源を位置づけたことがある場合，指標の内容を満たしているものとして取り扱う
51	利用者のセルフマネジメントを推進するため，介護予防手帳などの支援の手法を定め，センターに示しているか	48	利用者のセルフマネジメントを推進するため，市町村から示された支援の手法を活用しているか	セルフマネジメント推進のための取組み状況を評価するもの	前年度の実績が対象	（市町村・センター） ・介護予防手帳に限らず利用者自身のセルフマネジメントに資する手法を定め，センターと共有している場合に，指標の内容を満たしているものとして取り扱う
52	介護予防ケアマネジメント・介護予防支援を委託する際の事業所選定について，公平性・中立性確保のための指針を作成し，センターに明示しているか	49	介護予防ケアマネジメント・介護予防支援を委託する際の事業所選定の公平性・中立性確保のための指針が市町村から示されているか	ケアマネジメントを居宅介護支援事業所に委託実施する際の方針が明示されていることを評価するもの	評価実施年度における4月末時点の状況が対象	（市町村・センター） ・委託の有無にかかわらず，指針を作成し，紙面またはデータで共有されていることを評価の対象とする
53	介護予防ケアマネジメント・介護予防支援を委託する際のセンターの関与について，市町村の指針をセンターに対して明示しているか	50	介護予防ケアマネジメント・介護予防支援を委託した場合の，センターへの記録および進行管理を行っているか	ケアマネジメントを委託した場合においても，センターの三職種が適切に関与し，必要な支援を実施できているかを評価するもの	評価実施年度における5月末時点の状況が対象	（市町村） ・委託の有無にかかわらず，市町村がセンターに対し市町村が作成した指針を，データまたは紙面で示している場合に，指標の内容を満たしているものとして取り扱う （センター） ・委託実施していない場合は，市町村がセンターに対し，市町村が作成した指針をデータまたは紙面で示している場合に，指標の内容を満たしているものとして取り扱う
54	介護予防ケアマネジメント・介護予防支援におけるセンターの人員体制と実施件数を把握しているか		（センター指標なし）	介護予防ケアマネジメントの実施に当たり適切な人員体制の整備を行うため，実施体制等の把握状況を評価するもの	前年度の実績が対象	（市町村） ・月ごとの人員体制および実施件数について，センターごとに把握している場合に，指標の内容を満たしているものとして取り扱う

Ⅲ編

地域包括支援センターの機能
評価とガバナンスの強化

2章

図表5 事業間連携（社会保障充実分事業）

	市町村指標		センター指標	趣旨・考え方	時点	留意点
55	医療関係者とセンターの合同の事例検討会の開催または開催支援を行っているか	51	医療関係者と合同の事例検討会に参加しているか	センターの活動支援に資する取組みとして，医療と介護の連携に資する取組みを評価するもの	前年度の実績が対象	（市町村・センター） ・在宅医療・介護連携推進事業による実施かは問わない
56	医療関係者とセンターの合同の講演会・勉強会等の開催または開催支援を行っているか	52	医療関係者と合同の講演会・勉強会等に参加しているか	※上記と同じ	前年度の実績が対象	（市町村・センター） ・在宅医療・介護連携推進事業による実施かは問わない
57	在宅医療・介護連携推進事業における相談窓口とセンターの連携・調整が図られるよう，連携会議の開催や情報共有の仕組みづくりなどの支援を行っているか	53	在宅医療・介護連携推進事業における相談窓口に対し，相談を行っているか	※上記と同じ	前年度の実績が対象	
58	認知症初期集中支援チームとセンターの連携・調整が図られるよう，連携会議の開催や情報共有の仕組みづくりなどの支援を行っているか	54	認知症初期集中支援チームと訪問支援対象者に関する情報共有を図っているか	認知症の総合的支援に従事する関係者との連携状況を評価するもの	前年度の実績が対象	（センター） ・認知症初期集中支援事業の訪問支援対象者の情報（事例の経過や支援結果など）について，センターから認知症初期集中支援チーム員に情報提供した事例のほか，チーム員が直接得た情報についても，センターに情報提供され共有している場合に，指標の内容を満たしているものとして取り扱う
59	生活支援コーディネーターや協議体とセンターの連携・調整が図られるよう，連携会議の開催や情報共有の仕組みづくりなどの支援を行っているか	55	生活支援コーディネーター・協議体と地域における高齢者のニーズや社会資源について協議をしているか	生活支援体制整備事業との連携状況を評価するもの	前年度の実績が対象	（センター） ・生活支援コーディネーターおよび協議体いずれとも協議している場合に，指標の内容を満たしているものとして取り扱う

を目的とした地域包括ケアシステムにおけるガバナンスは，各サービス提供組織の主体性と，これらの規範的統合によって，全体的な調和がもたらされる．

　この調和を維持するためのガバナンスは，これから，我々の地域社会にとっても，一層，重要となるものと考えられる．

（筒井　孝子）

○ ● 参 考 文 献 ● ○

1) 平成20年度老人保健事業推進費等補助金（老人保健健康増進等事業）「地域包括支援センターの評価に関する研究（立教大学）」
2) 平成21年度老人保健事業推進費等補助金（老人保健健康増進等事業）「包括的支援事業と地域包括支援センターにおける総合評価に関する研究（立教大学）」
3) 平成22年度老人保健事業推進費等補助金（老人保健健康増進等事業）「地域包括支援センターの機能強化および業務の検証並びに改善に関する調査研究事業（国際医療福祉大学）」
4) 平成23年度老人保健事業推進費等補助金（老人保健健康増進等事業）「地域包括ケアシステム構築のための保険者と地域包括支援センターの関係性に関する調査研究事業（立教大学）」
5) 平成25年度老人保健事業推進費等補助金（老人保健健康増進等事業）「介護保険の保険者機能強化に関する調査研究（三菱UFJリサーチ＆コンサルティング株式会社）．
6) 平成28年度老人保健事業推進費等補助金（老人保健健康増進等事業）「地域包括ケアシステムの構築や効率的・効果的な給付の推進のための保険者の取組みを評価するための指標に関する調査研究事業（株式会社エヌ・ティ・ティ・データ経営研究所）」
7) 平成27年度老人保健事業推進費等補助金老人保健健康増進等事業「市町村と地域包括支援センターの連携・効果的な運営に関する調査研究事業報告書」（株式会社三菱総合研究所）
8) 厚生労働省老健局振興課長．（2018）．地域包括支援センターの事業評価を通じた機能強化について（通知）（平成30年7月4日）
9) Executive, N. H. S. (1999). Clinical Governance：Quality in the New NHS-Health Service

Circular. Department of Health.

10) Chambers, R., Rogers, D., & Boath, E.（2016）. Clinical effectiveness and clinical governance made easy. CRC Press.

11) Gronroos, C., In search of a new logic for marketing foundations of contemporary theory, Wiley, 2007. 蒲生智哉訳『サービス・ロジックによる現代マーケティング理論』白桃書房，2015 年 7 月, 51 頁）.

12) WHO.（2000）. The world health report 2000：health systems：improving performance. World Health Organization.

13) WHO.（2007）. Everybody's business：strengthening health systems to improve health outcomes：WHO's framework for action. Geneva：WHO；2007.

14) Barbazza, E., & Tello, J. E.（2014）. A review of health governance：definitions, dimensions and tools to govern. Health Policy, 116（1）, 1-11.

15) Mikkelsen-Lopez, I., Wyss, K., & de Savigny, D.（2011）. An approach to addressing governance from a health system framework perspective. BMC international health and human rights, 11（1）, 13.

16) Brinkerhoff, D. W., & Bossert, T. J.（2008）. Health governance：concepts, experience, and programming options. Health Systems, 20, 20.

17) van Olmen, J., Marchal, B., Van Damme, W., Kegels, G., & Hill, P. S.（2012）. Health systems frameworks in their political context：framing divergent agendas. BMC Public Health, 12 （1）, 774.

18) George, A.（2003）. Accountability in health services. Transforming relationships and contexts. Harvard Center for Population and Development Studies, Working Paper Series, 13 （1）.

19) Brinkerhoff, D. W.（2004）. Accountability and health systems：toward conceptual clarity and policy relevance. Health policy and planning, 19（6）, 371-379.

20) Hammer, M., Lloyd, R., Lingán, J., & Obrecht, A.（2011）. Pathways to Accountability II：The 2011 Revised Global Accountability Framework：Report on the Stakeholder Consultation and the New Indicator Framework. One World Trust.

21) Lewis, M., & Pettersson, G.（2009）. Governance in health care delivery：raising performance. The World Bank.

22) Suter, E., & Mallinson, S.（2015）. Accountability for coordinated/integrated health services delivery. Copenhagen：WHO Regional Office for Europe.

23) Baez-Camargo, C.（2011）. Accountability for better healthcare provision：A framework and guidelines to define understand and assess accountability in health systems.

あとがきにかえて

　本書の前身は，2008（平成 20）年に出版された「地域包括支援センター実務必携」（オーム社刊）である．この書籍は，2006（平成 18）年の介護保険の初めての大改革の際に創設された，「地域包括支援センター」がどのような経緯で制度化され，どのような使命をもち，さらにその役割について第一線の研究者と実務家の寄稿をいただいて刊行，好評をいただき増刷を重ねることができた．

　しかし，これまでに地域包括支援センターをめぐる環境は著しく変化し，また制度改正も行われてきた．そのため，改めて地域包括支援センターの役割を再確認し，新たな課題を共有し，さらにこれからの包括的支援の在り方について地域包括支援センターの関係者，保険者としての市町村関係者，事業者さらにケアに関心をもつ市民の方々の理解を得ることを目的とし，新たな構想で本書籍の企画がスタートした．

　編纂，執筆については地域包括支援センターの業務を担ってこられた第一線の方々を中心にお願いしたが，それだけに留まらず，地域包括支援センターを取り巻く課題について専門家の寄稿を，さらに保険者の立場から政策に携わっておられる方々にも寄稿をいただいた．

　その意味で，これからの地域包括ケアシステムの深化，そして地域共生社会構築での包括的総合相談支援の中核をなす地域包括支援センターの発展に寄与できるものであると考えている．

　なお，本企画のスタートから一部編者の事情もあり，時間の経過を必要としたが，早々に寄稿をいただきお待たせしてしまった執筆者各位にお詫び申し上げるとともに，この間アップデートするための改稿にもご協力いただいたことに改めて御礼を申し上げる．

　また，我慢強く本書の完成に尽力いただいたオーム社の編集担当者に深甚なお詫びとともに敬意を表したい．

編者を代表して　髙橋　紘士

索　引

編者略歴

髙橋　紘士（たかはし　ひろし）
1971 年　特殊法人社会保障研究所研究員
1984 年　法政大学，立教大学等で教職
2011 年　（一財）高齢者住宅財団理事長（2017 年迄）
2018 年　東京通信大学人間福祉学部教授（現在に至る）

　厚生労働省，総務省，国土交通省，東京都等で各種関連委員を歴任．また，現在（一社）全国ホームホスピス協会理事のほか，（一社）高齢者住宅協会，（一社）全国居住支援法人協会，（一社）全国日常生活支援住居施設協議会などの顧問を務める．

田中　明美（たなか　あけみ）
1995 年　奈良県立保健学院卒業
1995 年　生駒市役所入職　福祉健康部健康課配属
2017 年　福祉健康部地域包括ケア推進課長
2019 年　福祉健康部次長
2020 年　厚生労働省老健局認知症施策・地域介護推進課地域づくり推進室室長補佐（現在に至る）

筒井　孝子（つつい　たかこ）
1988 年 4 月　厚生省国立身体障害者リハビリテーション研究所（1989 年 3 月迄）
1994 年 4 月　厚生省国立医療・病院管理研究所（1996 年 3 月迄）
1996 年 4 月　厚生省国立公衆衛生院衛生行政学部併任（2002 年 3 月迄）
2002 年 4 月　厚生労働省国立保健医療科学院室長（2011 年 3 月迄）
2003 年 4 月　フィンランド国立福祉保健研究開発センター研究員併任（2006 年 3 月迄）
2011 年 4 月　厚生労働省国立保健医療科学院統括研究官（2014 年 3 月迄）
2014 年 4 月　兵庫県立大学大学院経営研究科教授
2021 年 4 月　兵庫県立大学大学院社会科学研究科教授（現在に至る）

　医学博士，工学博士，教育学修士，社会学修士．研究領域は，医療・保健・福祉領域のサービス評価，マネジメント等．

　介護保険制度の要介護認定システムにおけるコンピュータによる一次判定システムや診療報酬に活用される「看護必要度」の開発に関する研究に従事．現在は，地域包括ケアシステム，地域医療構想を支える理論構築，実践への応用に関する研究を進め，全国の自治体の保険者能力の評価指標を開発した．

　内閣官房「医療・介護情報の活用による改革の推進に関する専門調査会」，経済産業省「日本工業標準調査会」委員，厚生労働省「地域包括ケア研究会」委員等を務めている．

中　恵美（なか　えみ）
1996 年　日本福祉大学社会福祉学部社会福祉学科卒業
1996 年　精神障害者小規模作業所おあしす福祉会ソーシャルワーカー
1998 年　社会医療法人財団松原愛育会松原病院ソーシャルワーカー
1999 年　在宅介護支援センター金沢お年寄り介護支援センターとびうめ
2006 年　金沢市地域包括支援センターとびうめセンター長（現在に至る）

中澤　伸（なかざわ　しん）
1987 年　日本大学文理学部心理学科卒業
2000 年　川崎市南部基幹型在宅介護支援センター
2006 年　地域包括支援センター調整課長
2012 年　特別養護老人ホームラポール三ツ沢施設長
2014 年　社会福祉法人川崎聖風福祉会理事・事業推進部長（現在に至る）

山本　繁樹（やまもと　しげき）
1991 年　成蹊大学文学部文化学科卒業
1991 年　立川市社会福祉協議会入職
1999 年　立川市社会福祉協議会在宅介護支援センター（基幹型）ソーシャルワーカー
2003 年　ルーテル学院大学大学院社会福祉学専攻修士課程修了
2006 年　立川市南部西ふじみ地域包括支援センター（基幹型）センター長
2018 年　立川市社会福祉協議会地域活動推進課長（現在に至る）

地域包括ケア時代の 地域包括支援センター

2021年5月25日　　　第1版第1刷発行

編　　　者　髙橋紘士・田中明美・筒井孝子・中　恵美・中澤　伸・山本繁樹
発 行 者　村 上 和 夫
発 行 所　株式会社 オーム社
　　　　　　郵便番号　101-8460
　　　　　　東京都千代田区神田錦町3-1
　　　　　　電話　03(3233)0641(代表)
　　　　　　URL　https://www.ohmsha.co.jp/

© 髙橋紘士・田中明美・筒井孝子・中　恵美・中澤　伸・山本繁樹 2021

印刷・製本　三美印刷
ISBN978-4-274-22296-2　Printed in Japan

本書の感想募集　https://www.ohmsha.co.jp/kansou/
本書をお読みになった感想を上記サイトまでお寄せください．
お寄せいただいた方には，抽選でプレゼントを差し上げます．

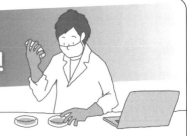

対話文、解説文からの例題で
医療従事者必須の英語力をアップ！

医療従事者のための ベーシックイングリッシュ

小澤 淑子［編］／ Michael E. Lawson［英語監修］

　本書は、医療系分野で使われる基本的な英単語・英語表現について、専門的な内容を題材に、学校の講義等に合わせた14Unitで学ぶ参考書です。

　大学、専門学校での講義に対応した構成となっていますが、「看護師」「社会福祉士」「作業療法士」「理学療法士」「歯科衛生士」「医師事務」を目指す、あるいはその実務においても参考となる内容となっています。

主要目次

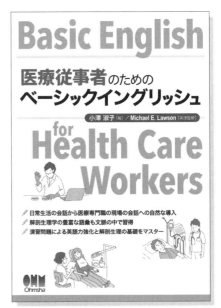

定価（本体2400円【税別】）
A5判・168頁

もっと詳しい情報をお届けできます.
◎書店に商品がない場合または直接ご注文の場合も
右記宛にご連絡ください。

| ホームページ | https://www.ohmsha.co.jp/ |
| TEL／FAX | TEL.03-3233-0643　FAX.03-3233-3440 |